百病食疗

于雅婷◎主编

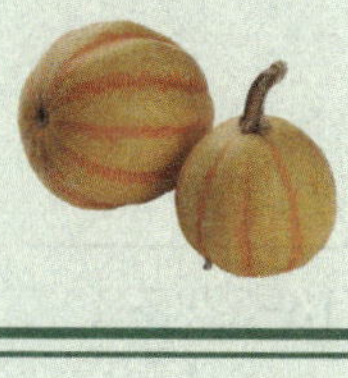

江苏凤凰科学技术出版社 · 南京

图书在版编目（CIP）数据

百病食疗 / 于雅婷主编. -- 南京 : 江苏凤凰科学技术出版社, 2025. 7. -- ISBN 978-7-5713-5285-1

Ⅰ. R247.1

中国国家版本馆 CIP 数据核字第 2025BS1530 号

百病食疗

主　　编	于雅婷
责任编辑	汤景清
责任设计	蒋佳佳
责任校对	仲　敏
责任监制	方　晨
出版发行	江苏凤凰科学技术出版社
出版社地址	南京市湖南路 1 号楼，邮编：210009
编读信箱	fhhzbook@163.com
出版社网址	http://www.pspress.cn
印　　刷	天津睿和印艺科技有限公司
开　　本	880mm × 1230mm　1/32
印　　张	6
字　　数	60 000
版　　次	2025 年 7 月第 1 版
印　　次	2025 年 7 月第 1 次印刷
标准书号	ISBN 978-7-5713-5285-1
定　　价	59.80 元

前言

中医食疗文化源远流长，其起源可追溯至古老的《黄帝内经》。这部经典医学著作中有关 “五谷为养，五果为助” 的论述，深刻地揭示了食物与人体健康之间的辩证关系，点明了通过合理饮食来滋养身体、维持健康的重要性，为中医食疗奠定了理论基础。自此以后，中医食疗在历代医家的实践与探索中不断发展、丰富，逐渐形成独特且完备的体系，成为中华传统医学的璀璨瑰宝。

这本《百病食疗》，是对中医食疗这一古老智慧的深度挖掘与系统整理，旨在将这些宝贵的知识和方法呈现给广大读者，帮助大家借助饮食的力量促进身体健康。

本书内容丰富、结构清晰，共分为八章。首先，开篇详细阐述了食疗的基本知识，涵盖食疗的概念、理论依据、膳食类型以及遵循的原则等内容，让读者对食疗有一个全面而深入的认识，为后续学习和运用食疗方法筑牢根基。其次，书中内容依据不同的体质类型，如平和、气虚、阳虚、阴虚等，分别制定了针对性的食疗方案。例如，想要保持平和体质的人可以选择玉竹枸杞粥；而气虚体质者，黄芪豌豆粥则是不错的选择。这些食疗方案有助于读者根据自身的体质特点，调整饮食结构，改善体质，预防疾病。再次，针对日常身体不适和常见慢性病，本书也给出了详尽的食疗建议。内容涉及内科、外科、妇科、男科、五官科等多个领域，涵盖耳鸣、咳嗽、失眠、慢性胃炎、高血压、糖尿病等百余种病症。每种病症都配有简单易操作的食疗方剂，食材常见，做法简单，便于读者在家中实践。最后，本书还设有四季养生食疗章节，依据四季不同的气候特点和人体生理变化，提供了相应的养生食谱，宜在帮助读者顺应时节变化，调养身心。

需要特别强调的是，本书所提供的食疗内容并不能替代专业的医疗诊断和治疗。每个人的身体状况和病情都存在差异，在实际应用中，若身体出现严重不适或疾病症状，请务必及时就医。食疗仅可作为一种辅助手段，与正规医疗相结合，共同守护身体健康。

希望这本《百病食疗》成为您生活中的健康伴侣，让您通过运用中医食疗的智慧，提升生活品质，享受健康美好的生活。

目录

1 食疗基本知识

2 | 什么是食疗

4 | 食疗的依据

6 | 食疗的膳食类型

8 | 食疗的原则

2 根据体质选择食疗方案

10 | 均衡饮食，保持平和体质

10 | 玉竹枸杞粥 | 枸杞鲫鱼粥 | 银丝煮鲫鱼

11 | 温和进补，改善气虚体质

11 | 黄芪豌豆粥 | 鳝鱼党参当归粥 | 参果炖瘦肉

12 | 温补阳气，调理阳虚体质

12 | 猪肠核桃仁汤 | 当归生姜羊肉粥 | 核桃仁枸杞蒸糕

13 | 滋阴潜阳，调养阴虚体质

13 | 冬瓜干贝汤 | 雪梨猪腱汤 | 百合莲藕炖梨

14 | 清热利湿，纠正湿热体质

14 | 金银花饮 | 兔肉薏米煲 | 红豆炖鲫鱼

15 | 化痰祛湿，调治痰湿体质

15 | 白扁豆鸡汤 | 白术茯苓牛蛙汤 | 陈皮山楂麦芽茶

16 | 活血化淤，保养血淤体质

16 | 三七薤白鸡肉汤 | 蛇舌草红豆汤 | 蜂蜜红花茶

17 | 疏肝理气，化解气郁体质

17 | 山楂陈皮菊花茶 | 蒜味银花茶 | 玫瑰枸杞茶

18 | 增强体质，改变特禀体质

18 | 鲜人参炖乌鸡 | 山药糯米粥 | 冰糖参枣汁

3 日常身体不适食疗

20 | 耳鸣

20 | 熟地当归鸡 | 黄精黑豆塘虱汤 | 黑木耳猪尾汤

21 | 腰部劳损

21 | 杜仲板栗鸽汤 | 猪蹄炖牛膝 | 墨鱼粥

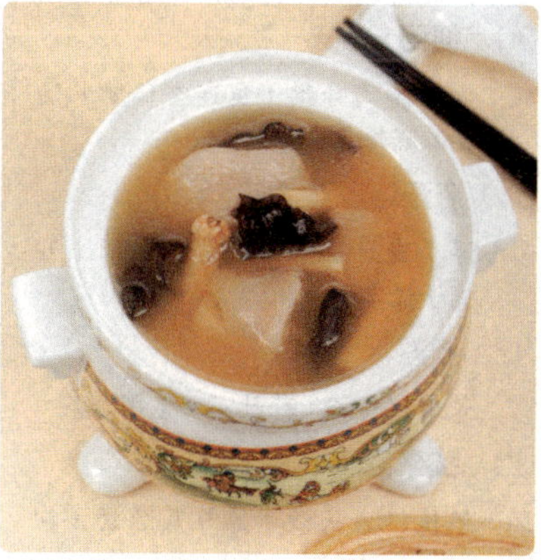

22 | 咳嗽

22 | 丝瓜鸡片汤 | 丝瓜银花饮 | 核桃仁冰糖炖梨

23 | 失眠

23 | 双仁菠菜猪肝汤 | 灵芝大枣瘦肉汤 | 龙眼煲猪心

24 | 倦怠疲劳

24 | 节瓜山药莲子煲老鸭 | 黑豆牛肉汤 | 龙眼干老鸭汤

25 | 贫血

25 | 归芪乌鸡汤 | 黄芪鸡汁粥 | 熟地双味河粉

26 | 烦躁易怒

26 | 金针百合鸡丝 | 蜂蜜桂花糕 | 菊花枸杞茶

27 | 尿频

27 | 金樱糯米粥 | 龙眼益智仁糯米粥 | 桑螵蛸大枣鸡汤

28 | 畏寒肢冷

28 | 吴茱萸板栗羊肉汤 | 三味羊肉汤 | 肉桂煲虾丸

29 | 食欲不振

29 | 燕麦核桃仁粥 | 山楂山药鲫鱼汤 | 山楂麦芽猪腱汤

30 | 便秘

30 | 大黄番泻叶茶 | 黄连杏仁萝卜汤 | 香蕉蜂蜜牛奶

31 | 盗汗

31 | 浮小麦黑豆茶 | 带鱼黄芪汤 | 五味子爆羊腰

32 | 腹泻

32 | 薏米猪肠汤 | 蒜肚汤 | 金樱子茶

33 | 头晕目眩

33 | 核桃仁鱼头汤 | 黑豆茯蓉汤 | 枸杞菊花粥

34 | 偏头痛

34 | 天麻地龙炖牛肉 | 天麻川芎鱼头汤 | 蒜蓉丝瓜

35 | 神经衰弱

35 | 酸枣仁粥 | 莲子芡实猪心粥 | 龙眼山药大枣汤

36 | 手脚抽筋

36 | 黄精蒸母鸡 | 地黄对虾汤 | 核桃仁排骨汤

4 常见慢性病食疗

38 | 慢性胃炎

38 | 党参鳝鱼汤 | 白果煲猪小肚 | 山楂菜花土豆肉汤

39 | 胃及十二指肠溃疡

39 | 白芍椰子鸡汤 | 白芍山药鸡汤 | 生姜米醋炖木瓜

40 | 胃下垂

40 | 黄芪牛肚汤 | 枣参茯苓粥 | 南瓜薏米粥

41 | 胃癌

41 | 虫草大枣炖甲鱼 | 佛手娃娃菜 | 白术猪肚粥

42 | 结肠炎

42 | 黄连白头翁粥 | 苹果番荔枝汁 | 人参大枣羹

43 | 痢疾

43 | 参片莲子汤 | 赤芍菊花茶 | 大蒜白及鲤鱼汤

44 | 痔疮

44 | 生地绿茶饮 | 槐花牛蒡粥 | 金银花鸭汤

45 | 慢性肠炎

45 | 芡实大枣生鱼汤 | 苋菜头猪大肠汤 | 蒜蓉马齿苋

46 | 风湿性关节炎

46 | 桑寄生连翘鸡爪汤 | 土茯苓鳝鱼汤 | 红豆核桃仁粥

47 | 肩周炎

47 | 川乌姜粥 | 木瓜银耳猪骨汤 | 蝎子炖鸡

48 | 颈椎病

48 | 羌活川芎排骨汤 | 排骨桂枝板栗汤 | 川芎白芷鱼头汤

49 | 痛风

49 | 木瓜汁 | 樱桃苹果汁 | 苹果燕麦牛奶

50 | 坐骨神经痛

50 | 黄芪党参牛尾汤 | 附子蒸羊肉 | 桑寄生竹茹汤

51 | 骨质疏松

51 | 板栗玉米排骨汤 | 蛤蜊炖蛋 | 韭菜核桃仁炒猪腰

52 | 骨质增生

52 | 补骨脂大枣粥 | 三七冬菇炖鸡 | 生地黑豆奶

53 | 急性乳腺炎

53 | 金针菇金枪鱼汤 | 大黄蒲公英茶 | 苦瓜牛蛙汤

54 | 感冒

54 | 黄芪山药鱼汤 | 韭菜葱白粥 | 紫苏叶卷蒜瓣

55 | 中暑

55 | 藿香蒸鲫鱼 | 薄荷西米粥 | 莲藕绿豆汤

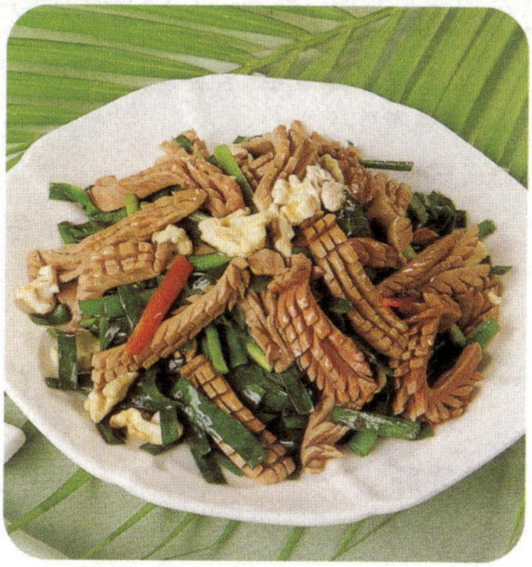

56 | 流行性脑膜炎

56 | 马齿苋杏仁瘦肉汤 | 金银花绿豆粥 | 蒲公英茶

57 | 冠心病

57 | 红花煮鸡蛋 | 丹参山楂粥 | 山楂冰糖羹

58 | 心肌炎

58 | 防风苦参饮 | 丁香绿茶 | 天麻川芎枣仁茶

59 | 心律失常

59 | 莲子排骨汤 | 桂枝莲子粥 | 黄芪小麦粥

60 | 高血压

60 | 大蒜绿豆牛蛙汤 | 山楂绿茶饮 | 海带豆腐汤

61 | 低血压

61 | 紫山药当归鸡汤 | 鲫鱼糯米粥 | 龙眼黑枣汤

62 | 高脂血症

62 | 泽泻白术瘦肉汤 | 冬瓜竹笋汤 | 蒜片拌黄瓜

63 | 糖尿病
63 | 玉竹银耳枸杞汤 | 苦杏仁拌苦瓜 | 西芹炖南瓜
64 | 脑血管硬化
64 | 决明子苦丁茶 | 薏米南瓜浓汤 | 苦瓜海带瘦肉汤
65 | 甲肝
65 | 女贞子蒸带鱼 | 灵芝瘦肉汤 | 茯苓粥
66 | 乙肝
66 | 垂盆草粥 | 五味子茶 | 大枣花生羹
67 | 脂肪肝
67 | 绿豆莲子牛蛙汤 | 冬瓜薏米瘦肉汤 | 泽泻枸杞粥
68 | 慢性肝炎
68 | 茵陈甘草蛤蜊汤 | 牡蛎豆腐羹 | 玉米须煲蚌肉
69 | 肝硬化
69 | 猪苓垂盆草粥 | 鲫鱼炖西蓝花 | 鳗鱼冬瓜汤
70 | 胆囊炎
70 | 川楝子玉米须饮 | 玉米车前子粥 | 黄芪蛤蜊汤
71 | 胆结石
71 | 洋葱炖乳鸽 | 玉米须粥 | 海带海藻瘦肉汤
72 | 黄疸
72 | 茵陈炒蛤蜊 | 茵陈姜糖茶 | 海带蛤蜊排骨汤
73 | 肺炎
73 | 百部甲鱼汤 | 虫草鸭汤 | 桑白排骨汤
74 | 肺结核
74 | 鸡蛋银耳浆 | 冬瓜白果姜粥 | 冬虫夏草参茶
75 | 哮喘
75 | 麻黄陈皮瘦肉汤 | 菊花桔梗雪梨汤 | 杏仁无花果煲排骨
76 | 肾炎
76 | 红豆茉莉粥 | 车前子田螺汤 | 茯苓鸽子煲
77 | 肾结核
77 | 党参麦冬瘦肉汤 | 荠菜四鲜宝 | 瘦肉豌豆粥
78 | 脱发
78 | 山药熟地乌鸡汤 | 苁蓉黄精骶骨汤 | 首乌黑芝麻茶

5 五官科疾病食疗

80 | 睡眠呼吸暂停综合征（打鼾）
80 | 白果百合拌鲜笋 | 花椒猪蹄冻 | 桂花莲子冰糖饮
81 | 慢性咽炎
81 | 罗汉果瘦肉汤 | 厚朴蔬果汁 | 乌梅竹叶绿茶
82 | 慢性支气管炎
82 | 半夏桔梗薏米汤 | 川贝杏仁枇杷茶 | 沙参玉竹煲猪肺
83 | 口腔溃疡
83 | 绿豆镶藕节 | 石斛炖鲜鲍 | 麦冬竹叶茶
84 | 鼻炎
84 | 辛夷花鹌鹑汤 | 丝瓜络煲猪瘦肉 | 葱白大枣鸡肉粥
85 | 夜盲症
85 | 菠菜羊肝汤 | 党参枸杞猪肝粥 | 桑麻蜜饮

86 | 流行性结膜炎

86 | 板蓝根丝瓜汤 | 薏米茉莉粥 | 枸杞菊花茶

6 妇科产科疾病食疗

88 | 阴道炎

88 | 鱼腥草银花瘦肉汤 | 黄花菜马齿苋汤 | 土茯苓绿豆老鸭汤 |

89 | 尿道炎

89 | 车前子荷叶茶 | 苦瓜黄豆牛蛙汤 | 绿豆茯苓薏米粥

90 | 盆腔炎

90 | 绿豆薏米奶 | 薏米炖菱角 | 丹参红花陈皮饮

91 | 宫颈炎

91 | 红豆炒芦荟 | 凉拌鱼腥草 | 鸡蛋马齿苋汤

92 | 子宫脱垂

92 | 鲜人参炖鸡 | 党参淮山猪肚汤 | 黄芪猪肝汤

93 | 子宫肌瘤

93 | 桂枝土茯苓鳝鱼汤 | 三术粥 | 红花木香饮

94 | 功能性子宫出血

94 | 三七炖乌鸡 | 艾蒿茶 | 丹参槐花酒

95 | 子宫内膜癌

95 | 鸡血藤香菇鸡汤 | 三七香菇炖鸡 | 鱼腥草乌鸡汤

96 | 子宫内膜异位症

96 | 当归瘦肉汤 | 清炖甲鱼 | 青皮红花茶

97 | 乳腺增生

97 | 青皮炒兔肉 | 味噌海带汤 | 柴胡橘皮饮

98 | 乳腺癌

98 | 排骨苦瓜煲陈皮 | 生地绿豆大肠汤 | 蒲公英茶

99 | 卵巢早衰

99 | 银耳水果牛奶 | 松茸鸽蛋海参汤 | 鲍鱼参汤

100 | 痛经

100 | 何首乌炒猪肝 | 上汤益母草 | 艾叶煮鸡蛋

101 | 闭经

101 | 当归熟地烧羊肉 | 参归枣鸡汤 | 玫瑰花益母草茶

102 | 月经过多

102 | 黑豆益母草瘦肉汤 | 三七当归猪蹄汤 | 小蓟生地饮

103 | 月经过少

103 | 党参薏米板栗蒸土鸡 | 川芎鸡蛋汤 | 山楂二皮汤

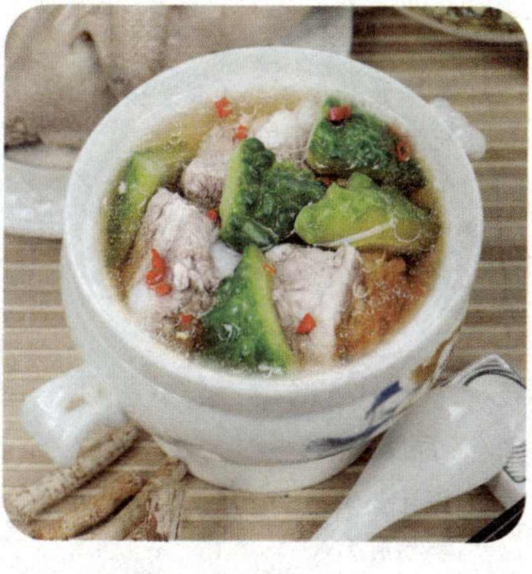

104 | 月经周期紊乱

104 | 佛手瓜白芍瘦肉汤 | 韭菜花炖猪血 | 柴胡香附茶

105 | 先兆流产

105 | 杜仲寄生鸡汤 | 猪肚炒莲子 | 白术大枣粥

106 | 习惯性流产

106 | 阿胶牛肉汤 | 莲子芡实瘦肉粥 | 艾叶煮鹌鹑

107 | 妊娠呕吐

107 | 陈皮话梅鸡 | 木瓜炖猪肚 | 生姜牛奶

108 | 妊娠肿胀

108 | 荸荠莲藕茅根汤 | 茯苓莲子粥 | 鲜车前草猪肚汤

109 | 妊娠贫血

109 | 大枣首乌芝麻粥 | 阿胶猪皮汤 | 莲子紫米粥

110 | 妊娠高血压综合征

110 | 山药莲子粥 | 百合红豆甜汤 | 杜仲炖排骨

111 | 妊娠咳嗽

111 | 木瓜冰糖炖燕窝 | 川贝酿梨 | 杏仁鹌鹑汤

112 | 产后血晕

112 | 熟地龙骨煲冬瓜 | 灵芝核桃仁枸杞汤 | 虫草瘦肉粥

7

男科疾病食疗

114 | 尿路感染

114 | 绿豆薏米粥 | 黄瓜蒲公英粥 | 通草车前子茶

115 | 阳痿

115 | 三参炖三鞭 | 葱烧海参 | 牛鞭汤

116 | 异常勃起症

116 | 黄精海参炖乳鸽 | 竹叶地黄粥 | 枸杞炖甲鱼

117 | 早泄

117 | 莲子百合芡实排骨汤 | 板栗猪腰汤 | 枸杞水蛇汤

118 | 遗精

118 | 莲子芡实猪尾汤 | 五子鸡杂汤 | 莲子芡实山药蛋汤

119 | 血精

119 | 莲子茅根炖乌鸡 | 黑米黑豆莲子粥 | 绿豆苋菜枸杞粥

120 | 少精无精症

120 | 菟丝子煲鹌鹑蛋 | 淡菜枸杞煲乳鸽 | 鹌鹑笋菇汤

121 | 不射精症

121 | 核桃仁生姜粥 | 莲子山药甜汤 | 灵芝鹌鹑汤

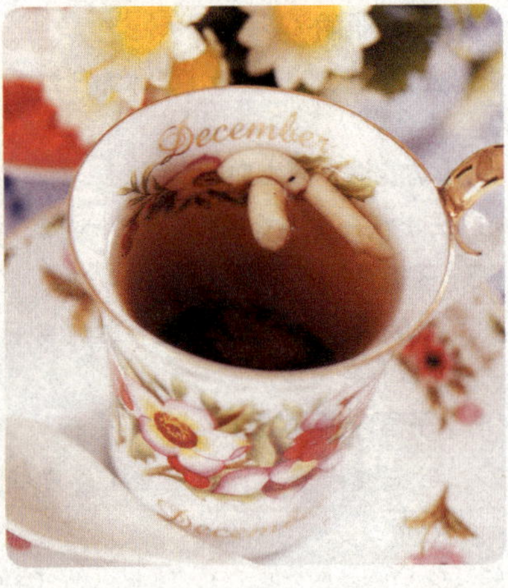

122 | 前列腺炎
122 | 圣女果烩鲜贝 | 白菜薏米粥 | 茅根冰糖粥
123 | 前列腺增生
123 | 玉米须鲫鱼汤 | 腰果糯米粥 | 西红柿炖棒骨
124 | 不育症
124 | 女贞子鸭汤 | 虫草海马四宝汤 | 茸杞大枣鹌鹑汤

8 四季养生食疗

126 | 春季药膳养生
126 | 党参枸杞猪肝汤 | 燕麦枸杞粥 | 玄参蒸萝卜
127 | 雪蛤枸杞甜汤 | 红花绿茶饮 | 枸杞淮山女贞子茶
128 | 黄花菜菠菜汁 | 决明子柠檬茶 | 莲子蒸雪蛤
129 | 党参当归鸡汤 | 灵芝大枣兔肉汤 | 大枣核桃仁乌鸡汤
130 | 山药八宝羹 | 猪血腐竹粥 | 鸡蛋紫菜粥
131 | 阿胶龙眼人参粥 | 紫米甜饭团 | 阿胶黄芪大枣汤
132 | 生姜猪肚粥 | 山药黑豆粥 | 薏米小米羹
133 | 玉米党参羹 | 黑芝麻山药糊 | 山药五宝甜汤
134 | 麦芽茶 | 陈皮姜茶 | 泽泻薏米瘦肉汤
135 | 砂仁豆芽瘦肉汤 | 芹菜粥 | 芹菜根甘草汤
136 | 苍术鱼腥草蔬菜汤 | 草果草鱼汤 | 羊肉草果豌豆粥
137 | 银鱼苋菜粥 | 海带土豆条炖瘦肉 | 藿香菊花茶
138 | 乌龙茯苓茶 | 西洋参瘦肉汤 | 荸荠海蜇汤
139 | 夏季药膳养生
139 | 生地乌鸡汤 | 山楂粥 | 苦瓜炖蛤蜊
140 | 蛋花西红柿紫菜汤 | 百合生地粥 | 天冬甜粥
141 | 莲子红米粥 | 石斛麦冬洋参粥 | 绿豆炖鲫鱼
142 | 龙眼莲子羹 | 黄瓜绿豆粥 | 莲藕胡萝卜汁
143 | 西瓜牛奶 | 洋葱炒芦笋 | 红糖西瓜饮
144 | 乌梅生姜汤 | 浮小麦黑豆茶 | 太子参大枣茶
145 | 西瓜盅 | 西瓜绿豆鹌鹑汤 | 雪莲金银花煲瘦肉
146 | 沙葛薏米猪骨汤 | 双瓜萝卜粥 | 绿豆玉米粥
147 | 荸荠薏米粥 | 莲藕柿子汁 | 南瓜绿豆汤
148 | 葛根西瓜汤 | 黄瓜蜜饮 | 荷叶甘草茶
149 | 葛根猪肉汤 | 葛根银鱼汤 | 牛蒡肉汤
150 | 葛根荷叶牛蛙汤 | 豆皮鳕鱼丸汤 | 萝卜洋葱菠菜粥
151 | 鸭肉粥 | 大蒜洋葱粥 | 牛蒡芹菜汁
152 | 洋葱鲜果汁 | 淡菜三蔬粥 | 薄荷冰糖茶
153 | 秋季药膳养生
153 | 桔梗苦瓜 | 银耳雪梨煲鸭 | 青橄榄炖鸭

154 | 熟地百合鸡蛋汤 | 百合南瓜粥 | 白梨鸡蛋糯米粥
155 | 百合葡萄干粥 | 鸭蛋银耳粥 | 莲子百合黑豆汤
156 | 蜜橘银耳汤 | 银耳木瓜羹 | 罗汉三宝茶
157 | 猪肚银耳西洋参汤 | 莲子牡蛎鸭汤 | 天冬龙眼参鲍汤
158 | 参麦五味子乌鸡汤 | 黄精陈皮粥 | 沙参竹叶粥
159 | 银耳莲子羹 | 芝麻糯米羹 | 西洋参大枣汤
160 | 沙参百合甜枣汤 | 苦瓜甘蔗鸡骨汤 | 北沙参茶
161 | 旋覆花乳鸽汤 | 石榴鲜奶甘蔗汁 | 萝卜大蒜鸡蛋汤
162 | 杏仁萝卜肉汤 | 杏仁大枣粥 | 豌豆烧兔肉
163 | 豆豉鲫鱼粥 | 红薯杏仁粥 | 奶香杏仁露
164 | 紫苏叶茶 | 麻黄饮 | 香菇白菜魔芋汤
165 | 杞叶菊花绿豆汤 | 苦瓜胡萝卜粥 | 决明子菊花茶
166 | 龙眼莲芡粥 | 莲子菠萝羹 | 韭黄蚌仔羹
167 | 山茱萸覆盆子奶酪 | 米酒煮元宵 | 韭菜汁

168 | 冬季药膳养生

168 | 狗肉煲萝卜 | 菟杞大枣炖鹌鹑 | 桂枝炖羊肉
169 | 何首乌盐水猪肝 | 白萝卜炖排骨 | 芝麻豌豆羹
170 | 板栗龙眼粥 | 龙眼羊肉粥 | 菠菜黑芝麻牛奶
171 | 黑豆芝麻汁 | 石斛熟地茶 | 牡蛎白萝卜蛋汤
172 | 蛤蚧鹌鹑汤 | 胡萝卜炖牛肉 | 海马汤
173 | 补骨脂虫草羊肉汤 | 韭菜牛肉粥 | 三七炖乌鸡
174 | 韭杞粥 | 羊肉枸杞生姜粥 | 韭菜黑豆汁
175 | 何首乌续断饮 | 蛤蚧酒 | 枸杞川芎猪心汤
176 | 香菜猪肝汤 | 当归苁蓉炖羊肉 | 椰子杏仁鸭汤
177 | 高良姜粥 | 荠菜粥 | 萝卜姜糖粥
178 | 豆豉葱姜粥 | 荠菜豆腐羹 | 甘草蛤蜊汤
179 | 胡萝卜甜椒汁 | 莱菔子萝卜汤 | 腐竹焖海参
180 | 神曲粥 | 神曲谷芽粥 | 银耳山楂粥

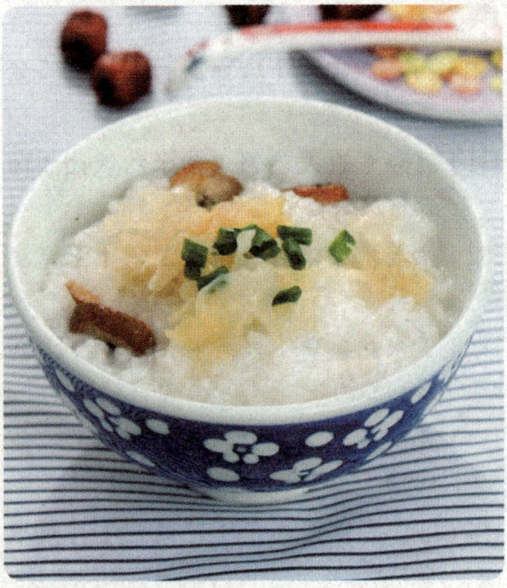

1

食疗基本知识

食疗作为中医传统养生方式，源远流长。其基于中医“药食同源”理论，认为食物如同药物，具有不同性味归经，可作用于人体脏腑经络，调节气血阴阳。本章详细阐述食疗的基本概念，深入剖析其理论依据，介绍常见膳食类型，以及遵循的基本原则，为读者理解和运用食疗知识筑牢根基。

什么是食疗

早在《黄帝内经》中就有“五谷为养，五果为助，五畜为益，五菜为充，气味合而服之，以补益精气”的记载。食疗是中医传统文化的智慧结晶，主要是根据食物的性味、营养、功效和宜忌，发挥食物特有的优势，预防或调治某类疾病，并具有益寿延年的功效。

食物的属性

食物的属性可以分为四种，即寒、热、温、凉。凉性和寒性，温性和热性，在作用的性质上有一定共性，只是在作用大小方面稍有差别。可以减轻或消除热症的食物，属寒凉性；可以减轻或消除寒症的食物属温热性。有些食物其属性平和，称为平性。

食物的属性

平性

根据中医四气五味理论，食物可以分为寒、热、温、凉四种属性，以及介于四性之间没有明显偏重的平性食物。食疗时应根据食物的不同属性，结合自身身体实际情况，选择对症的食材。

平性食物作用缓和，没有明显的副作用，应用范围较广，可以用来调治亚健康状态如神疲乏力、大便稀溏、小便不利、带下量多等症。常见的平性食物有：白扁豆、山药、豇豆、黑豆、木耳、花椰菜、马铃薯、胡萝卜、白菜等。

寒凉性

寒凉性食物大多具有滋阴、清热、生津、泄火、凉血、解毒的功效，可以帮助人体养护阴液，减轻或消除热性疾病带来的不适。常见寒凉性食物有：西瓜、梨、甘蔗、藕、萝卜、丝瓜、冬瓜、柚子、荸荠等。

温热性

温热性食物大多具有温经、散寒、助阳、活血、通络的功效，可以扶助人体的阳气，改善寒性体质，减轻寒性疾病症状，祛除淤血等。常见温热性食物有：生姜、茴香、人参、羊肉、狗肉等。

药食同源

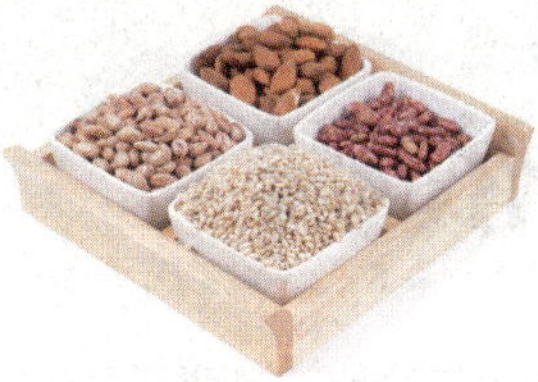

五谷杂粮

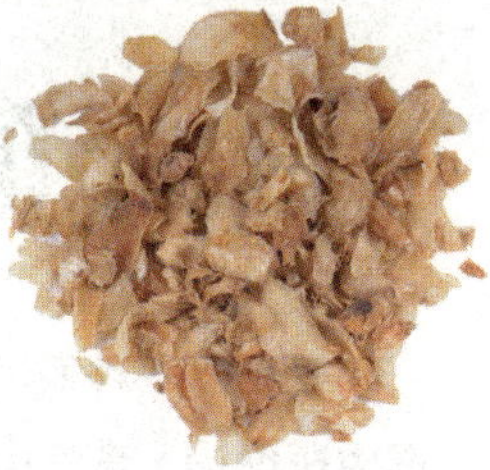

药材·百合

食物与中药多是纯天然的植物、动物和矿物，中药和食物的来源是相同的，有些可以用来治病，就称为药物，有些可以食用，就称为食物。其中的大多数既能治病又能食用，则为药食两用。由于它们都有治病的功效，因此药物和食物的界限并不是绝对的。例如红豆、龙眼、山楂、杏仁、饴糖、花椒、茴香、桂皮、砂仁、南瓜子、蜂蜜等，它们既是中药，可以治疗一些疾病，又是大家经常食用的、味道可口的食物。

中医学自古以来就有“药食同源”的说法，许多食物也是药物，同样能够防治疾病。药物与食物只不过是用量上的差异而已，即药物作用大、食用量小，而食物作用小、食用量大。

食疗的配伍

大多数情况下食物是单独食用的，但是有时为了增强食疗效果和营养保健作用，会把不同的食物搭配起来食用，食物的这种搭配关系被称为食物的配伍。

1 相须相使

功效基本相同或某方面功效相同的食物相互配合，能够不同程度地增加单一食物的食疗功效。例如羊肉与生姜配伍可以增强温中散寒的功效，与当归配伍可以增强补虚散寒的功效。

2 相畏相杀

两种食物一起食用时，一种食物的毒性和副作用能被另外一种食物降低或者完全消除，就是相畏相杀。例如中医认为大蒜可以预防蘑菇中毒，蜂蜜、绿豆可以解附子、乌头的毒性等。

3 相恶

两种食物一起食用时，由于食物的相互作用，使原有的食物功效降低甚至丧失，就是相恶。例如食用人参可以补气，但是人参与莱菔子一起食用就会损坏或者减弱人参补气的功效。

4 相反

两种食物一起食用时，由于食物的相互作用，使原有的食物产生毒素或者副作用，就是相反。例如柿子不宜和螃蟹一起食用，还有鲫鱼反厚朴等。

食疗的依据

食疗是一种通过食物的某种特性来调理身体、强壮体魄的养生方法。根据中医理论，食疗中应该针对不同的疾病、体质来选择食物。只有按照食物的四气、五味和人体脏腑功能的偏盛或偏衰的理论来选择食物，才能达到增强防病、治病的的功效。

食有五味，酸苦甘辛咸

中医学把食物分为酸（涩）、苦、甘（淡）、辛、咸五大类，习惯上又称之为五味。不同的食物具有不同的功效，一般中医食疗多运用甘味食物，次之用咸味和酸味食物，再次之用辛味食物，苦味食物在食疗中运用较少。

酸味食物有收敛固涩、生津止泻、涩精止遗的功效，多用于肝气生发太过导致的遗精、带下等，如乌梅、五味子、酸枣等。苦味食物有清热燥湿、泻下降逆的功效，用于热性体质或热症，如苦瓜、百合、莲子心等。甘味食物有补虚和中、健脾养胃、缓急止痛的功效，用于预防和治疗脾胃虚弱、气血不足等，如山药、大枣、甘蔗等。辛味食物有发散、行气或润养的功效，用于表症、气滞血淤、食欲不振等，如大葱、生姜、薄荷等。咸味食物具有泻下软坚、散结的作用，用于治疗肿瘤、便秘等，如海带、海藻、海蜇等。

五脏与五味、五行等的关系

五脏	五味	五藏	五志	五官	五行
肝	肝欲酸	肝藏魂	肝主怒	肝开窍于目	木为肝
心	心欲苦	心藏神	心主喜	心开窍于舌	火为心
脾	脾欲甘	脾藏意	脾主思	脾开窍于口	土为脾
肺	肺欲辛	肺藏魄	肺主忧	肺开窍于鼻	金为肺
肾	肾欲咸	肾藏志	肾主恐	肾开窍于耳	水为肾

四季的饮食宜忌

四季的饮食应随着自然变化而适时调整。这种四时调食的观点是建立在中医养生学整体观念基础上的。食物可以为我们提供身体所必需的能量和营养，因此如何适时选择饮食也是一门学问。

春 夏 秋 冬

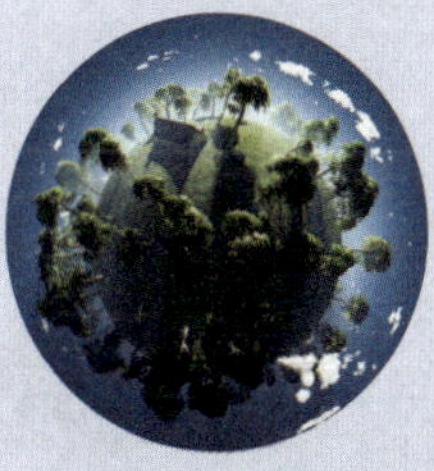

春三月，人体肝气当令，因此饮食宜减酸益甘，可用甘味食物养脾气。

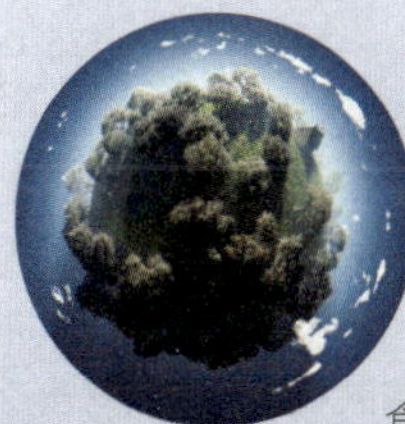

夏三月，气候暑热，人体消化机能下降，故宜吃清淡、易消化的食物，特别要注意多吃些含矿物质丰富的蔬菜、水果等。

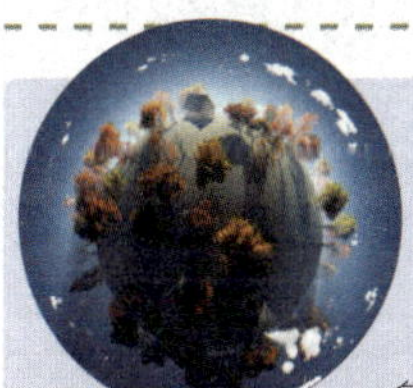

秋三月，是胃肠道疾病的多发季节，应防止“病从口入”，要特别注意个人的饮食卫生习惯，不可贪吃冷饮凉食，以免损伤脾胃。

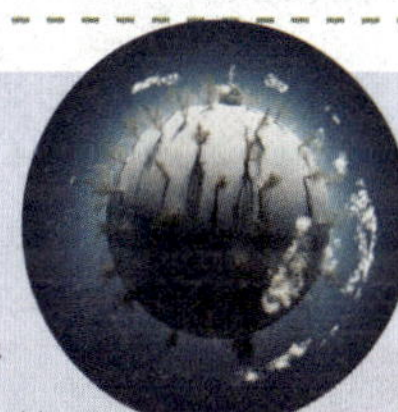

冬三月，阴盛阳衰，是身体虚弱者进补的较好时机。冬季进补的关键是食补，补益之品甚多，可对症选择。

不同体质的进补要点

气虚者

气虚者，表现为乏力、气短、头晕、出虚汗等，可多食用人参炖鸡汤来调养身体。

血虚者

血虚者，表现为面色萎黄、头晕眼花、手足麻木，可以多吃红枣、桂圆、动物的血和肝脏等富含铁元素的食物。

阴虚者

阴虚者表现为低热潮热、手足心热、口干唇红，可以多吃蜂蜜、猪脑、牛奶等食物。

阳虚者

阳虚者可进补牛、羊肉及狗肉等温中补虚、活血暖身的食物。

食疗的膳食类型

食品中只有干鲜果品和部分蔬菜可以直接食用，其他食材一般都要根据膳食或者食疗的需要确定食物的用法用量，制成不同食品类型以供食用，常见的类型有粥、羹、茶、膏、糕点、糖果、菜肴等。

不同的膳食种类

粥类

用米加水煮制而成，如加入药物同煮便称作药粥，亦可将适量药汁兑入粥中服用。药粥具有食疗与药疗的双重效果。如将薄荷和粳米一起煮成粥，就成为具有温补脾胃，治疗脾胃虚寒的食治良方。

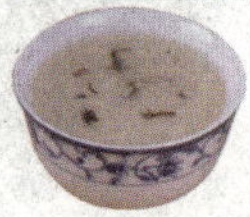
薄荷粥

羹类

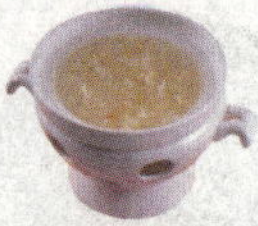
百合银耳羹

又称汤，是以肉、蛋、奶、海味等为主体原料，制成较稠厚的汤液。可作为正餐，亦可作为佐餐食用。如百合银耳羹，先将百合、莲子、银耳等食材加水煮熟，用文火煨至汤汁稍黏，再加入冰糖，温度适宜后即可食用。

茶类

又称“代茶饮”，是指含有茶叶或不含茶叶的药物，经粉碎混合而成的粗末制品。药茶用开水沏好后或加水煮开后，即可像日常饮茶一样频频饮之。如清热、明目的菊花茶，以菊花用沸水冲泡后多次服用，可治头晕、目眩等症。

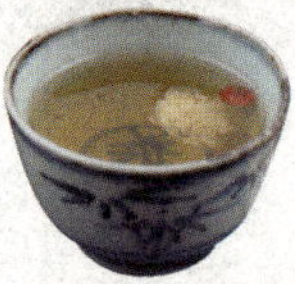
菊花茶

汁类

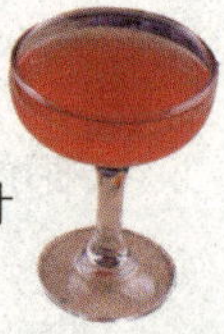
西瓜汁

多指鲜汁，即将汁液丰富的植物果实、茎、叶或根块，经捣烂、压榨后取得。如新鲜的水果，可食用的新鲜中药，洗净后均可榨取。此种鲜汁多现用现取，不宜存放，如西瓜汁、甘蔗汁、藕汁、梨汁等。

饮类

是一种液体食疗剂型。一般是以质地轻薄或具有芳香挥发性成分的药材，经沸水冲泡、温浸后供饮用的液体。如玉米须饮，可用于治疗肝病腹水。

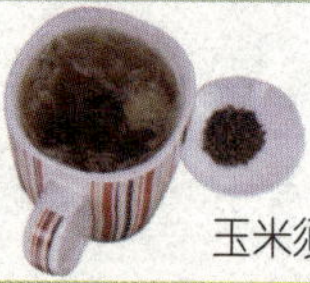
玉米须饮

膏类

也称膏汁或称蜜膏，是将食用的中药加水煎煮，去渣取汁浓缩后，再加蜂蜜或蔗糖而制成的稠厚状半流体制剂。也有用鲜果汁、鲜药汁浓缩制成的膏类，如用于支气管哮喘的加味贝母梨膏、川贝枇杷膏等。

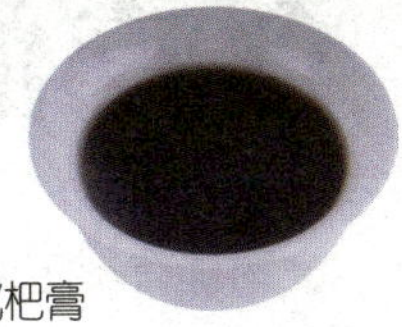

川贝枇杷膏

糕点类

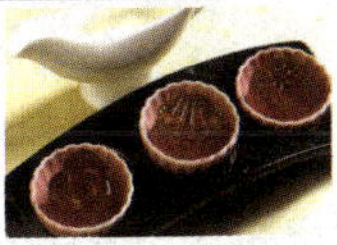

菊花杏仁糕

由具有治疗和保健作用的食用中药，与米粉、麦粉或豆粉相混合，按糕点的制作方法而制成的药膳食品，有的须蒸熟，有的须用烙、烤或煎等方法而制成。如治疗虚寒型慢性胃炎及消化性溃疡的温中健胃饼。

糖果类

是将药物的加工品加入熬炼成的糖料中，混合后制成固态或半固态糖块，供含化或嚼食的药膳食品。常见的如薄荷糖、梨膏糖等。

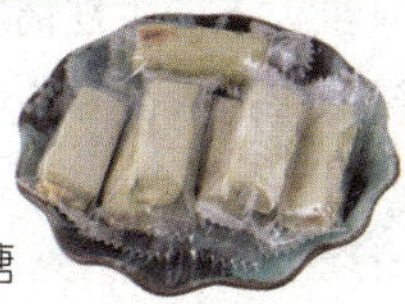

薄荷糖

罐头类

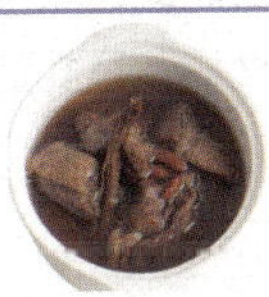

虫草鸭子

是将药膳食品按罐头生产工艺制成的一种特殊食品，有便于长期贮放、运输保管等优点。如雪花鸡、虫草鸭子等药膳食疗制品。

菜肴类

是药膳食疗品种中的一个大类，包括各种具有治疗或保健作用的荤素菜肴，是以蔬菜、肉类、鱼、蛋等为原料，配以一定比例的药物，经烹调而制成的。此类食品虽说有保健医疗作用，但含药量不大，且不宜久存，要现吃现做。

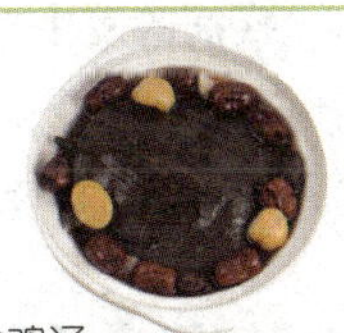

人参鸡汤

其他类

米面食品，如以稻米、糯米、小麦等细粉为基本原料，再加入一定量的补益或性味平和的药物，经煮、蒸等方法制成的食疗品种，如人参汤圆、豆蔻馒头、馄饨、灌藕等。

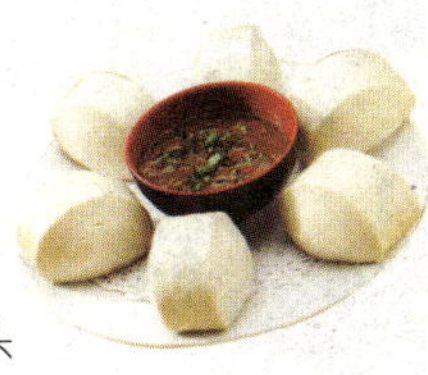

豆蔻馒头

食疗的原则

食物都有一定的偏性，应根据个体的需要灵活选择食用，或者合理搭配，才能符合人体的健康需要。只有合理膳食、饮食有节，遵守食疗原则，才能有利于人体健康和疾病的防治。

整体性原则

人体与外界环境呈动态平衡，如果内外环境发生变化或受致病因素的干扰，就容易生病。因此，要因时制宜、因地制宜、因人制宜，根据时令、生活环境、人的生理情况来选择合适的食物。例如气温骤降，就要多食用驱寒食物来维持人体内外环境的相对稳定和平和。

辨证施食原则

根据人体的不同特点和症型来选择食物，例如虚症要多食用温里食物，里热症要多食用祛邪的食物，表症要多食用发散的食物，里实症要多食用通泄的食物。

辨病施食原则

疾病的发生发展在病理生理上有独特的变化，人体的不同阶段疾病的表现也有不同的变化，所以在进行食疗的时候要考虑到疾病的特殊性。例如消渴症患者适宜食用南瓜、山药等食物，夜盲症患者适宜食用羊肝、猪肝等食物。

平衡膳食原则

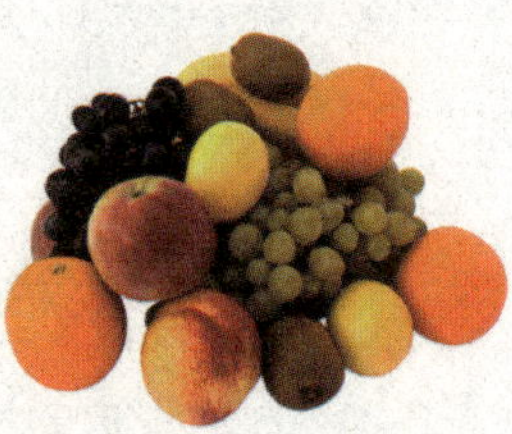

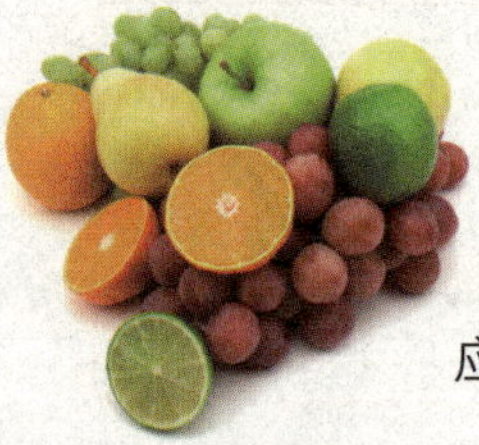

在条件允许时，要尽可能多地选择食材的种类，偏好某种食物可能会导致人体缺乏某种营养素。谷物、肉类、蔬菜、水果，在日常饮食中应占有适当的比例，以保证人体的正常需求。

2

根据体质选择食疗方案

中医理论认为，人体体质分为多种类型，如平和型、气虚型、阳虚型、阴虚型等。不同体质在生理功能、代谢特点上存在差异，饮食调养方法也应有所不同。本章针对各类体质，给出相应食疗方案，像玉竹枸杞粥适合维持平和体质，黄芪豌豆粥有助于改善气虚体质，旨在通过合理饮食调节人体内在平衡，进而达到养生保健目的。

均衡饮食，保持平和体质

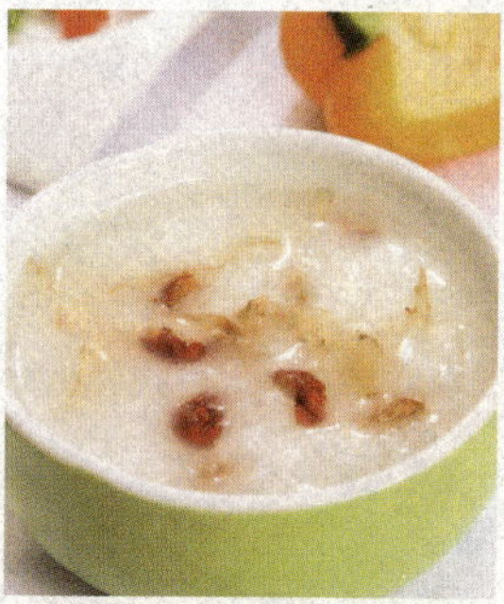

玉竹枸杞粥

材料：大米100克，玉竹30克，枸杞20克，白糖适量。

做法：

1. 将大米洗净，用清水浸泡；枸杞、玉竹分别洗净备用。
2. 把锅置于火上，加入清水，加入大米煮至七成熟，再加入玉竹、枸杞煮至粥将成，最后加入白糖调味即可。

功效 此品具有滋阴润燥、益气补虚的功效。

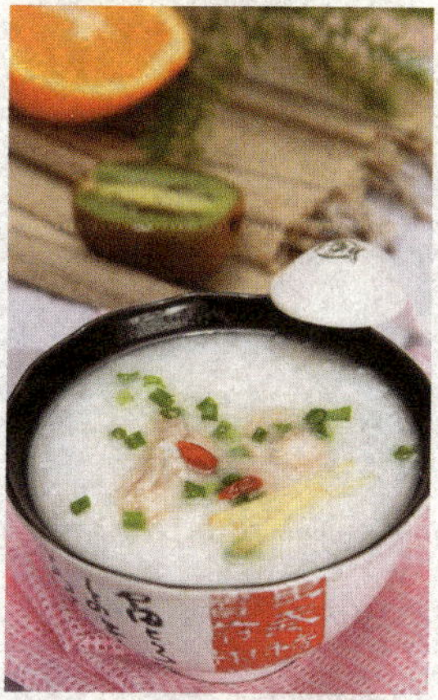

枸杞鲫鱼粥

材料：鲫鱼肉50克，大米100克，盐3克，料酒、姜丝、枸杞、葱花、香油各适量。

做法：

1. 将大米洗净；鲫鱼肉洗净，切块，加姜丝、料酒腌制，去腥味。把锅置于火上，注入清水，放入大米煮至五成熟。
2. 放入腌好的鲫鱼肉、枸杞煮至米粒开花，加盐、香油调匀，撒上葱花便可。

功效 此粥不仅能补气养血、调养脾胃，还能增强身体抵抗力、预防多种疾病。

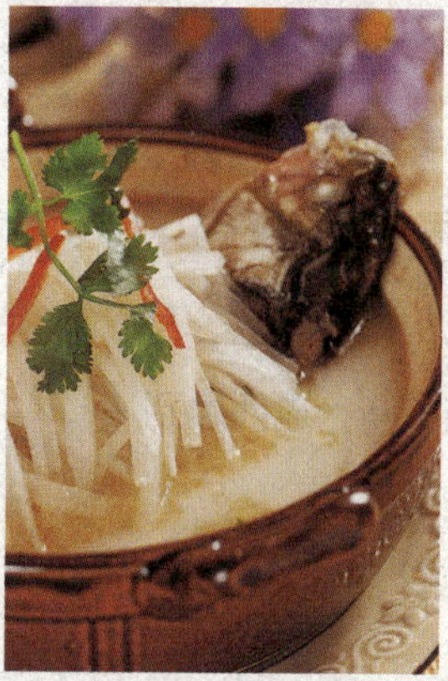

银丝煮鲫鱼

材料：鲫鱼1条，白萝卜300克，姜10克，香菜10克，高汤、盐各适量。

做法：

1. 将鲫鱼宰杀，洗干净；白萝卜去皮洗净切成丝，姜洗净切成丝，香菜洗净切成段。
2. 烧锅下油，待油热时，放入鲫鱼，将鱼两面稍微煎黄煎香，放入高汤、白萝卜丝、姜丝，调入盐，待鱼煮熟出锅，撒上香菜段即成。

功效 鲫鱼能补气血、温脾胃、利水湿，白萝卜能止咳化痰；常食白萝卜煮鲫鱼还能美容养颜。

温和进补，改善气虚体质

黄芪豌豆粥

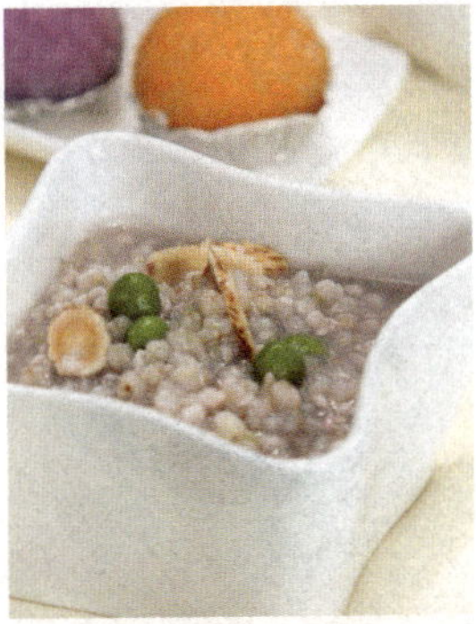

材料：荞麦80克，豌豆30克，黄芪3克，冰糖10克。

做法：

1 将荞麦洗净，泡发；豌豆、黄芪分别洗净。

2 把锅置于火上，倒入清水，放入荞麦、豌豆煮开。

3 加入黄芪、冰糖同煮至浓稠状即可。

功效 此品可补气养血、提高机体的抗病能力和康复能力。

鳝鱼党参当归粥

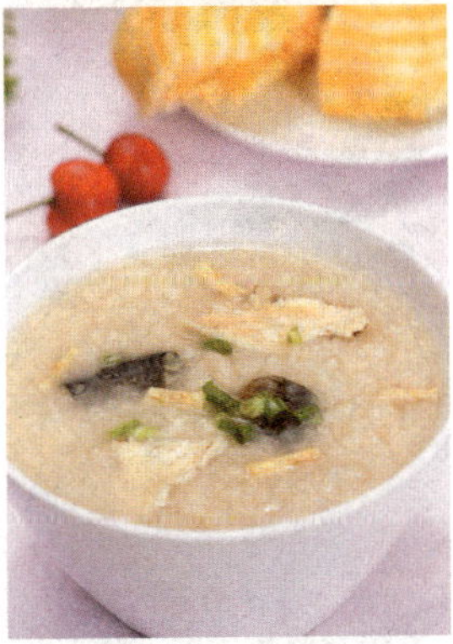

材料：鳝鱼50克，党参、当归各20克，大米80克，盐3克，姜末、葱花各适量。

做法：

1 将大米、党参、当归分别洗净；鳝鱼收拾干净，切成段。

2 把油锅烧热，下鳝段翻炒，加盐，炒熟后盛出。

3 在锅内加水，放入大米、党参、当归煮至五成熟；入鳝段、姜末煮至米粒开花，加入盐调匀，撒上葱花即成。

功效 此品可补气益血、滋补强身。

参果炖瘦肉

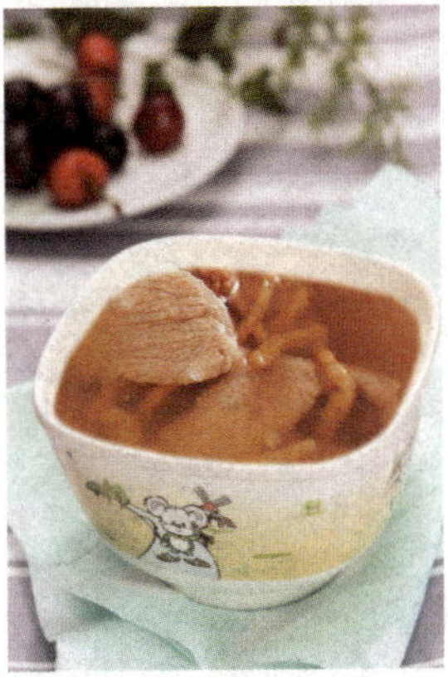

材料：猪瘦肉25克，太子参100克，无花果200克，盐适量。

做法：

1 太子参略洗；无花果洗净。

2 将猪瘦肉洗净后切成片。

3 把全部用料放入炖盅内，加适量开水，盖好盖子，隔水炖约2小时，调味后以供食用。

功效 太子参可补益脾肺、益气生津，无花果可健脾止泻。故此品具有益气养血、健胃理肠的功效。

温补阳气，调理阳虚体质

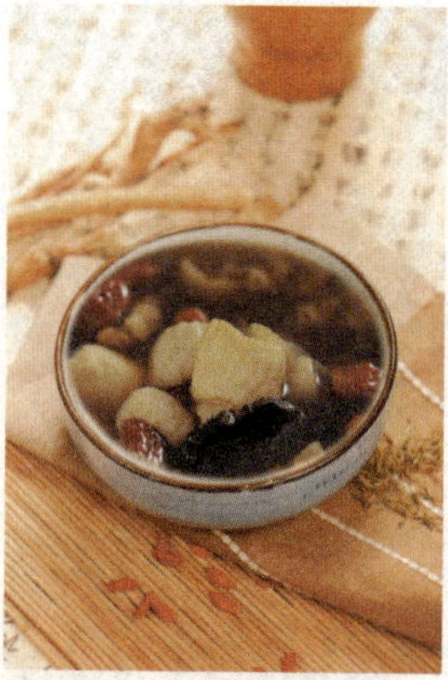

猪肠核桃仁汤

材料：猪大肠200克，核桃仁60克，熟地30克，大枣10枚，葱末、姜丝、盐、料酒各适量。

做法：

1. 将猪大肠反复漂洗干净，入沸水中焯烫2~3分钟，捞出后切成段；再将核桃仁捣碎，大枣洗净；熟地掉浮尘。
2. 在锅内加适量水，放入猪大肠、核桃仁、熟地、大枣、姜丝、葱末、料酒，大火烧沸后，改用小火煮40~50分钟，调入盐即成。

功效 此汤具有滋补肝肾、强健筋骨的功效。

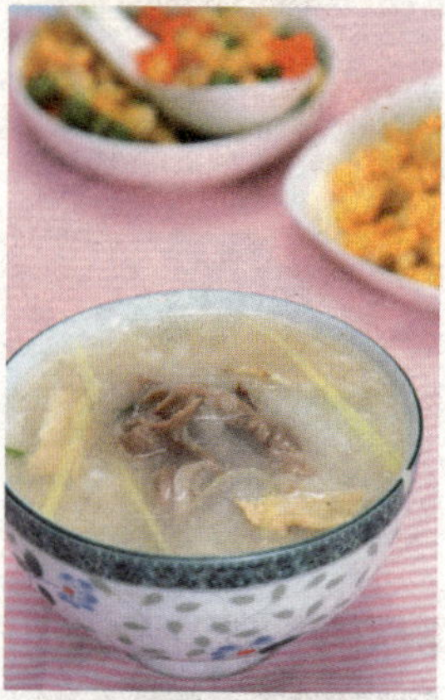

当归生姜羊肉粥

材料：当归10克，羊肉100克，大米80克，料酒3毫升，生抽5毫升，姜丝3克，盐2克，香油适量。

做法：

1. 将大米淘净，浸泡半小时；羊肉洗净，切成片，用料酒、生抽腌制；当归洗净，浸泡至发透。
2. 把大米、当归放入锅中，加适量清水，大火煮沸，下入羊肉、姜丝，转中火熬煮至米粒开花。
3. 用小火熬成粥，加入盐调味，淋上香油即可。

功效 此粥具有温阳散寒、活血补身的功效。

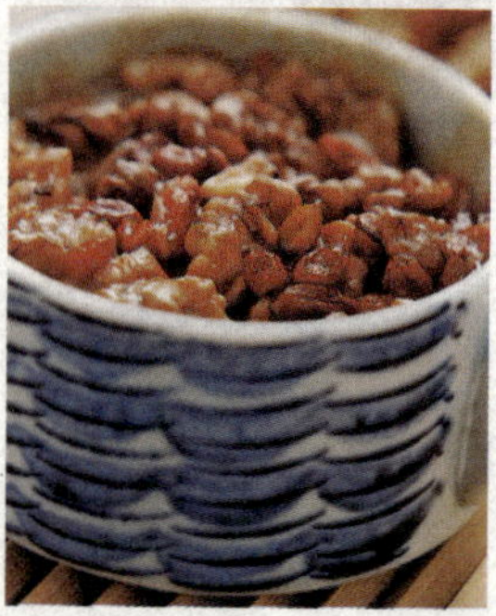

核桃仁枸杞蒸糕

材料：核桃仁50克，枸杞5克，糯米粉200克，白糖20克。

做法：

1. 将核桃仁切片。糯米粉加适量水和匀，加白糖调味。
2. 在锅中加水煮开，将调好味的糯米粉移入蒸屉蒸约10分钟，将核桃仁、枸杞撒在糕面上；蒸熟即可。

功效 核桃仁、枸杞均有益肾气，适合阳虚体弱者作为滋补之用。

滋阴潜阳，调养阴虚体质

冬瓜干贝汤

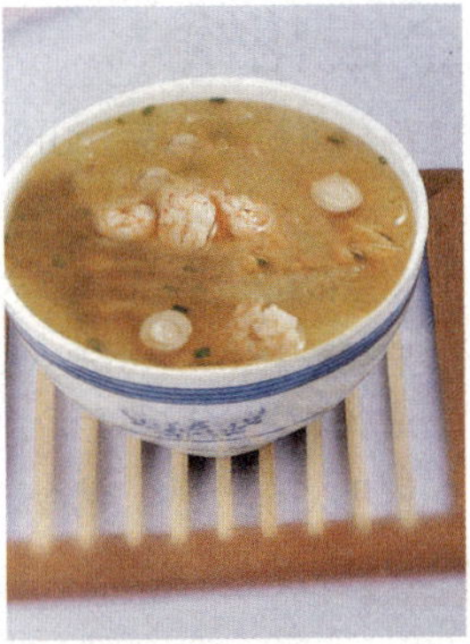

材料：冬瓜200克，干贝20克，虾30克，草菇10克，姜10克，盐5克，高汤适量。

做法：1 将冬瓜去皮，切成片；干贝泡发，洗净；草菇洗净，对切。虾剥去壳，挑去泥肠洗净；姜去皮，切成片。

2 将炒锅上火，爆香姜片，倒入高汤，加入冬瓜、干贝、虾、草菇煮熟，加入盐调味即可。

功效 此汤具有滋阴补血、利水祛湿的功效。

雪梨猪腱汤

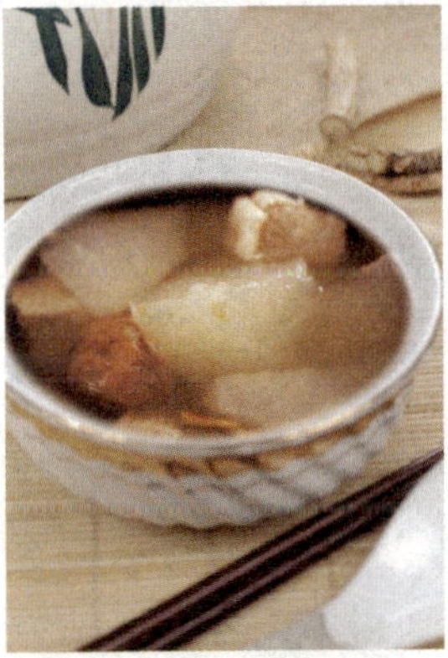

材料：猪腱500克，雪梨1个，无花果8个，盐5克（或冰糖10克）。

做法：1 将猪腱洗干净，切成块；雪梨洗净，去掉果皮，切成块；无花果用清水浸泡，洗净。

2 把全部用料放入加了清水的煲锅内，大火煮沸后，改小火煲2小时。加入盐调成咸汤或加入冰糖调成甜汤即可（可根据自己的口味调用）。

功效 雪梨猪腱汤能调理阴虚体质、降火排毒。

百合莲藕炖梨

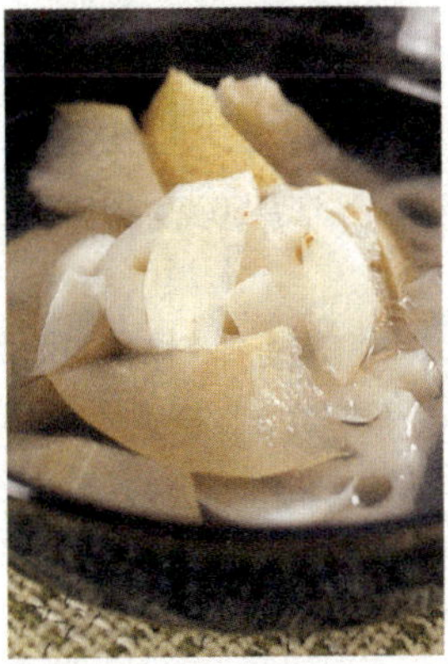

材料：鲜百合200克，梨2个，莲藕250克，盐少许（或冰糖适量）。

做法：

1 将鲜百合洗净，剥成小片；莲藕去皮洗净，去掉节，切成小块；梨削皮，切成块。

2 把梨与莲藕放入适量清水中煲2小时，再加入鲜百合片，煮约10分钟。加入盐（或冰糖）调味即可。

功效 百合、梨、莲藕都有滋阴润肺的作用，因此此品具有滋阴泻热、润肺化痰的功效。

清热利湿，纠正湿热体质

金银花饮

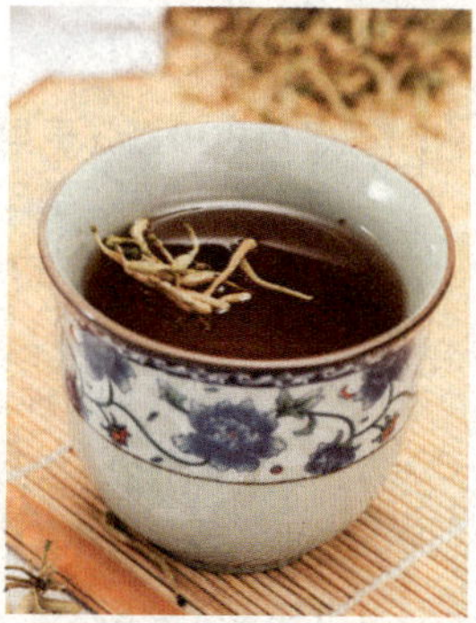

材料：金银花20克，山楂10克，蜂蜜250克。

做法：

1 将金银花、山楂放入锅内，加入适量清水。

2 把锅置于大火上烧沸，5分钟后取药液一次，再加适量水煎熬一次，取药汁。

3 将两次药液合并，稍冷却后放入蜂蜜，搅拌均匀。

功效 此饮品具有清热祛湿、排毒养颜加功效。

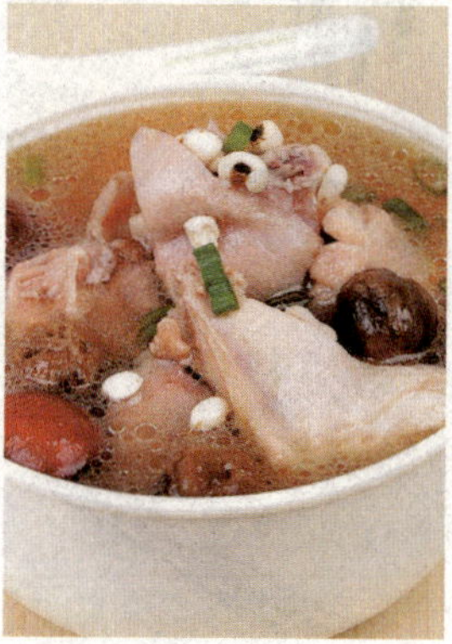

兔肉薏米煲

材料：兔腿肉200克，薏米100克，大枣6枚，盐少许，葱、姜各6克。

做法：

1 将兔腿洗净剁成块；薏米、大枣分别洗净。

2 锅上火注入水，放入兔腿肉汆水冲净。

3 净锅上火倒入油，将葱、姜爆香，放入兔腿肉、薏米、大枣略炒，加入适量水和少许盐，小火煲熟。

功效 本品具有清热利湿、益气补虚加功效。

红豆炖鲫鱼

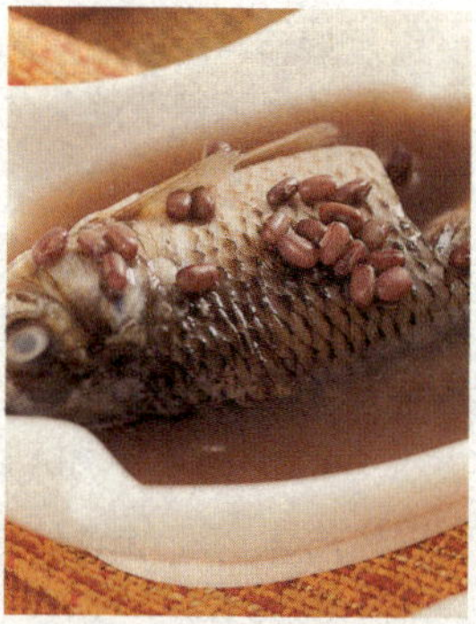

材料：红豆50克，鲫鱼1条，盐适量。

做法：

1 将鲫鱼处理干净。

2 红豆洗净，泡发。

3 把鲫鱼和红豆放入锅内，加入适量水清炖，炖至鱼和红豆熟烂，加盐调味即可。

功效 本品具有解毒渗湿、利水消肿的作用。

化痰祛湿，调治痰湿体质

白扁豆鸡汤

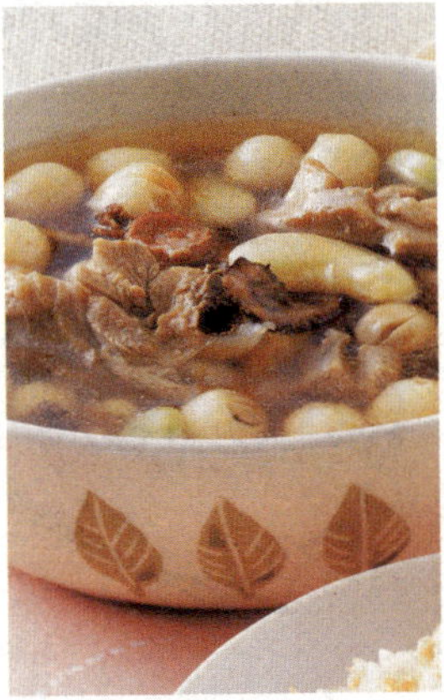

材料： 白扁豆100克，莲子40克，鸡腿300克，砂仁10克，盐5克。

做法：

1. 将1500毫升清水、鸡腿、莲子置入锅中，以大火煮沸，转小火续煮45分钟备用。
2. 把白扁豆提前泡好，洗净，沥干，放入锅中与其他材料混合，煮至白扁豆熟软。
3. 再放入砂仁，搅拌至溶化，加入盐调味即可关火。

功效 本菜品非常适合痰湿体质者食用。

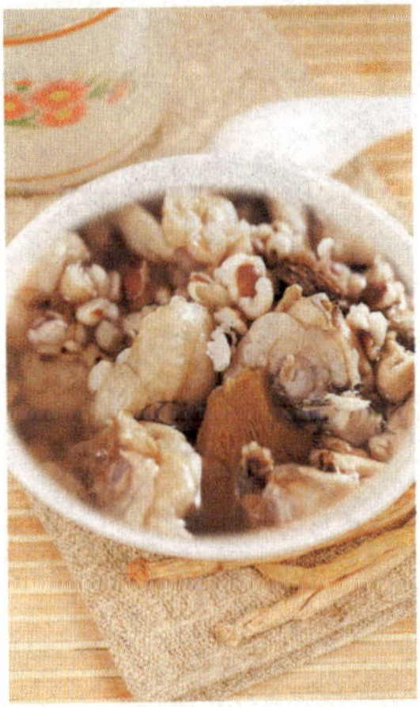

白术茯苓牛蛙汤

材料： 白术、茯苓各15克，白扁豆30克，芡实20克，牛蛙2只，盐5克。

做法：

1. 将白术、茯苓均洗净，放入砂锅中，加入适量清水，用小火煲约30分钟后，倒出药汁，除去药渣。
2. 将牛蛙宰洗干净，去皮，斩块；把芡实、白扁豆均浸泡好、洗净，投入砂锅内大火煮开后转小火炖煮20分钟，再将牛蛙放入锅中炖煮。
3. 加入盐与药汁，一同煲至熟烂即可。

功效 此汤能有效祛除痰湿，调理体质。

陈皮山楂麦芽茶

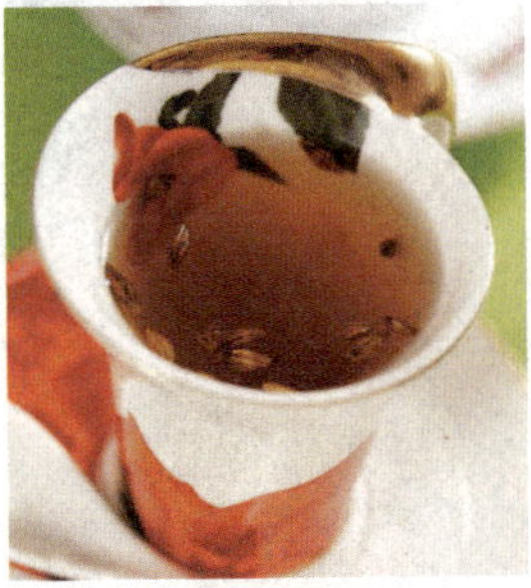

材料： 陈皮10克，山楂10克，麦芽10克，冰糖10克。

做法：

1. 将陈皮、山楂、麦芽一起放入煮锅中。
2. 在锅中加入800毫升水以大火煮开，后转小火继续煮20分钟。
3. 再加入冰糖，小火煮至冰糖溶化即可。

功效 陈皮理气健脾、祛湿润燥，配伍山楂、麦芽，可祛湿润燥、消食化滞，痰湿体质者可经常饮用。

活血化淤，保养血淤体质

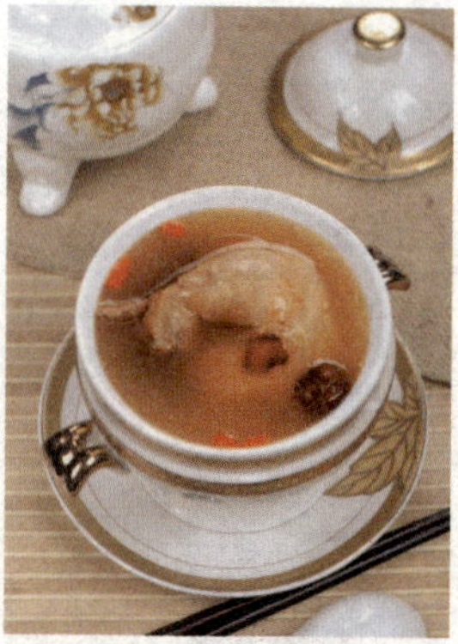

三七薤白鸡肉汤

材料：鸡肉350克，枸杞20克，大枣、三七、薤白各少许，盐5克。

做法：

1. 把鸡肉收拾干净，斩块，汆水；三七洗净，切成片；薤白洗净，切碎；枸杞、大枣洗净，浸泡。
2. 将鸡肉、三七、薤白、枸杞、大枣放入锅中，加入适量清水，用小火慢煲。2小时后加入盐即可食用。

功效 此汤能有效调理血淤体质。

蛇舌草红豆汤

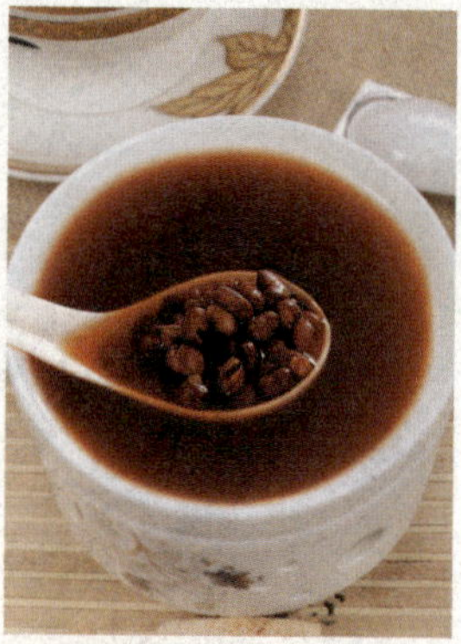

材料：红豆200克，白花蛇舌草15克，红糖适量。

做法：

1. 将红豆和白花蛇舌草分别洗净，红豆以水泡发备用。
2. 将白花蛇舌草加适量水，以大火煮开后转小火，煎煮30分钟，取药汁备用。
3. 再将药汁加红豆以小火继续煮1小时后，至红豆熟烂，即可加入红糖调味食用。

功效 此品具有凉血解毒、活血化淤的功效。

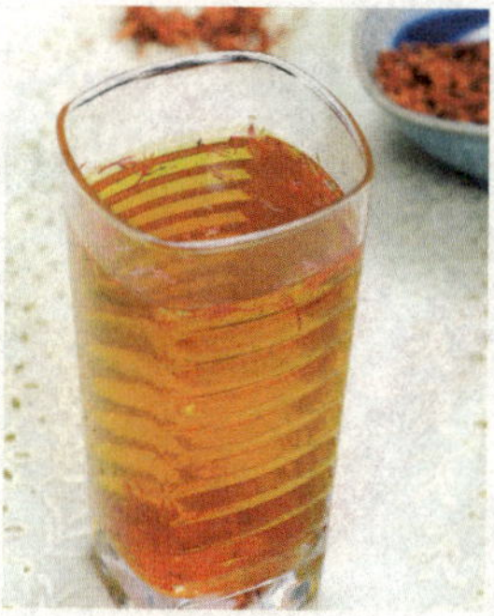

蜂蜜红花茶

材料：干燥红花1小撮，蜂蜜少许。

做法：

1. 用开水将红花浸泡30秒再冲洗干净。
2. 将洗净的红花放入壶中，注入适量开水，浸泡约3分钟，待茶稍凉，加入蜂蜜拌匀即可饮用。

功效 红花具有活血化淤、通经止痛的作用，搭配蜂蜜制成热饮非常适合调理血淤引起的闭经、痛经等。

疏肝理气，化解气郁体质

山楂陈皮菊花茶

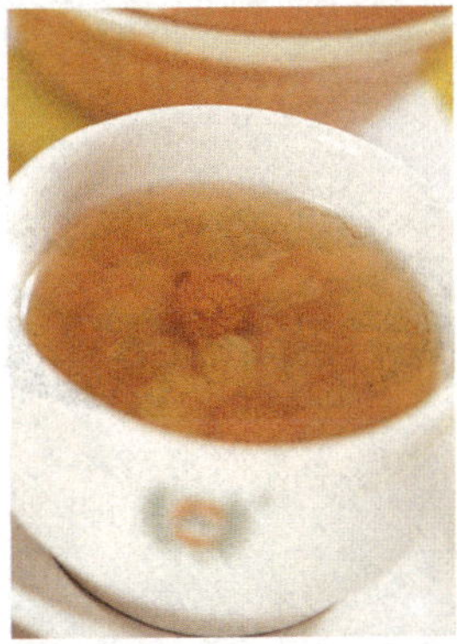

材料：陈皮10克，山楂10克，菊花10克，冰糖10克。

做法：

1. 将陈皮、山楂、菊花一起放入煮锅中。
2. 再在锅中加入800毫升水以大火煮开，转小火继续煮20分钟。
3. 再加入冰糖，小火煮至冰糖溶化即可。

功效 本花茶不仅能疏肝理气，祛湿、排毒养颜，还能保护视力，非常适合坐在电脑前的上班族饮用。

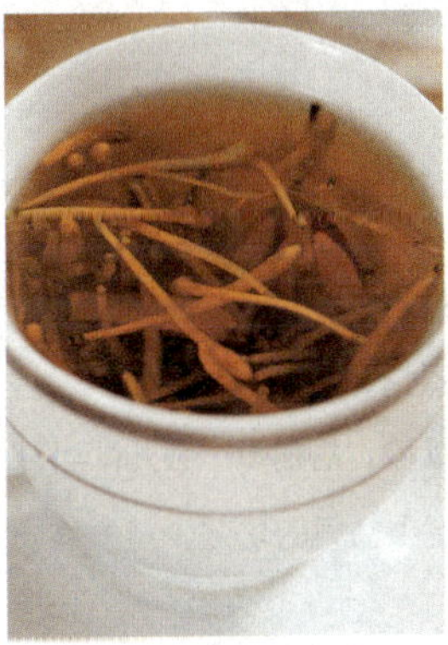

蒜味银花茶

材料：金银花30克，甘草3克，蒜20克，白糖适量。

做法：

1. 将蒜去皮，洗净，捣烂。
2. 将金银花、甘草分别洗净，一起放入锅中，放入蒜泥，加水600毫升，用大火煮沸即可关火。
3. 最后调入白糖搅拌均匀即可服用。

功效 本花茶不仅有清热解毒、止痢的功效，还能行气解郁、清热除燥。

玫瑰枸杞茶

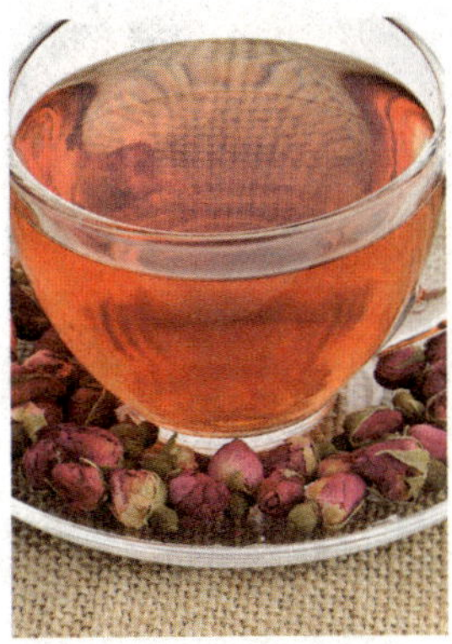

材料：干玫瑰花6朵，去核大枣3枚，黄芪片3克，枸杞5克。

做法：

1. 将所有材料洗净。大枣切成两半；干玫瑰花先用热开水浸泡，再冲泡。
2. 将所有材料放入茶壶中，倒入开水，浸泡约3分钟，即可饮用。

功效 本品既能缓解肝气郁结，也能缓解跌打伤痛。

增强体质，改变特禀体质

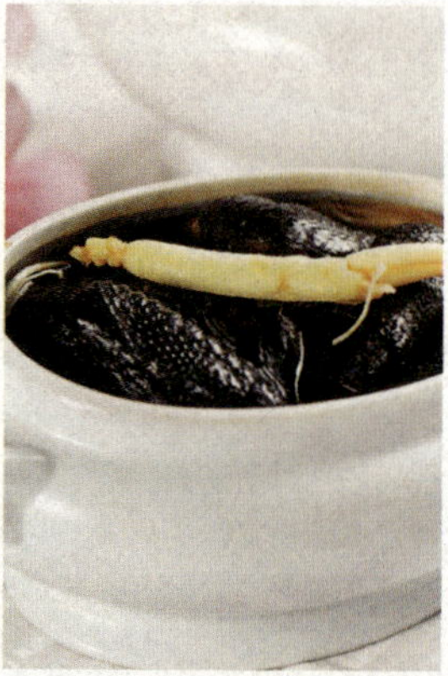

鲜人参炖乌鸡

材料：鲜人参2根，乌鸡650克，猪瘦肉200克，火腿30克，姜2片，料酒3克，盐适量。

做法：

1. 将乌鸡处理干净；猪瘦肉洗净切成小块；火腿切成粒；鲜人参洗净。
2. 将所有肉料焯去血污，加鲜人参、姜片、料酒后装入炖盅内，入锅隔水炖4小时。
3. 加入盐调味即成。

功效 此菜品具有益气固表、强壮身体的功效。

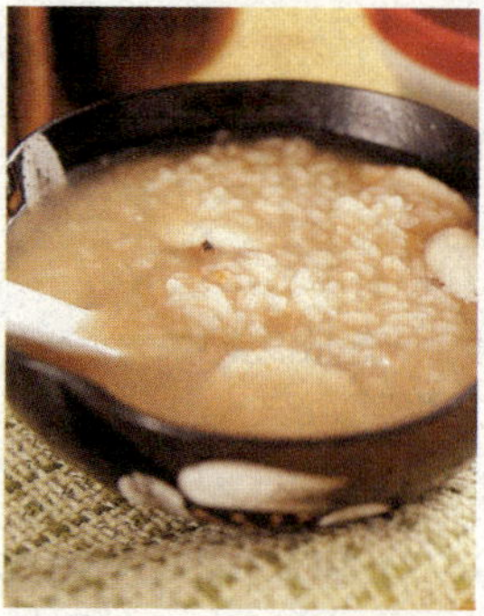

山药糯米粥

材料：山药15克，糯米50克，红糖适量，胡椒末少许。

做法：

1. 将山药去皮，洗净，切成片。
2. 将糯米洗净，与山药共同煮粥。
3. 在粥将熟时，加胡椒末、红糖，再稍煮一会儿即可。

功效 此品具有健脾暖胃、温中益气的功效，特禀体质者可常食。

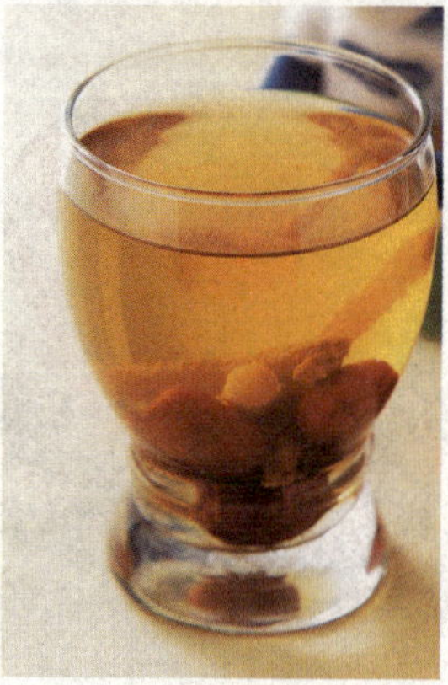

冰糖参枣汁

材料：党参10克，大枣15克，冰糖15克 。

做法：

1. 将党参、大枣分别洗净，大枣去核。
2. 将二者放入锅中，加入适量水，以小火加热至沸腾，继续煮10分钟。
3. 加入冰糖搅拌至溶解后熄火，透过细滤网滤出纯净的汤汁，降至温度适宜即可饮用。

功效 冰糖参枣汁能滋阴润肺、补血益气，适合特禀体质者常食。

3

日常身体不适食疗

日常生活中，人们常被耳鸣、咳嗽、失眠等症状困扰。中医认为，这些不适多由人体气血不畅、脏腑功能失调引起。本章针对常见身体不适，依据中医食疗理论，提供对应食疗建议。例如耳鸣可尝试熟地当归鸡，咳嗽宜喝丝瓜鸡片汤，通过日常饮食缓解身体不适，促进身体恢复。

耳鸣

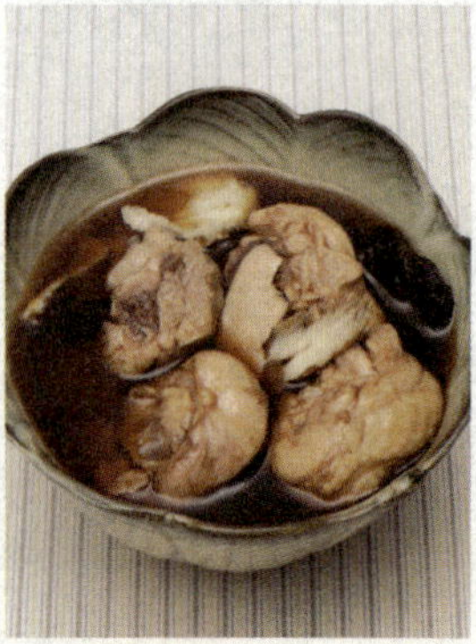

熟地当归鸡

材料：熟地25克，当归20克，白芍10克，鸡腿1只，盐适量。

做法：

1 将鸡腿洗净剁成块，放入沸水中汆烫后，捞起冲洗干净；将当归、白芍、熟地放入清水中快速清洗干净。

2 将鸡腿和所有药材放入炖锅中，加入适量水以大火煮开，转小火继续炖30分钟。最后加入盐调味，即出锅。

功效 本品具有补血补肾的作用，既适合肾虚引起的耳鸣，也适合贫血患者食用。

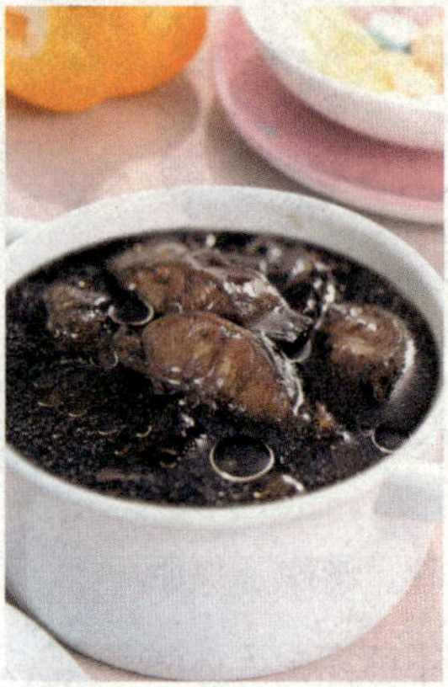

黄精黑豆塘鲺汤

材料：黑豆200克，黄精50克，生地10克，陈皮3克，塘鲺鱼1条，盐5克。

做法：

1 将黑豆放入锅中，不必加油，炒至豆衣裂开，用水洗净，晾干水。将塘鲺鱼洗净，去泥肠，去潺，去内脏；黄精、生地、陈皮分别用水洗净。

2 在锅中加入适量水，用猛火煲至水开后放入全部材料，后用中火 约煲至黑豆软熟，加入盐调味即可。

功效 此汤对肝肾阴虚引起的耳鸣有补益作用。

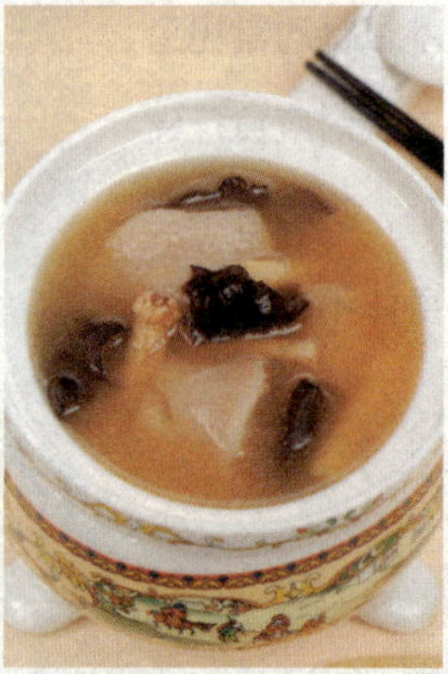

黑木耳猪尾汤

材料：猪尾100克，生地、黑木耳各少许，盐2克。

做法：

1 将猪尾洗净，斩成段；生地洗净，切成段；黑木耳泡发洗净，撕成小片。净锅上水烧开，下入猪尾汆透，捞起洗净。

2 将猪尾、黑木耳、生地放入炖盅，加入适量清水，大火烧开后改小火继续煲2小时，加盐调味即可。

功效 黑木耳具有增强红细胞运氧功能的作用，对耳鸣患者有很好的辅助疗效。

腰部劳损

杜仲板栗鸽汤

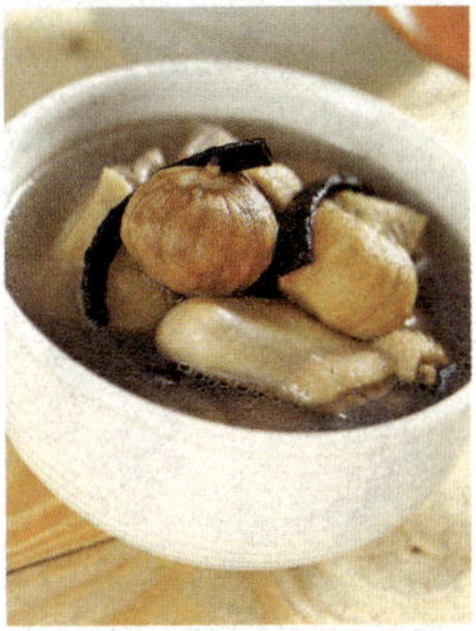

材料：乳鸽400克，板栗150克，杜仲50克，盐4克。

做法：
1. 将乳鸽洗净，切成块；板栗放入开水中煮5分钟，捞起后剥去外膜；杜仲洗净。
2. 将乳鸽块入沸水中汆烫，捞起冲净后沥干。
3. 将鸽肉、板栗和杜仲放入锅中，加入适量水后用大火煮开，再转小火慢煮30分钟，加入盐调味即可。

功效 本汤对肝肾亏虚引起的腰酸腰痛有食疗效果。

猪蹄炖牛膝

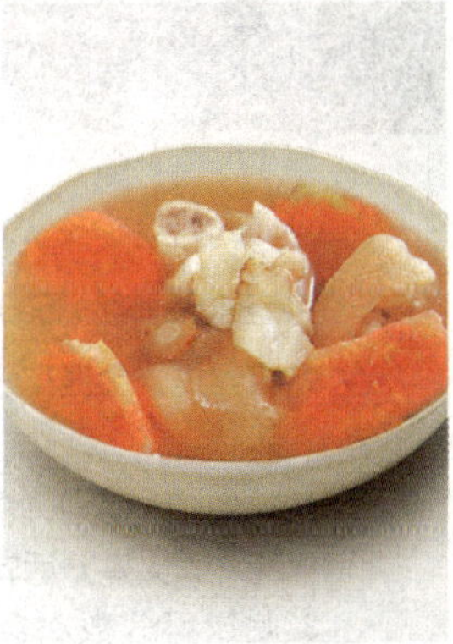

材料：猪蹄1只，牛膝15克，西红柿1个，盐1小匙。

做法：
1. 将猪蹄剁成块，放入沸水汆烫，捞起冲净。
2. 将西红柿洗净，在表皮轻划数刀，放入沸水烫到皮翻开，捞起去掉外皮，切成块。
3. 将备好的材料和牛膝盛入锅中，加入适量水以大火煮开，转小火继续煮30分钟，加入盐调味即可。

功效 猪蹄可调补气血，牛膝可行气活血，还能补肾强腰，对腰部损伤有较好的疗效。

墨鱼粥

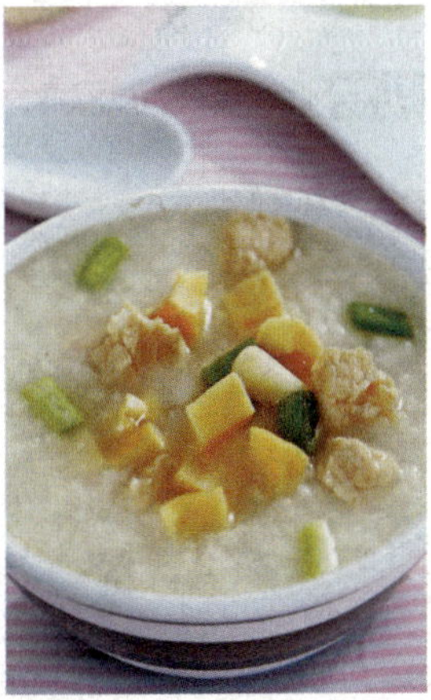

材料：干墨鱼200克，大米500克，猪瘦肉30克，白胡椒粉8克，姜汁15毫升，葱汁20毫升，盐5克。

做法：
1. 将干墨鱼用清水泡软，撕去外皮、骨，清洗干净，切成丁；猪瘦肉洗净，切成丁；大米淘洗干净。
2. 在锅内注入适量水，下入干墨鱼、猪瘦肉、白胡椒粉、姜汁、葱汁烧开，炖至五成熟。下入大米熬成粥，加入盐调味即成。

功效 墨鱼能补益精气；猪瘦肉具有滋阴润燥的功效。二者与大米共用，对腰部劳损有一定的疗效。

咳嗽

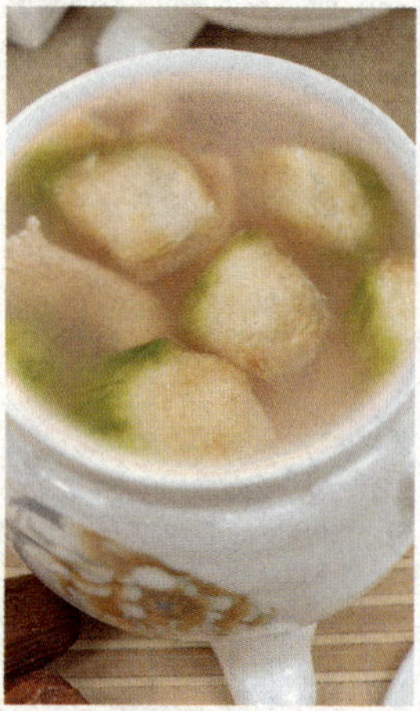

丝瓜鸡片汤

材料：丝瓜150克，鸡胸肉200克，生姜5克，盐6克，淀粉适量。

做法：

1. 将丝瓜去皮，切成块；姜切成片；鸡胸肉洗净，切成小块。
2. 将鸡肉片用淀粉、盐腌制入味。
3. 在锅中加入适量水烧沸，放入姜片，下入鸡肉片、丝瓜煮熟即可。

功效 此汤具有润肺化痰、止咳平喘、美肌润肤、解毒通便的功效。

丝瓜银花饮

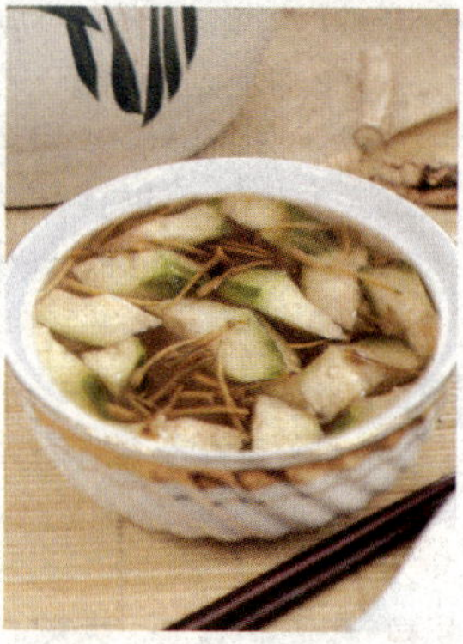

材料：金银花40克，丝瓜500克。

做法：

1. 将丝瓜、金银花分别洗净，丝瓜去皮切成菱形块状。
2. 在锅中加入水1000毫升，下入丝瓜、金银花，大火煮开后转中火继续煮5分钟即可。
3. 此饮可分数次食用，每次300毫升，每日3～5次。

功效 此饮具有清热解毒、祛风化痰的功效。

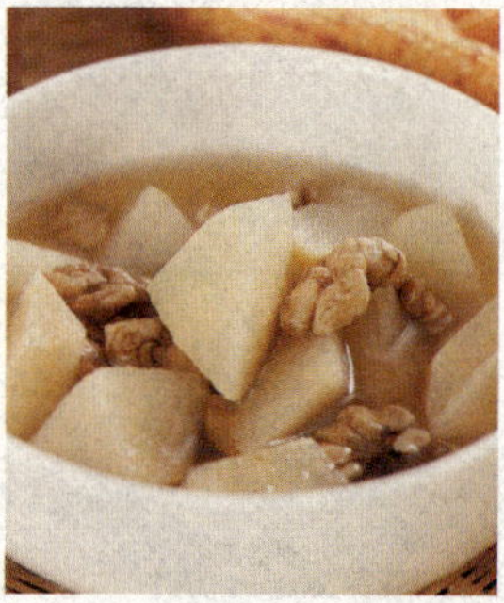

核桃仁冰糖炖梨

材料：核桃仁、冰糖各30克，梨150克。

做法：

1. 将梨洗净，去皮去核，切成块；核桃仁洗净。
2. 将梨块、核桃仁放入煲锅中，加入适量清水，用小火煲30分钟，再下入冰糖调味即可。

功效 此品具有生津润燥、止咳化痰的功效。

失眠

双仁菠菜猪肝汤

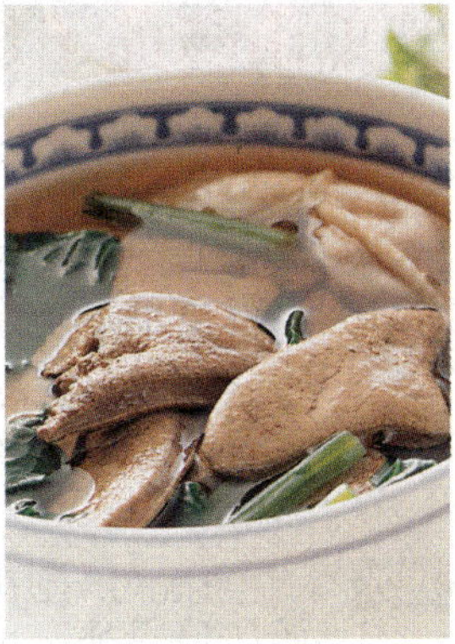

材料：酸枣仁、柏子仁各10克，猪肝200克，菠菜20克，盐5克。

做法：

1. 猪肝洗净切片，沸水汆烫后捞出；菠菜洗净切成段。
2. 将酸枣仁、柏子仁装在纱布袋内，扎紧；将纱布袋放入锅中加4碗水熬成药汁，熬至约剩3碗水。
3. 猪肝与菠菜一同放入药汁中，烧开加盐调味即成。

功效 此汤可健脑镇静、滋补心肝，适合失眠患者食用。

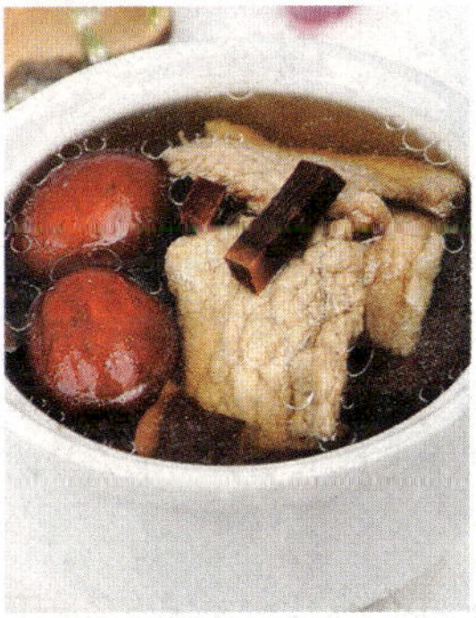

灵芝大枣瘦肉汤

材料：猪瘦肉300克，灵芝4克，大枣适量，盐5克。

做法：

1. 将猪瘦肉洗净、切成片；灵芝、大枣分别洗净备用。
2. 净锅上火加入适量水，下入猪瘦肉烧开，撇去浮沫，下入灵芝、大枣煲至熟，调入盐即可。

功效 此汤可调理心脾功能，改善失眠、贫血等症状。

龙眼煲猪心

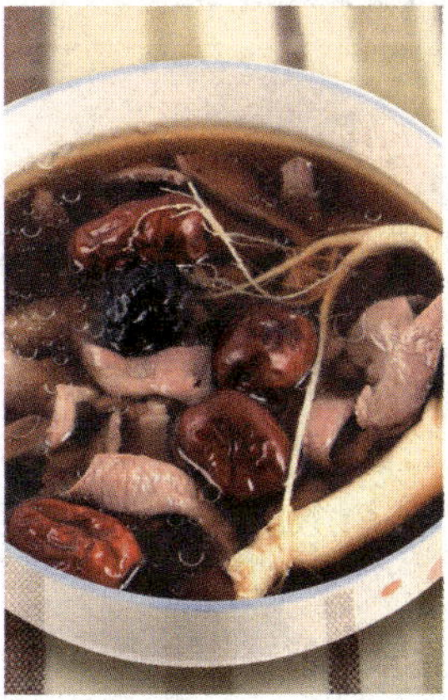

材料：猪心1个，龙眼35克，大枣15克，党参10克，姜片15克，盐、香油各适量。

做法：

1. 猪心洗净切片；大枣洗净，去核；党参洗净，切段。加水煮沸，放入猪心片焯血水，捞出沥干水分备用。
2. 将砂锅上火，加水适量，将猪心、大枣、龙眼、党参、姜片一起放入锅中，大火煮沸后改小火继续煲约2小时，以盐、香油调味即可。

功效 本品具有养血、补心、安神强壮的功效，长期食用还有美容的作用。

倦怠疲劳

节瓜山药莲子煲老鸭

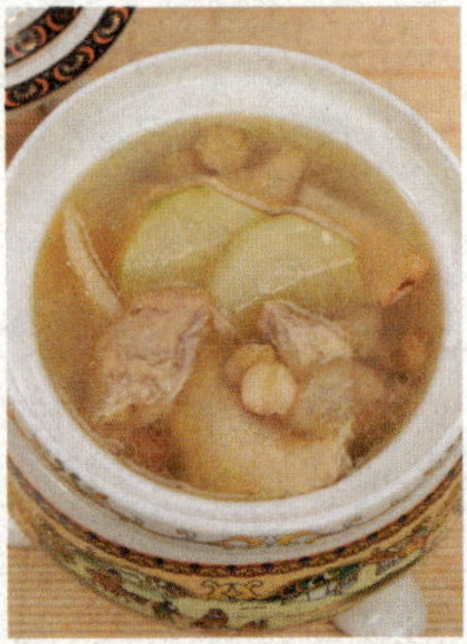

材料：老鸭400克，节瓜150克，莲子、山药各适量，盐5克。

做法：1 将所有材料清洗干净，老鸭切成块，汆水；节瓜去皮切片；莲子洗净去心；山药去皮，切块。

2 将所有材料放入锅中，在锅中添加适量清水，大火煮沸后改小火慢炖2.5小时，调入盐即可。

功效 本汤中的山药、莲子、老鸭都是滋补佳品，食用后有助于养胃补肾、缓解疲劳、止咳化痰。

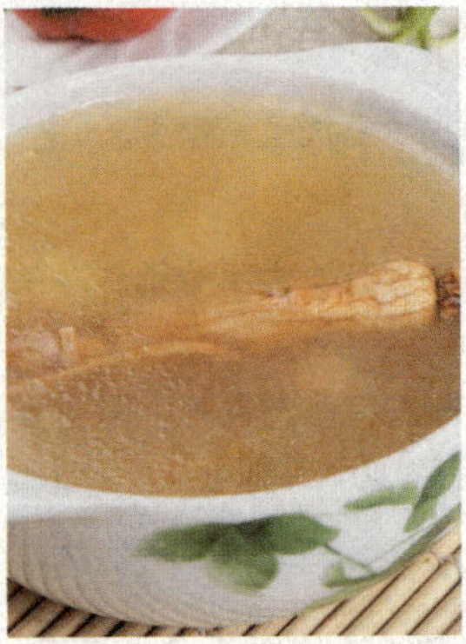

黑豆牛肉汤

材料：黑豆200克，牛肉500克，生姜15克，盐5克。

做法：1 将黑豆淘净，泡发沥干；生姜洗净，切成片。

2 将牛肉切成块，放入沸水中汆烫，捞起冲净。

3 将黑豆、牛肉、姜片盛入煮锅，加入适量水以大火煮开，转小火慢炖50分钟，加入盐调味即可。

功效 牛肉滋补效果佳，B族维生素含量尤其丰富。不仅有助于促进注意力集中及提高记忆力；而且有助维持体内氧的平衡，使脑部功能运作顺畅。

龙眼干老鸭汤

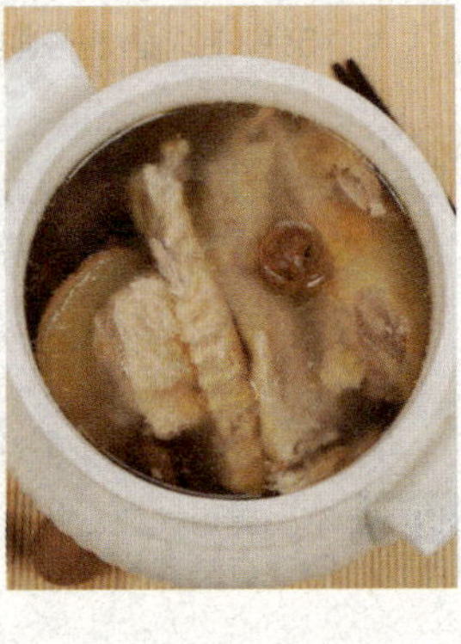

材料：老鸭500克，龙眼干20克，生姜少许，盐6克。

做法：

1 将老鸭去毛和内脏一起洗净，切成块，放入锅中汆烫；龙眼干洗净；生姜洗净切成片。

2 将老鸭肉、龙眼干、生姜放入锅中，加入适量水，用小火慢炖；待龙眼干变圆润之后，加入盐调味即可。

功效 本品对缓解压力、消除疲劳有很好的疗效。

贫血

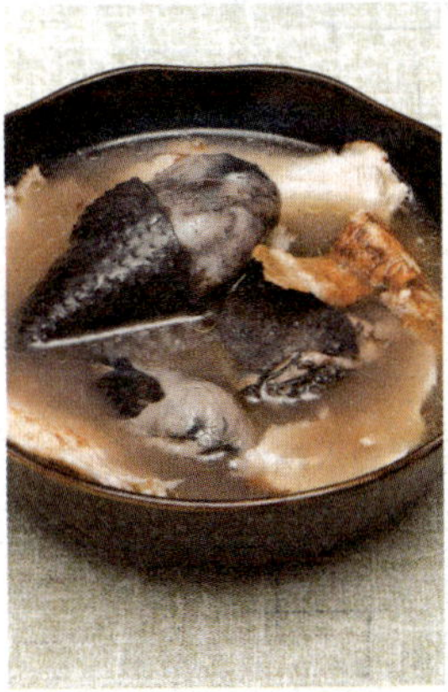

归芪乌鸡汤

材料：当归、黄芪各15克，乌鸡1只，盐适量。

做法：

1 将乌鸡处理干净剁成块，放入沸水中汆烫去除血水。

2 将当归、黄芪分别洗净备用。

3 将乌鸡和当归、黄芪一道放入锅中，加入适量水，大火煮开，转小火继续炖25分钟，煮至乌鸡肉熟烂，加盐调味即可。

功效 此汤有造血功能，能促进血液循环和新陈代谢，适合贫血、体虚等患者食用。

黄芪鸡汁粥

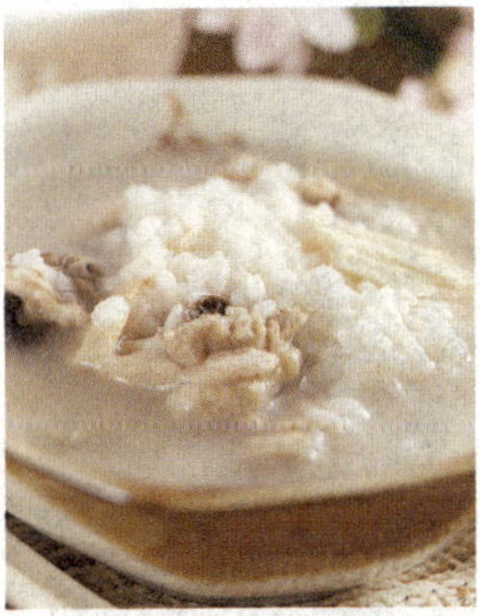

材料：

黄芪15克，母鸡1000克，大米100克，盐适量。

做法：1 将母鸡处理干净，切成块，熬成鸡汤备用。

2 将黄芪洗净；大米淘洗干净备用。

3 将鸡块、鸡汤和黄芪混合，倒入锅中，加入大米煮粥，加盐调味即可。

功效 本品具有益气血、填精髓的功效。

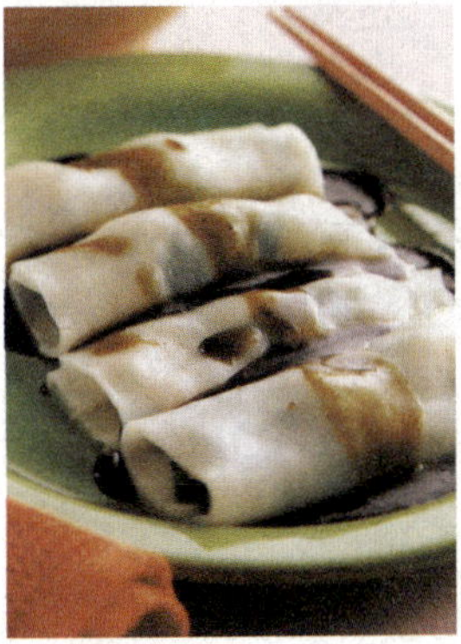

熟地双味河粉

材料：熟地5克，枸杞3克，大枣5枚，虾仁20克，韭菜80克，猪肉丝40克，香菜10克，河粉100克。

做法：1 将枸杞、熟地、大枣加水煎出汁。

2 将所有材料处理干净，一片河粉包入猪肉和韭菜，另一片河粉包入虾仁和韭菜。

3 将食材蒸熟后淋上药汁，撒上香菜即可。

功效 熟地能补血养阴，治疗血虚萎黄、眩晕心悸等疾病。与枸杞、大枣共同食用，补血效果更好。

烦躁易怒

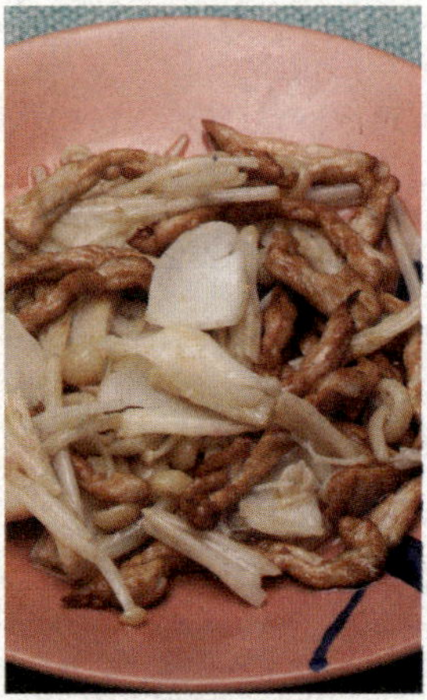

金针百合鸡丝

材料：鸡胸脯肉20克，金针菇200克，新鲜百合1个，盐2克，胡椒粉少许。

做法：

1. 将鸡胸脯肉洗净去血水，切成丝备用；百合剥瓣后，处理干净；金针菇去蒂，洗净备用。
2. 在热锅中放入少量油，陆续放入鸡丝、金针菇、百合、胡椒粉，并加入少量清水翻炒。
3. 炒至百合呈半透明状，加入盐调味即可。

功效 本品可以调理肝脾、降火清热，缓解烦躁不安的情绪。

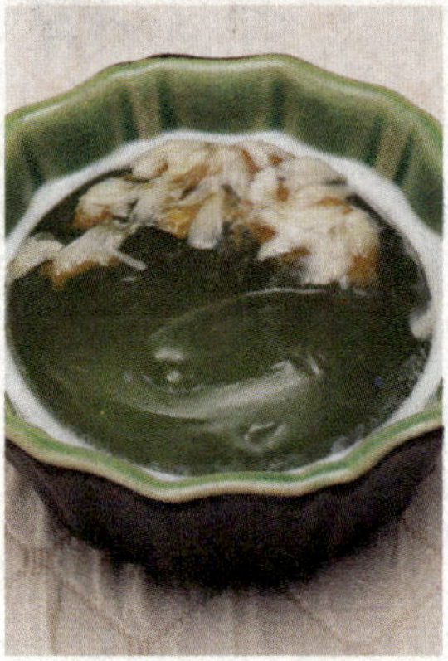

蜂蜜桂花糕

材料：白糖100克，牛奶200毫升，桂花蜂蜜2茶匙，琼脂4茶匙，蜜糖适量。

做法：

1. 将琼脂放入适量水中，用慢火煮至融化，再加入白糖，煮至白糖完全溶解，再倒入牛奶搅拌均匀。
2. 在琼脂未完全冷却前加入桂花蜂蜜搅拌均匀，待其冷却后，再加入蜜糖调匀即可。

功效 牛奶、桂花蜂蜜和琼脂都具有清热、泻火和安神的作用，可祛烦除躁、稳定情绪。

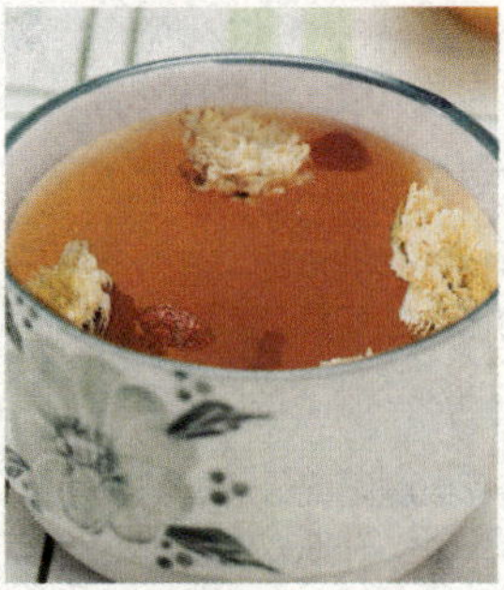

菊花枸杞茶

材料：枸杞10克，杭菊花5克，绿茶包1袋。

做法：

1. 将枸杞、杭菊花与绿茶一起放入保温杯。
2. 冲入沸水500毫升，加盖闷15分钟，过滤掉渣后即可饮用。

功效 常饮此茶可起到降火清热、安心除烦的作用。

尿频

金樱糯米粥

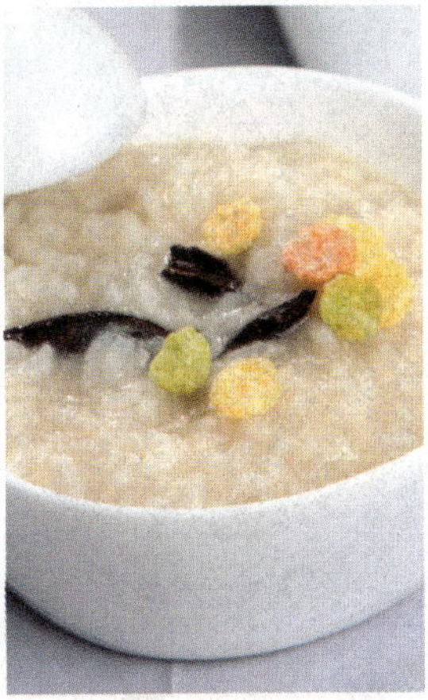

材料：糯米80克，金樱子适量，白糖3克。

做法：1 将糯米洗净，泡发；金樱子洗净，放入锅中，加适量清水煎煮，取药汁备用。

2 将糯米放入锅中，加水适量，用大火煮至米粒开花。

3 倒入金樱子药汁，转小火煮至粥变稠，调入白糖即可食用。

功效 金樱子归肾、膀胱经，可收敛固涩、缩尿止泻；糯米可健脾温胃。二者配伍食用，对因肾虚脾虚所致的夜尿频多有一定的疗效。

龙眼益智仁糯米粥

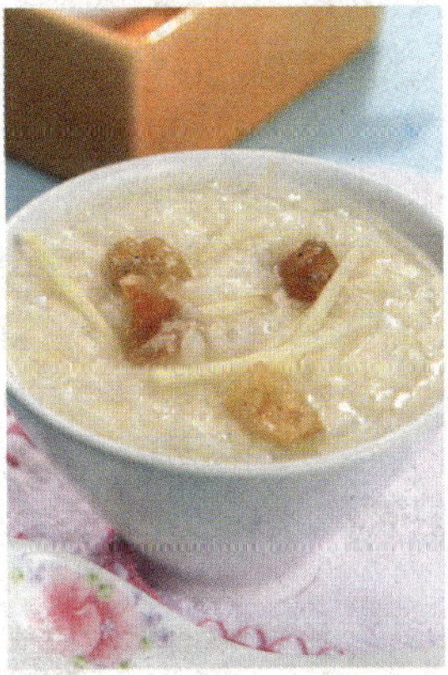

材料：龙眼肉20克，益智仁15克，糯米100克，白糖、姜丝各5克。

做法：1 将糯米淘洗干净，放入清水中浸泡；龙眼肉、益智仁分别洗净备用。将锅置于火上，放入糯米，加适量清水煮至八成熟。

2 放入龙眼肉、益智仁、姜丝，再煮至米软烂。最后放入白糖调味即可。

功效 此粥适宜因体虚或脾、肾虚所导致的夜尿频多者食用。

桑螵蛸大枣鸡汤

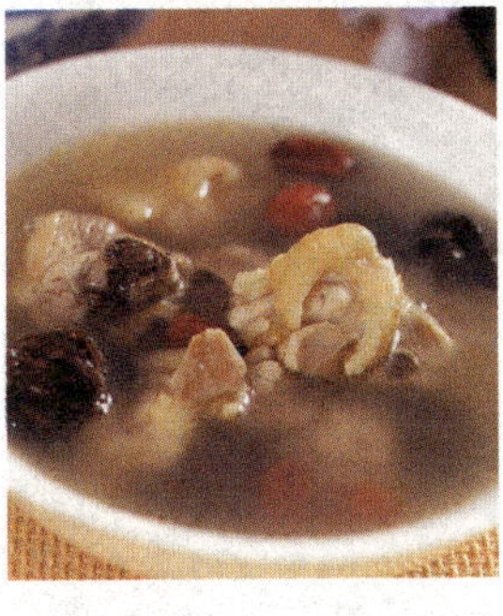

材料：鸡腿1只，桑螵蛸10克，大枣8枚，盐4克。

做法：

1 将鸡腿剁成块，洗净，汆去血水。

2 将桑螵蛸、大枣、鸡腿一同放入锅中，加入适量水，用大火煮开，再改小火炖2小时，最后加盐调味即可。

功效 本品对夜尿频多者有一定的食疗作用。

畏寒肢冷

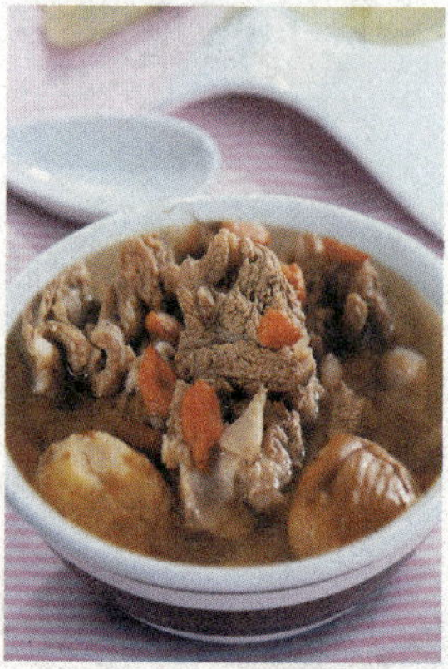

吴茱萸板栗羊肉汤

材料：枸杞20克，羊肉150克，板栗30克，吴茱萸、桂枝各10克，盐5克。

做法：1 将羊肉洗净，切成块；板栗去壳，洗净切块；枸杞洗净。

2 将吴茱萸、桂枝分别洗净，煎取药汁。

3 在锅内加入适量水，放入羊肉块、板栗块、枸杞，大火烧沸，改用小火煮20分钟，再倒入药汁，继续煮10分钟，调入盐即成。

功效 此汤对畏寒怕冷患者有很好的食疗效果。

三味羊肉汤

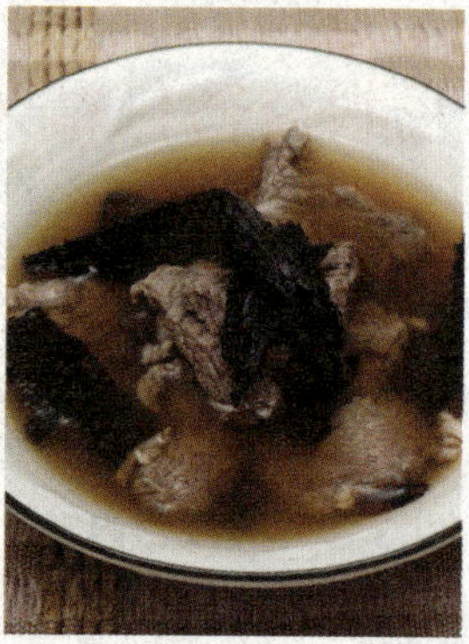

材料：羊肉250克，熟附子30克，杜仲25克，熟地15克，盐、葱花、姜片各适量。

做法：1 将羊肉洗净，切成块。将熟附子、杜仲和熟地放入纱布袋扎好。

2 将羊肉、药包、姜片放入锅中，加水以没过材料。用大火煮沸后，改小火慢炖至羊肉熟烂，起锅前捞去药袋，加盐、葱花调味即成。

功效 此汤能温补阳气、驱除身体内的寒气。

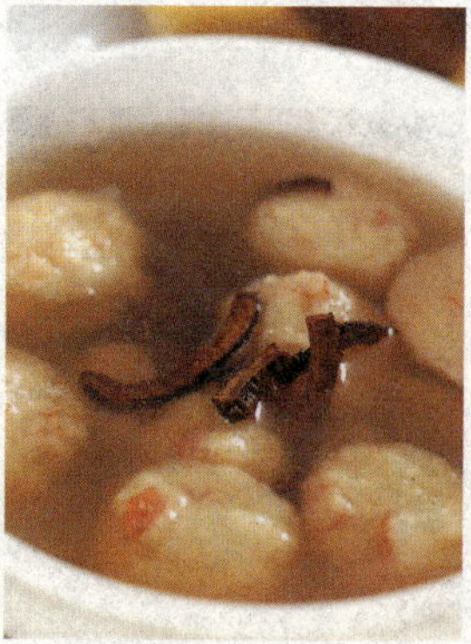

肉桂煲虾丸

材料：虾丸150克，猪瘦肉50克，肉桂5克，薏米25克，生姜15克，盐适量。

做法：1 将虾丸对切；猪瘦肉洗净，切成块；生姜洗净，拍烂；肉桂洗净；薏米淘净。

2 将以上材料放入炖煲，待锅内水开后，先用中火炖1小时，再改小火继续炖1小时，加少许熟油、盐调味即可。

功效 此品具有活血通络、祛寒暖体、增强体质的功效。

食欲不振

燕麦核桃仁粥

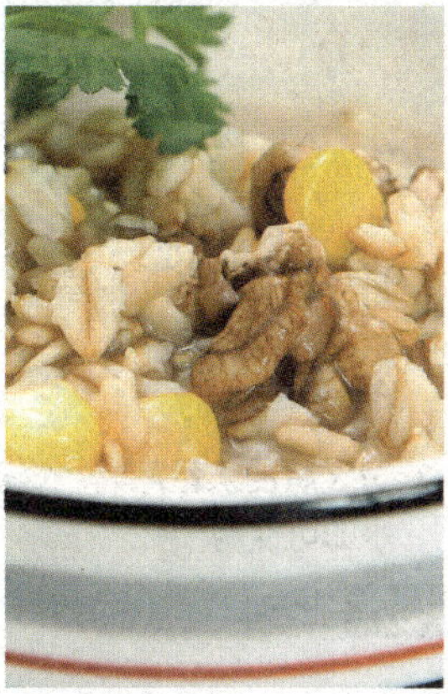

材料：燕麦50克，核桃仁、玉米粒、鲜奶各适量，白糖3克。

做法：

1 将燕麦泡发洗净；核桃仁洗净去杂质。

2 将锅置于火上，加入少量水，倒入鲜奶，放入燕麦煮开。

3 在锅中加入核桃仁、玉米粒同煮至浓稠状，调入白糖拌匀即可。

功效 燕麦具有益肝和胃之功效，玉米亦可健脾益胃，核桃仁滋补肝肾。此粥适宜食欲不振者食用。

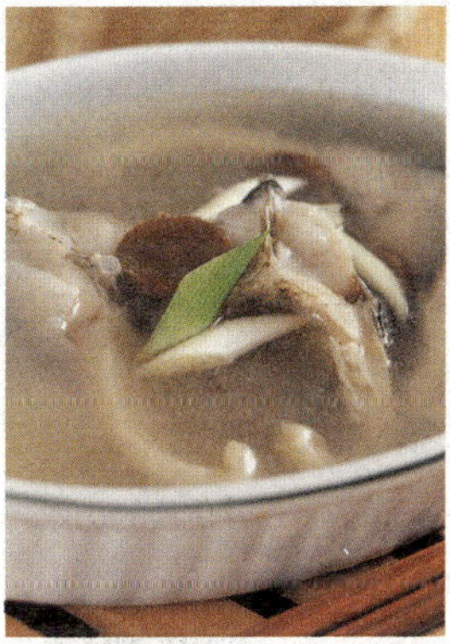

山楂山药鲫鱼汤

材料：鲫鱼1条、山楂、山药各30克，盐、姜片各适量。

做法：

1 将鲫鱼去鳞、腮和内脏，洗净切成块；山楂、山药分别洗净。

2 在炒锅中加油烧热，放姜爆香，再下鱼块稍煎，取出备用。

3 将全部材料装入煲锅中，加水适量，以大火煮沸，再改小火炖1小时，调入盐即可。

功效 此汤具有消食化积之功效。

山楂麦芽猪腱汤

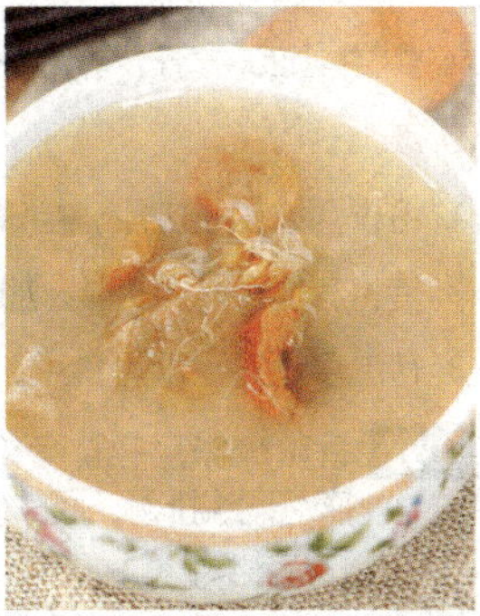

材料：猪腱、山楂、麦芽各适量，盐2克。

做法：

1 将山楂洗净，切开去核；麦芽洗净；猪腱洗净，斩块。

2 在锅内加入水烧开，将猪腱汆去血水，取出洗净。

3 在瓦煲内注入适量水用大火烧开，下入猪腱、麦芽、山楂，改小火煲2.5小时，加盐调味即可。

功效 山楂、麦芽均可健脾益胃，消食化积。

便秘

大黄番泻叶茶

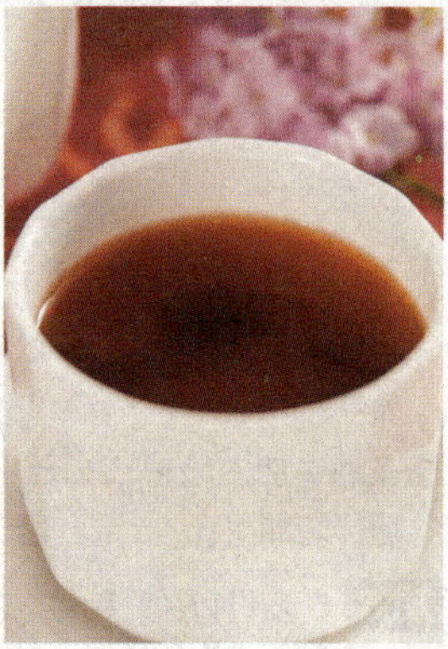

材料：大黄10克，番泻叶10克，蜂蜜20克。

做法：

1. 将番泻叶用清水洗净。
2. 将锅洗净，置于火上，注入适量清水，将大黄放入锅中煎煮半小时。
3. 熄火后加入番泻叶、蜂蜜，加盖闷10分钟，倒出茶水即可饮用。

功效 此品具有清热泻火、润肠通便的功效。

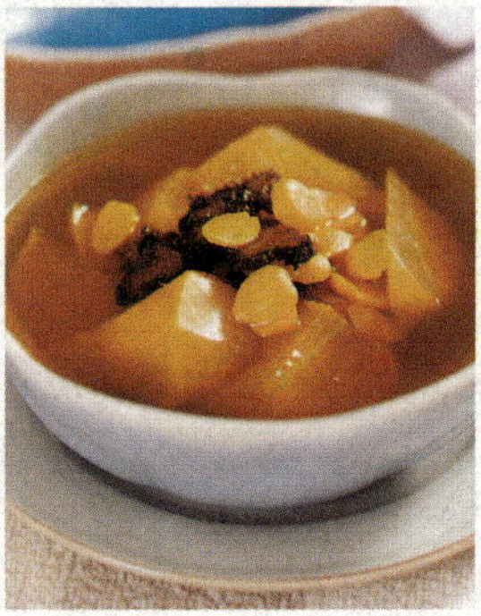

黄连杏仁萝卜汤

材料：黄连5克，杏仁20克，白萝卜500克，盐适量。

做法：

1. 将黄连用清水洗净备用；杏仁放入清水中浸泡，去皮；白萝卜用清水洗净，去皮切成块。
2. 将白萝卜与杏仁、黄连一起放入碗中，然后将碗移入蒸锅中，隔水炖煮。
3. 待白萝卜炖熟后，加入盐调味即可。

功效 此品具有润肠通便、清热泻火、止咳化痰的功效。

香蕉蜂蜜牛奶

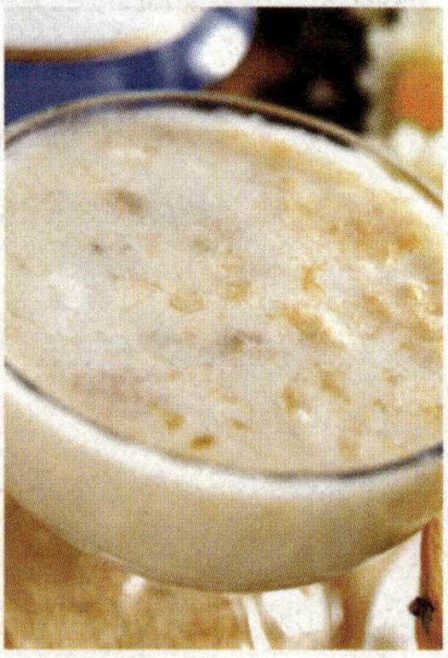

材料：牛奶200毫升，香蕉半根，橙子半个，蜂蜜10克。

做法：

1. 将香蕉、橙子去皮，与蜂蜜一起放入榨汁机内搅拌。
2. 待将其搅至黏稠状时，加入热牛奶，再搅拌10秒钟。
3. 待温度适宜后即可食用。

功效 香蕉富含粗纤维，可促进胃肠蠕动，排毒通便；蜂蜜可润燥排毒。经常便秘的女性食用此品有良好的食疗效果。

盗汗

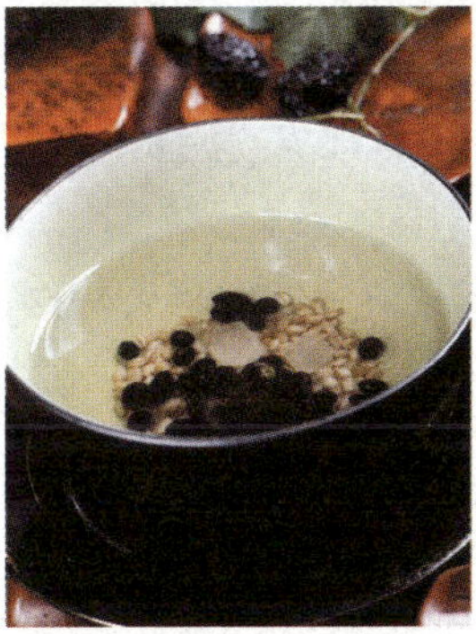

浮小麦黑豆茶

材料：黑豆、浮小麦各30克，莲子、黑枣各7颗，冰糖少许。

做法：

1. 将黑豆、浮小麦、莲子、黑枣均洗净，一起放入锅中，加入适量水，大火煮开，转小火继续煲至食材熟烂。
2. 调入冰糖搅拌溶化即可，可代茶饮用。

功效 本品对更年期潮热盗汗、自汗有很好的改善作用。

带鱼黄芪汤

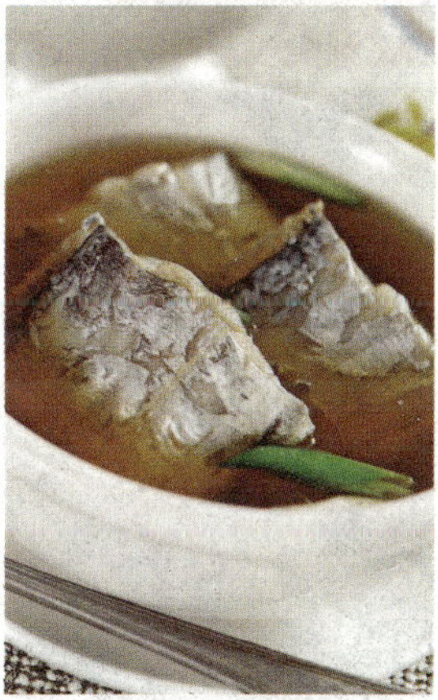

材料：带鱼500克，黄芪30克，炒枳壳10克，料酒、盐、葱段、姜片各适量。

做法：

1. 将黄芪、枳壳洗净，装入纱布袋中，扎紧，制成药包。
2. 将带鱼去头，斩成段，洗净备用。
3. 在锅中放入油，将鱼段下入锅内稍煎，再放入清水适量，依次放入药包、料酒、盐、葱段、姜片，煮至鱼肉熟，拣去药包、葱、姜即成。

功效 此汤可通过行气散结、益气养血和补虚来减少盗汗的发生。

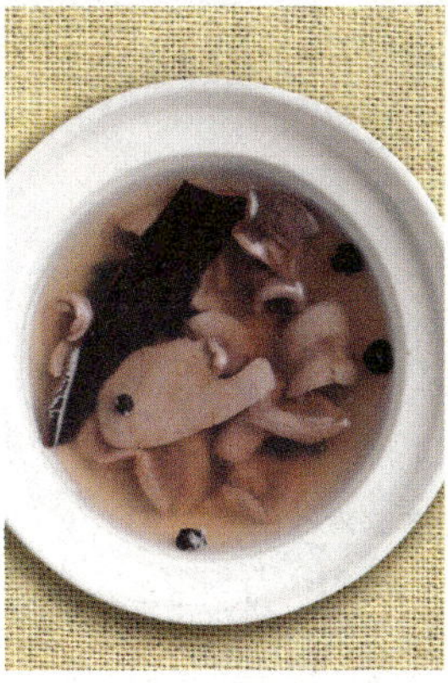

五味子爆羊腰

材料：羊腰500克，杜仲15克，五味子6克，葱花、蒜末、盐、淀粉各适量。

做法：

1. 将羊腰洗净，切成小块。
2. 将杜仲、五味子洗净煎出汁，将淀粉倒入药汁搅拌均匀，裹到切好的羊腰上面。
3. 烧热油锅，放入备好的羊腰爆炒，待其熟透后，再放入葱花、蒜末、盐炒匀即可。

功效 此汤可帮助肾功能恢复，从而达到增强体质的效果，适宜自汗或盗汗者食用。

腹泻

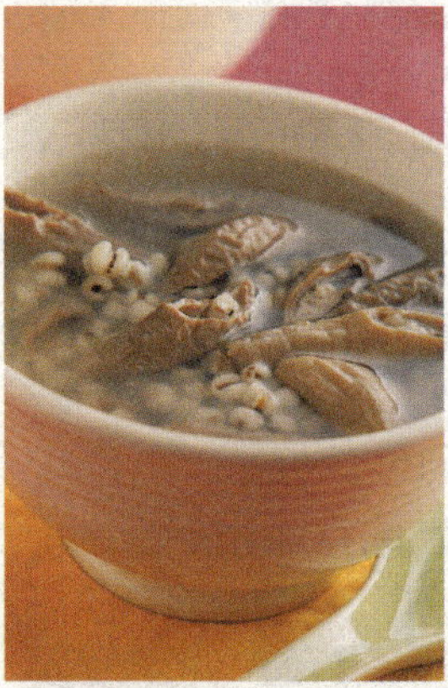

薏米猪肠汤

材料：薏米20克，猪小肠120克，料酒5克，盐适量。

做法：

1. 将薏米洗净，用热水浸泡1小时；将猪小肠放入开水中氽烫至熟，切成小段备用。
2. 在锅中加入适量清水，将猪小肠、薏米放入锅中以大火煮沸，再转中火煮30分钟。
3. 食用时，倒入料酒和盐调味即成。

功效 本品具有健脾渗湿、除痹止泻的功效，对寒湿痹痛、脾虚腹泻者有食疗作用。

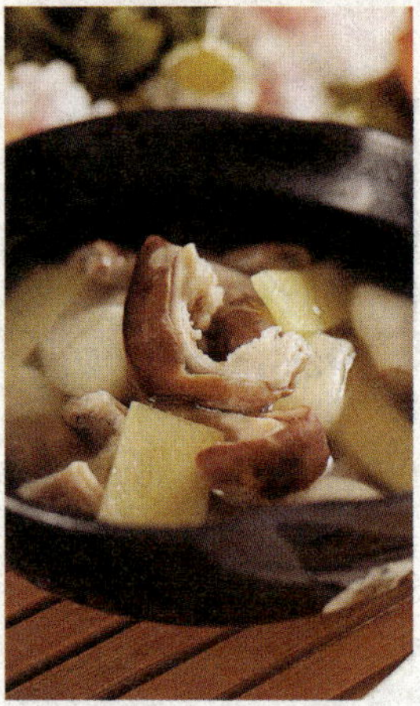

蒜肚汤

材料：芡实、山药各50克，猪肚1000克，蒜、生姜、盐各适量。

做法：

1. 将猪肚去脂膜，洗净，切成块备用。
2. 将芡实洗净；山药去皮，洗净，切成片；蒜去皮，洗净。
3. 将所有材料一起放入锅内，加水煮2小时，至蒜煮烂、猪肚煮熟即可。

功效 本品能健脾止泻、涩肠抗菌，对由饮食不洁引起的细菌性腹泻、大便次数增多的患者有食疗作用。

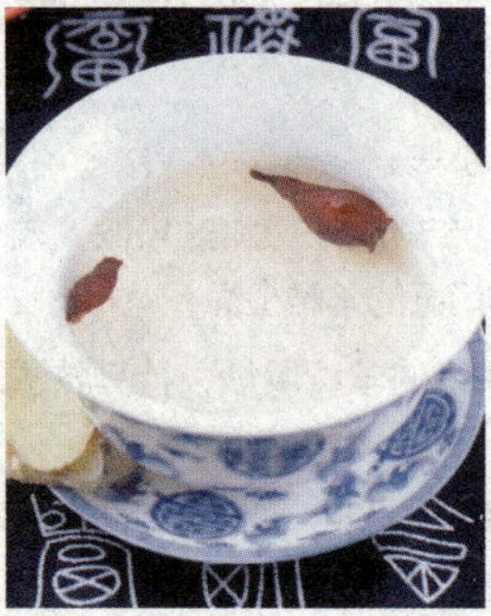

金樱子茶

材料：金樱子30克。

做法：

1. 将金樱子洗净去毛，捣碎。
2. 将金樱子末用纱布袋包好，放入保温瓶中，加沸水冲泡。
3. 加盖闷20分钟，代茶多次饮用。

功效 此茶能固精涩肠、缩尿止泻，可用于治疗多种腹泻。

头晕目眩

核桃仁鱼头汤

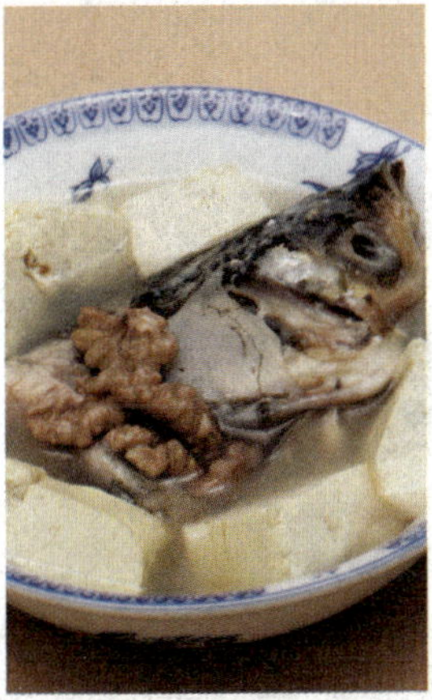

材料：鱼头1个，核桃仁30克，龙眼肉25克，豆腐250克，料酒15毫升，姜10克，葱15克，胡椒粉3克，鸡油3毫升。

做法：
1. 将鱼头去鳞，除去内脏，洗净；龙眼肉、核桃仁分别洗净；豆腐洗净，切成块备用。
2. 将鱼头、核桃仁、龙眼肉、豆腐一起放入锅中，用大火煮沸后改小火炖30分钟，加入调料稍炖即可。

功效 此汤对由贫血、血压高所导致的头晕目眩患者有很好的食疗作用。

黑豆苁蓉汤

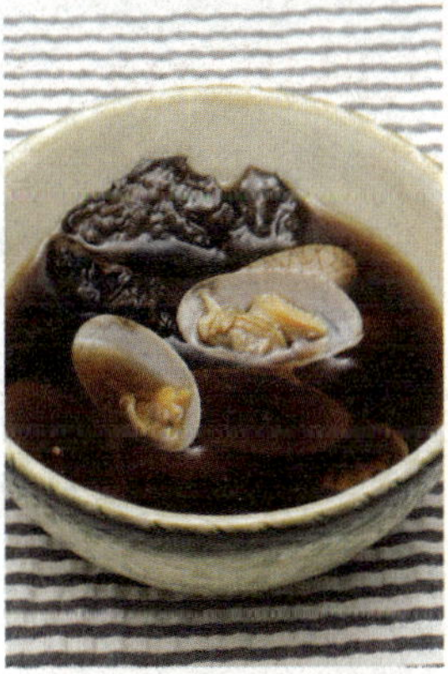

材料：淡菜200克，黑豆250克，肉苁蓉10克，生姜少许，盐适量。

做法：
1. 在不加油的铁锅中，倒入黑豆炒至裂开，用清水洗去浮渣，晾干。将肉苁蓉、淡菜、生姜分别洗净，肉苁蓉和生姜切片备用。
2. 在煲锅内放入适量水，放入姜片开大火煮沸，放入黑豆、肉苁蓉、淡菜，用中火煲3小时，起锅前加盐调味即可。

功效 此汤可治因气虚、血虚而出现的头晕目眩。

枸杞菊花粥

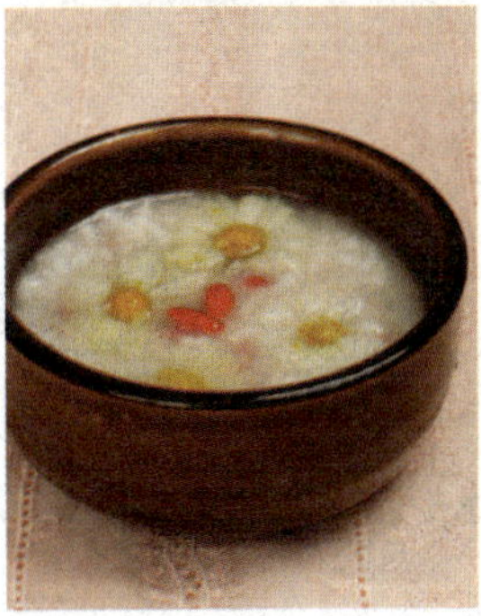

材料：枸杞20克，大米100克，菊花5克，白糖适量。

做法：
1. 将枸杞、大米分别洗净，泡发。
2. 在砂锅内加入适量水，放入枸杞、大米，先用大火煮开，后改小火慢熬。
3. 待大米开花、枸杞煮烂，放入菊花，加盖闷5分钟，再加白糖拌匀即成。

功效 此粥对由气虚、血虚而致头晕目眩者有所帮助。

偏头痛

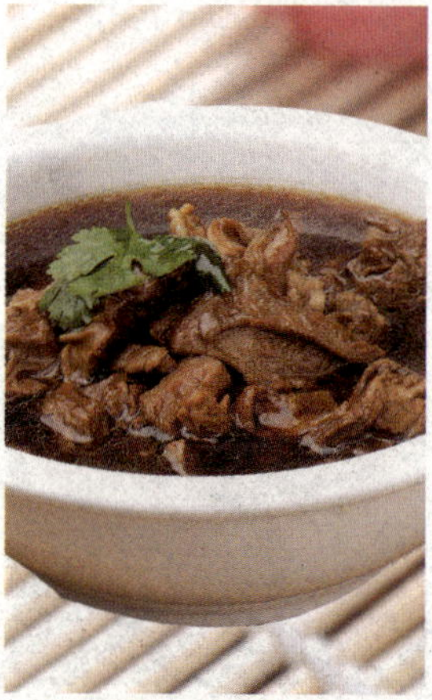

天麻地龙炖牛肉

材料：牛肉500克，天麻、地龙各10克，盐、胡椒粉、葱段、姜片、酱油、料酒各适量。

做法：
1. 将牛肉洗净，切成块，入锅加适量水烧沸，略煮后将牛肉捞出，牛肉汤待用。
2. 将天麻、地龙分别洗净。
3. 将油锅烧热，加葱段、姜片煸香，加酱油、料酒和牛肉汤烧沸，加盐、胡椒粉、牛肉、天麻、地龙同炖至牛肉烂，拣去葱段、姜片即可。

功效 本品有平肝息风、通络止痛的功效，适合偏头痛的患者食用。

天麻川芎鱼头汤

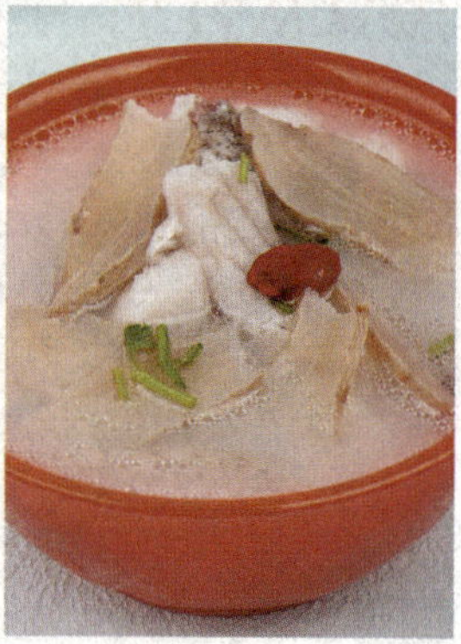

材料：鲢鱼头半个，干天麻5克，川芎5克，盐5克。

做法：
1. 将鲢鱼头洗净，斩块；干天麻、川芎分别用清水洗净，浸泡。
2. 将锅洗净，置于火上，注入适量清水，下入鲢鱼头、天麻、川芎煲至熟。
3. 最后加盐调味即可。

功效 此汤具有息风止痉、祛风通络、行气活血的作用，适合各种头痛眩晕症患者食用。

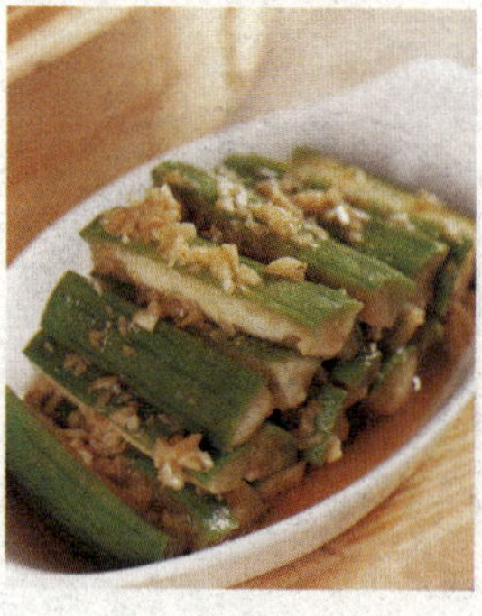

蒜蓉丝瓜

材料：丝瓜300克，蒜20克，盐5克，生抽少许。

做法：
1. 将丝瓜去皮后洗净，切成块状，排入盘中。
2. 将蒜去皮，剁成蓉，下入油锅中爆香，再加盐、生抽搅匀，舀出淋于丝瓜排上。
3. 将丝瓜放入锅中蒸5分钟即可。

功效 此汤对血淤头痛患者有一定的食疗作用。

神经衰弱

酸枣仁粥

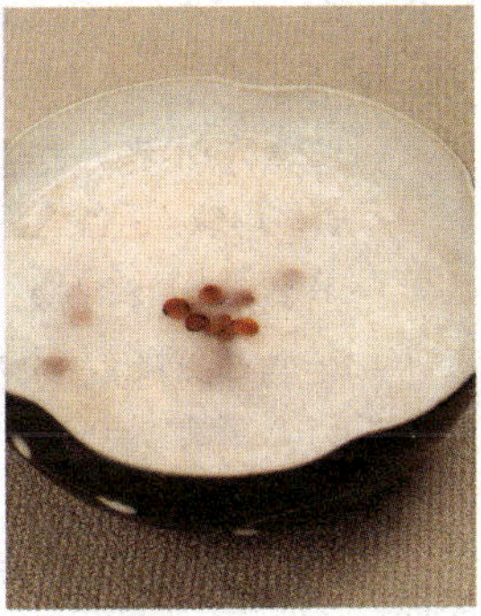

材料：酸枣仁15克，大米100克，白糖适量。

做法：

1. 将酸枣仁、大米分别洗净；酸枣仁切成碎末备用。
2. 将砂锅洗净，置于火上，倒入大米，加适量水煮至米将熟，加入酸枣仁末搅拌均匀，再煮片刻。
3. 起锅前，加入白糖拌匀即可。

功效 此粥特别适合神经衰弱患者食用。

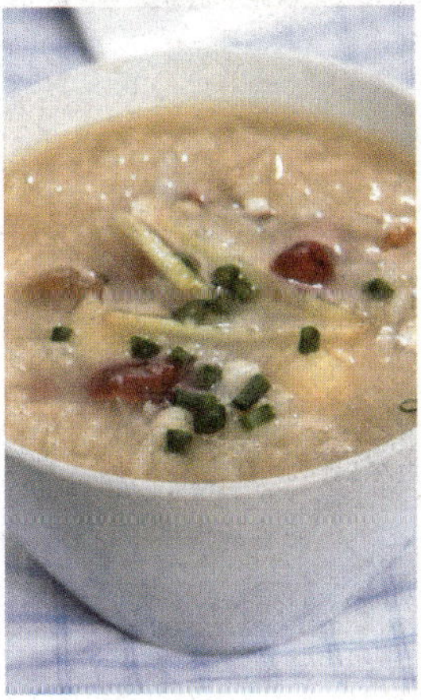

莲子芡实猪心粥

材料：莲子10克，芡实15克，龙眼肉10克，大枣15克，猪心50克，大米150克，姜丝、盐、香油、葱花各适量。

做法：

1. 将大米洗净，泡好；猪心洗净，切成薄片；龙眼肉洗净；大枣洗净；莲子浸泡半小时；芡实淘洗干净。
2. 在锅中注适量水，下入大米煮沸，放入剩余材料。
3. 慢火熬煮成粥，调入盐、姜丝，淋香油，撒上葱花即可。

功效 此粥能补益心脾、安心助眠，可以辅助治疗神经衰弱。

龙眼山药大枣汤

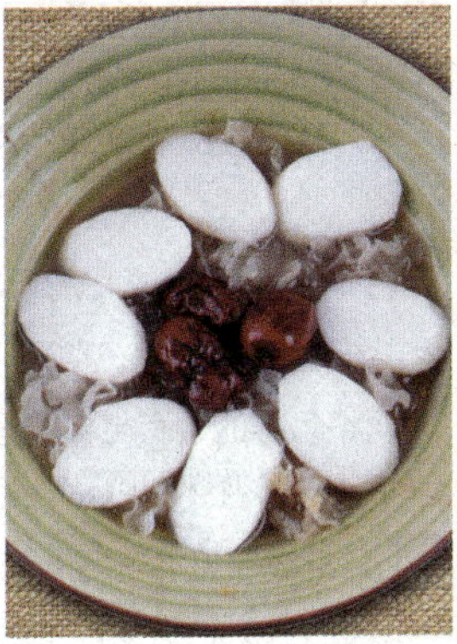

材料：龙眼50克，山药100克，大枣6颗，冰糖少许。

做法：

1. 将山药削皮洗净，切成小块；大枣、龙眼肉分别洗净。
2. 在锅中加入适量水煮开，加入山药煮沸，再下入大枣；待山药熟透、大枣松软，将龙眼肉剥散加入。
3. 待龙眼肉充分胀开即可熄火，可加适量冰糖调味。

功效 此汤能补益心血、养心安神，可用于神经衰弱、失眠多梦、心悸怔忡、气短神疲等病症的调养。

手脚抽筋

黄精蒸母鸡

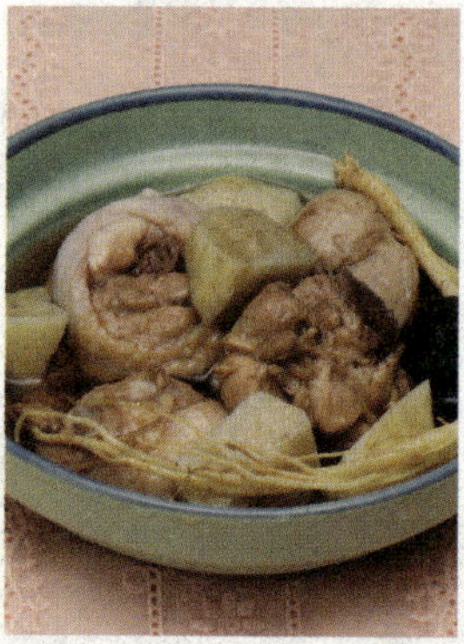

材料：母鸡1000克，黄精、党参、山药各30克，生姜、川椒、盐各适量。

做法：
1. 将所有材料洗净；生姜切片；川椒切丝备用。
2. 将鸡肉剁块，汆烫3分钟后放入高压锅，再加入黄精、党参、山药、生姜、川椒，上火蒸2小时。
3. 开锅后放入盐调味即可。

功效 此品可养肾补虚、强筋骨，对手脚抽筋者有很好的帮助。

地黄对虾汤

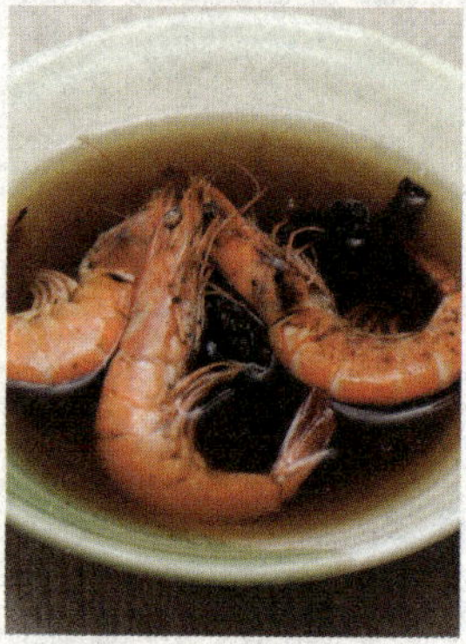

材料：对虾3只，生地黄30克，盐适量。

做法：
1. 将对虾洗净，去肠泥、沥水，对虾汆烫去腥。
2. 将生地黄洗净。
3. 起锅加入适量水，放入对虾、生地黄，炖30分钟，加盐调味即成。

功效 此品可有效预防手脚抽筋。

核桃仁排骨汤

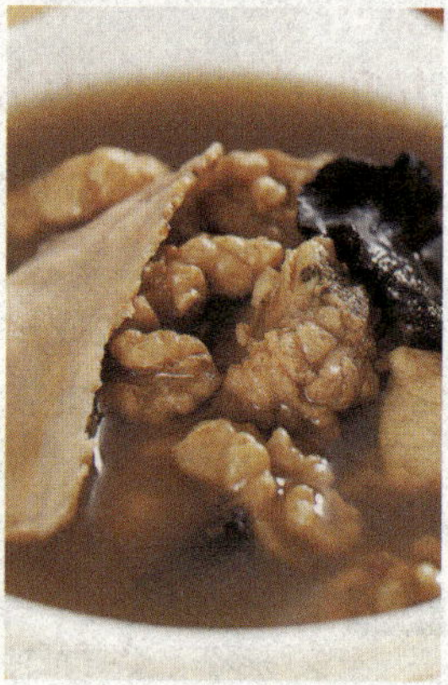

材料：排骨200克，核桃仁100克，何首乌40克，当归、熟地各15克，桑寄生25克，盐适量。

做法：
1. 将排骨洗净，剁成大块，放入开水中汆烫后捞出备用。
2. 将核桃仁、何首乌、当归、熟地、桑寄生分别洗净。
3. 再将备好的所有材料加适量清水以小火煲3小时，起锅前加盐调味即可。

功效 此汤可滋补肝肾，促进血液循环，对手脚抽筋者有很好的食疗效果。

4

常见慢性病食疗

慢性病病程较长，除药物治疗外，饮食调理至关重要。中医认为慢性病的发生发展与人体脏腑虚损、气血失和等因素相关。本章聚焦于慢性胃炎、高血压、糖尿病等常见慢性病，根据疾病特点和中医辩证理论，制订专属食疗方案，如党参鳝鱼汤可辅助调理慢性胃炎，辅助疾病治疗，进而改善患者的生活质量。

慢性胃炎

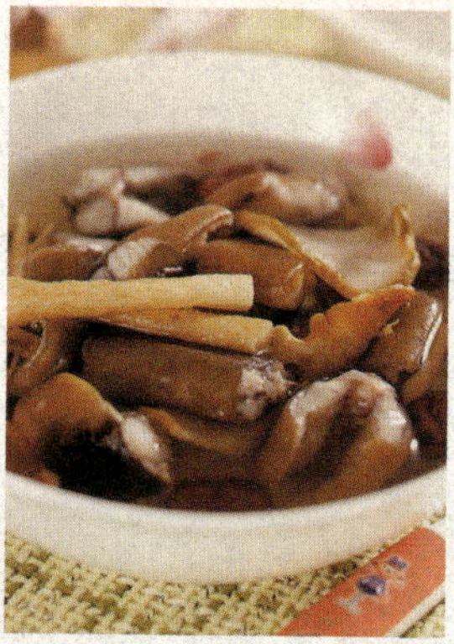

党参鳝鱼汤

材料：鳝鱼200克，党参20克，大枣10克，佛手、半夏各5克，盐适量。

做法：

1. 将鳝鱼去鳞及内脏，洗净切成段。
2. 将党参、大枣、佛手、半夏分别洗净。
3. 把党参、大枣、佛手、半夏、鳝鱼放入锅中，加适量清水，大火煮沸后，小火炖1小时，最后放盐调味即可。

功效 此汤具有温中健脾、行气止痛的功效。

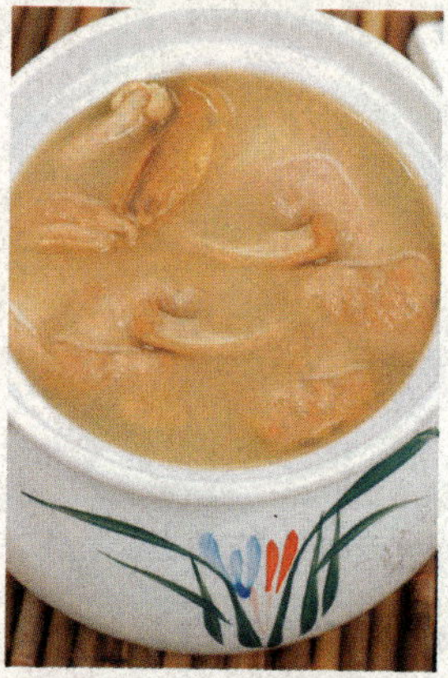

白果煲猪小肚

材料：猪小肚100克，扁豆15克，白术10克，白果5颗，姜片15克，盐适量。

做法：

1. 将猪小肚洗净，切丝；白果炒熟，去壳。
2. 将扁豆、白术洗净，装入纱布袋，扎紧袋口。
3. 将猪小肚、白果、药袋、姜片一起放入砂锅中，加适量水，煮沸后改小火炖煮1小时，捞出药袋丢弃，加盐调味。

功效 此汤具有补气健脾、化湿止泻的功效。

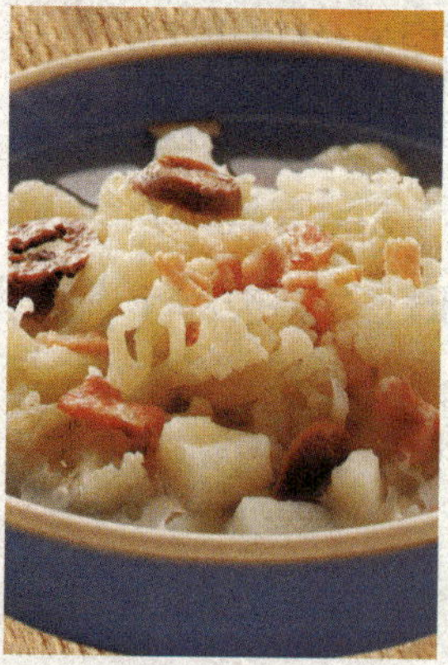

山楂菜花土豆肉汤

材料：菜花200克，土豆150克，猪瘦肉100克，山楂、桂枝、白芍各10克，盐、黑胡椒粉各少许。

做法：

1. 将桂枝、白芍煎出汁；菜花洗净掰成小朵；土豆洗净去皮切成小块；猪瘦肉洗净切成小丁。
2. 在锅中加适量水并倒入药汁以大火煮沸。
3. 将土豆、菜花、猪瘦肉、山楂一起放入锅中，煮熟后加盐、黑胡椒粉调匀即可。

功效 此汤具有健胃消食、温胃止痛的功效，可辅助治疗慢性胃炎。

胃及十二指肠溃疡

白芍椰子鸡汤

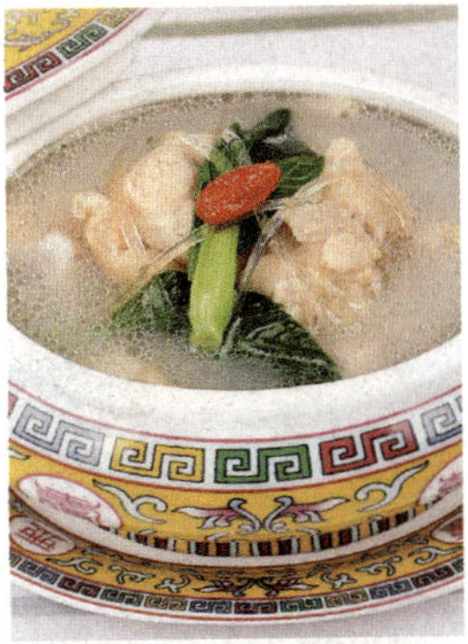

材料：白芍10克，椰子肉100克，鸡肉150克，菜心30克，盐5克。

做法：
1. 将椰子肉洗净，切成块；白芍洗净。
2. 将鸡肉洗净斩块，汆水；菜心洗净。
3. 在煲锅中倒入适量水烧开，下入椰子肉、鸡块、白芍，煲至鸡肉快熟时，调入盐，下入菜心煮熟即可。

功效 此汤具有益气生津、清热补虚的功效。

白芍山药鸡汤

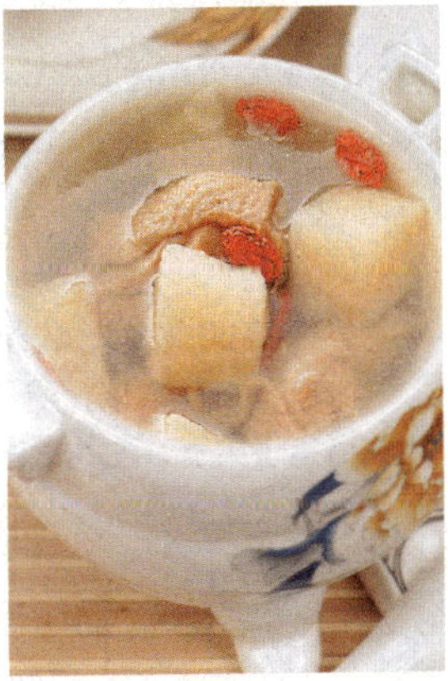

材料：莲子、山药各50克，鸡肉40克，白芍10克，枸杞5克，盐适量。

做法：
1. 将山药去皮，洗净，切成块状；莲子洗净，与山药一起放入热水中稍煮；白芍及枸杞洗净。
2. 将鸡肉洗净、剁块，放入沸水中汆去血水。
3. 在锅中加入适量水，将山药、白芍、莲子、鸡肉一起放入；水沸腾后，转中火煮至鸡肉熟烂，加入枸杞，调入盐即可食用。

功效 此汤具有补气健脾、敛阴止痛的功效。

生姜米醋炖木瓜

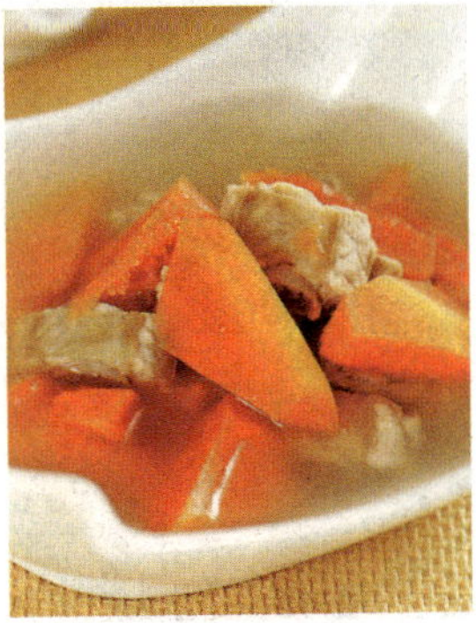

材料：生姜5克，白芍5克，木瓜100克，米醋少许。

做法：
1. 将木瓜洗净去皮，切成块；生姜洗净，切成片；白芍洗净。
2. 将木瓜、生姜、白芍一同放入砂锅，加米醋和水，用小火炖至木瓜熟即可。

功效 本品能补气益血、解郁调中、消积止痛，可辅助治疗上消化道溃疡、抑郁、厌食等病症。

胃下垂

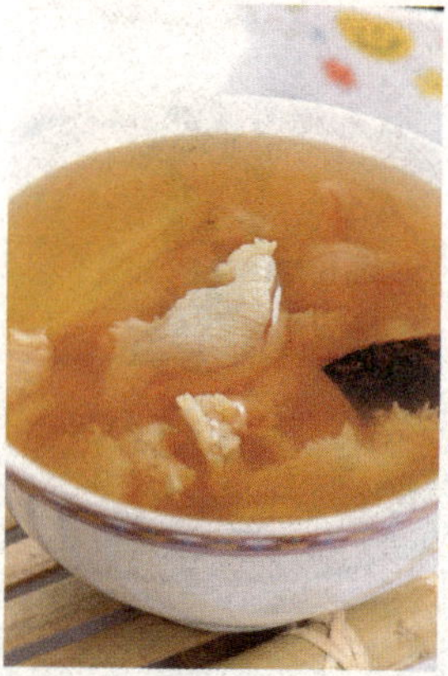

黄芪牛肚汤

材料：牛肚1000克，鲜荷叶半张，白术、黄芪、升麻、神曲各10克，生姜3片，桂皮2片，茴香、胡椒粉、料酒、盐、醋各适量。

做法：

1. 将鲜荷叶垫于锅底，放上洗净的牛肚和药材，加适量水烧沸后用中火炖30分钟，取出牛肚切成小块。
2. 将牛肚再次放入砂锅，加料酒、茴香和桂皮，小火煨2小时。加调料继续煨2~3小时，至牛肚烂熟即可。

功效 此汤能升阳举陷、健脾补胃，对胃下垂有辅助治疗作用。

枣参茯苓粥

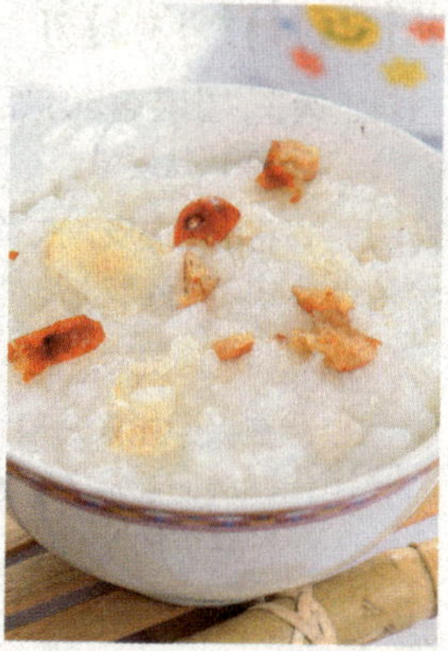

材料：大枣、白茯苓、人参各10克，大米100克，白糖8克。

做法：

1. 将大米泡发，洗净；人参洗净，切成小块；白茯苓洗净；大枣洗净去核，切开。
2. 将锅置于火上，注入适量清水后，放入大米，用大火煮至米粒开花，放入人参、白茯苓、大枣同煮至水沸腾。
3. 改小火煮至粥浓稠可闻见香味时，放入白糖调味即可。

功效 此粥能益脾和胃、益气补虚，可辅助调理胃下垂。

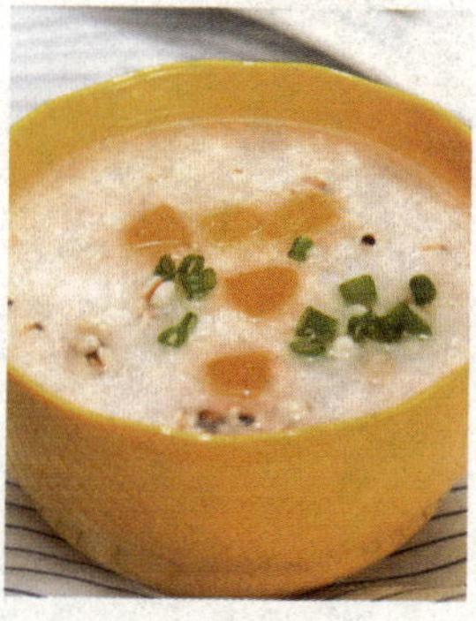

南瓜薏米粥

材料：南瓜40克，薏米20克，大米70克，盐2克，葱花8克。

做法：

1. 将大米、薏米均泡发，洗净；南瓜去皮，洗净，切成丁。
2. 将锅置于火上，倒入清水，放入大米、薏米，以大火煮开。加入南瓜煮至浓稠状，调盐拌匀，撒上葱花即可。

功效 此粥具有降糖止渴、健脾祛湿的功效。

胃癌

虫草大枣炖甲鱼

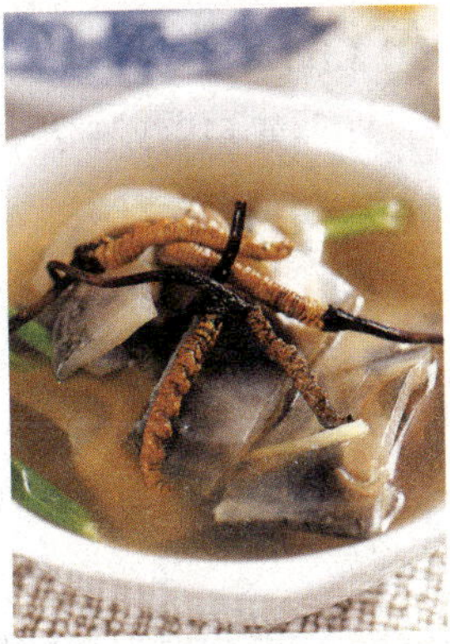

材料：甲鱼1只，冬虫夏草3克，大枣、紫苏各10克，料酒、盐、葱、姜各适量。

做法：

1. 将甲鱼收拾干净，切成块；姜洗净，切成片；葱洗净，切成段；将冬虫夏草、大枣、紫苏分别洗净，备用。
2. 将甲鱼放入砂锅中，在甲鱼上放冬虫夏草、紫苏、大枣，加料酒、盐、葱段、姜片炖2小时即可。

功效 本品具有益气补虚、养肺补心的功效，适合胃癌患者调养身体。

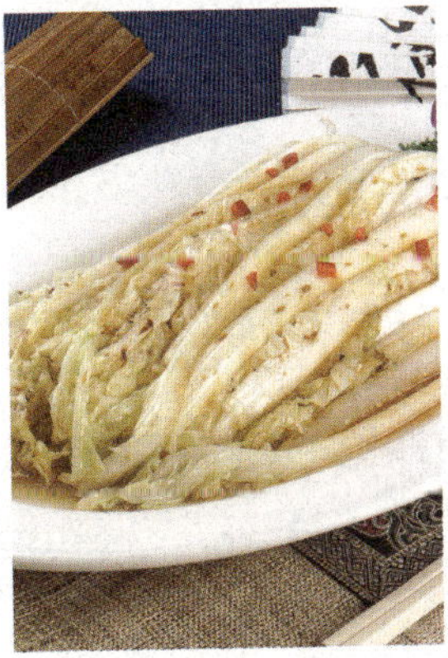

佛手娃娃菜

材料：娃娃菜350克，佛手10克，红甜椒10克，盐3克，生抽8毫升，香油10毫升。

做法：

1. 将娃娃菜洗净切细条，入水汆熟，捞出沥干水分，装盘；红甜椒洗净，切末；佛手洗净，放进锅里加水煎出汁，取汁备用。
2. 用盐、红甜椒末、生抽、香油、佛手汁调成味汁，淋在娃娃菜上即可。

功效 此菜具有养胃生津、开胃消食的功效。

白术猪肚粥

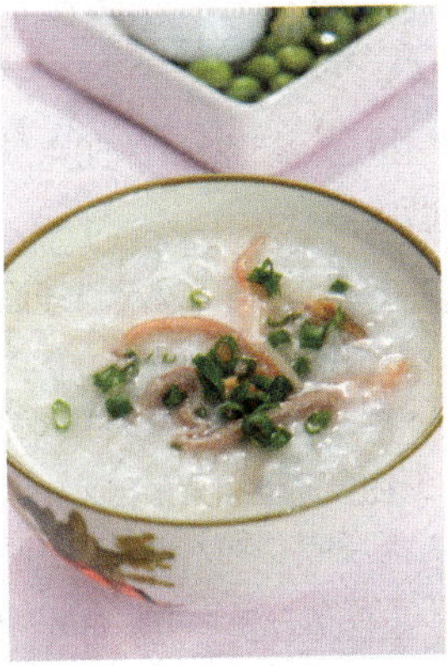

材料：白术12克，升麻10克，猪肚100克，大米80克，盐3克，葱花5克。

做法：

1. 将大米淘净，浸泡半小时后，捞起沥干水分；猪肚洗净，切成细条；白术、升麻分别洗净。
2. 将大米放入锅中，加入适量清水，以大火烧开，下入猪肚、白术、升麻，转中火熬煮。
3. 待米粒开花，改小火熬煮至粥浓稠，加盐调味，撒上葱花即可。

功效 此粥具有补脾益气、健胃消食的功效。

结肠炎

黄连白头翁粥

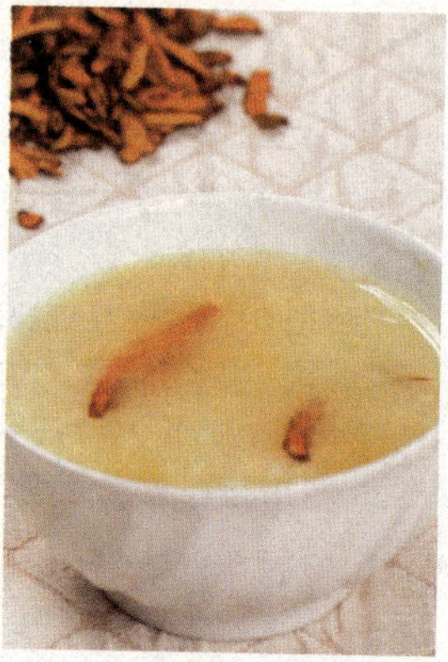

材料：川黄连10克，白头翁50克，大米30克。

做法：

1. 将川黄连、白头翁洗净，放入砂锅，加水600毫升，大火煎煮10分钟，去渣取汁。
2. 另起一锅，加入400毫升清水，放入淘洗过的大米煮至米开花。
3. 在大米中加入药汁，煮成粥，放至温热。每日3次，温热服食。

功效 此粥具有清热燥湿、泻火解毒的作用。

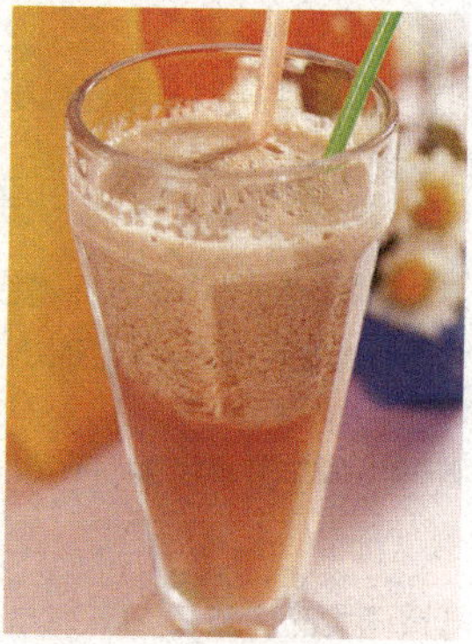

苹果番荔枝汁

材料：苹果1个，番荔枝2个，蜂蜜20克。

做法：

1. 将苹果洗净，去皮，去核，切成块。
2. 将番荔枝去壳，去子。
3. 将苹果、番荔枝放入搅拌机中，再加入蜂蜜搅拌30秒即可。

功效 此品具有涩肠止泻、健胃生津的功效。

人参大枣羹

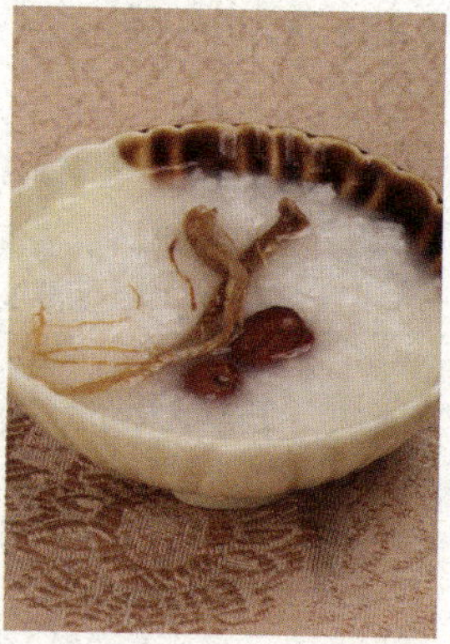

材料：人参5克，大米50克，大枣10枚，白糖适量。

做法：

1. 将人参洗净；大米洗净泡软；大枣洗净泡发。
2. 在砂锅中放入人参，倒入适量清水煮沸，后转小火煎煮，滤去残渣，保留人参的汤汁备用。
3. 在参汤中加大米和大枣，继续煮至汤变稠即可熄火。起锅前，加入适量白糖调味即可。

功效 本品具有大补元气、健脾养血等功效。

痢疾

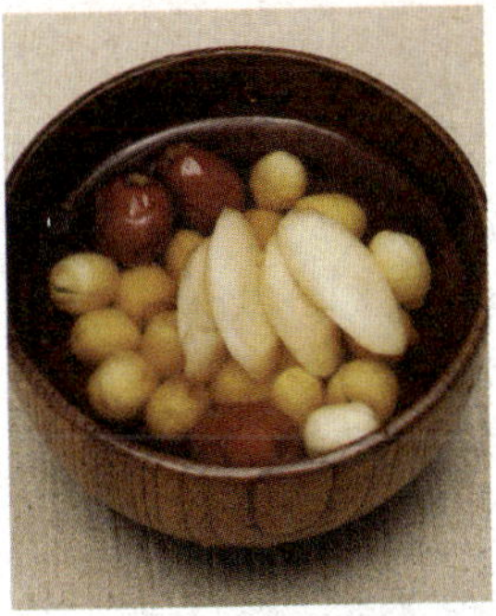

参片莲子汤

材料：人参片10克，大枣10克，莲子40克，冰糖10克。

做法：1 将大枣、莲子泡发，洗净；人参片洗净。

2 将莲子、大枣、人参片放入炖盅，加水至盖满所有材料，移入蒸笼，隔水转中火蒸煮1小时。

3 再加入冰糖继续蒸20分钟，取出即可食用。

功效 本品具有益气补虚、养心安神、健脾益肺等功效，能辅助治疗脾虚导致的痢疾腹泻。

赤芍菊花茶

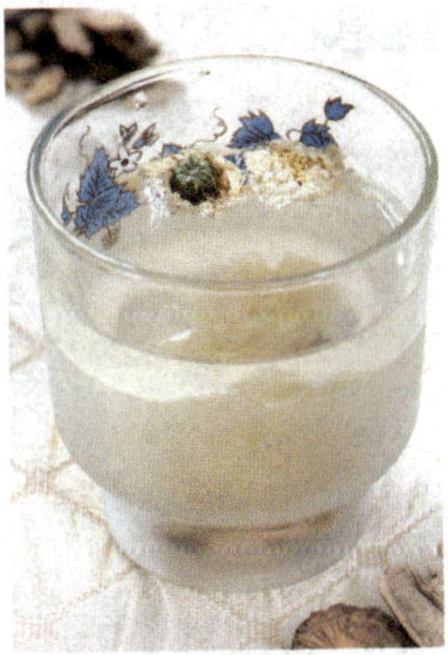

材料：赤芍12克，菊花15克，秦皮10克，冬瓜皮20克，蜂蜜适量。

做法：1 将所有的药材和冬瓜皮清洗干净。

2 将赤芍、菊花、秦皮、冬瓜皮一起放入锅中煎煮成药汁。

3 去除药渣后，晾温后调入蜂蜜即可。

功效 本品能清热解毒、活血凉血，对痢疾患者有一定的食疗作用。

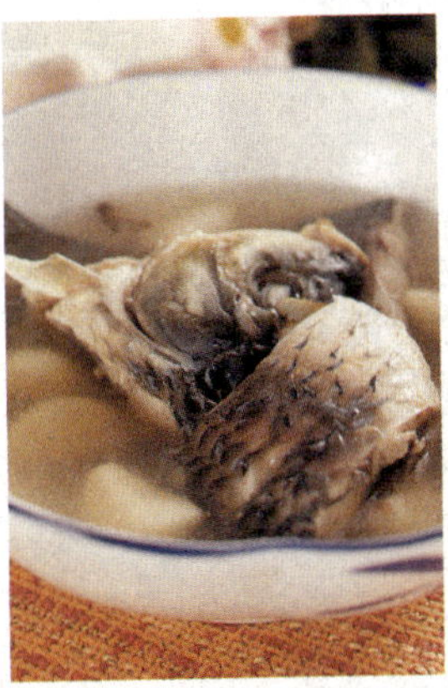

大蒜白及鲤鱼汤

材料：白及15克，鲜马齿苋100克，鲤鱼1条，大蒜10克。

做法：1 将鲤鱼去鳞、鳃及内脏，洗净，切成段。

2 将大蒜去皮洗净，切成片；鲜马齿苋洗净，备用。

3 将鲤鱼与大蒜、白及、鲜马齿苋一同煮汤，鱼肉熟后即可食用。

功效 本品能解毒消肿、排脓止血，对细菌性痢疾有食疗作用。

痔疮

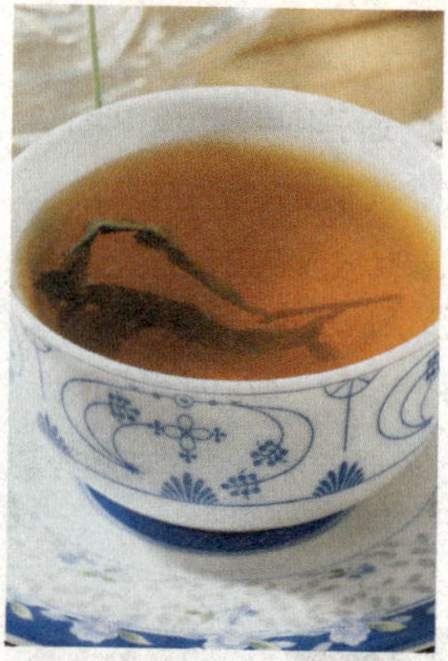

生地绿茶饮

材料：绿茶6克，生地黄5克，冰糖适量。

做法：1 将绿茶、生地黄分别洗净。

2 将生地黄放入锅中，加入适量清水，大火煮沸后转小火煮30分钟后关火。

3 滤去药渣，放入绿茶，加入冰糖，加盖闷5分钟即可饮用。

功效 本品具有清热解毒、润肠通便、养阴生津、改善微循环的功效，非常适合便秘、痔疮或心脑血管疾病患者食用。

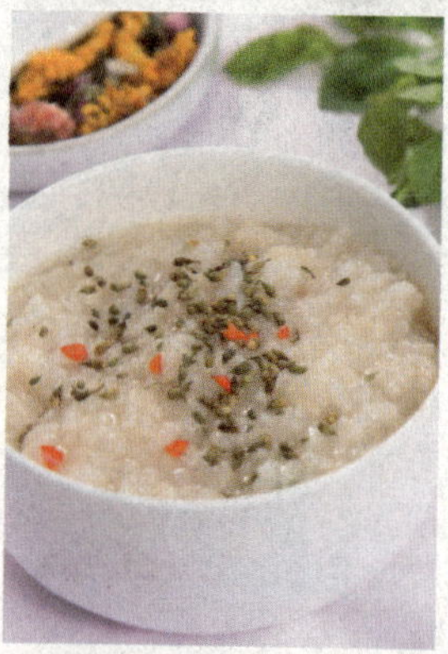

槐花牛蒡粥

材料：槐花适量，大米80克，牛蒡15克，白糖3克。

做法：1 将大米淘洗干净，放冷水中浸泡半小时后，捞出沥干水分；将槐花、牛蒡分别洗净，装入纱布袋，下入锅中，加适量水熬取药汁。

2 把锅置于火上，倒入清水，放入大米，以大火煮至米粒开花。

3 加槐花牛蒡汁继续煮至粥浓稠，调入白糖拌匀。

功效 此粥具有清热润肠、凉血止血之功效，适合痔疮出血、便血等出血患者食用。

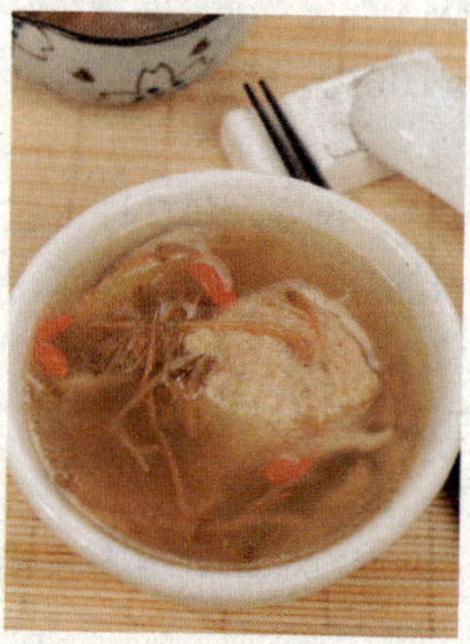

金银花鸭汤

材料：老鸭350克，金银花、生姜、枸杞各20克，盐4克。

做法：1 将老鸭去除毛和内脏，洗净，切件；金银花洗净，浸泡；生姜洗净，切片；枸杞洗净，浸泡。

2 在锅中注入适量水，烧沸，放入老鸭、生姜和枸杞，以小火慢炖。

3 1小时后放入金银花，再炖1小时，调入盐即可。

功效 本品清热解毒、利水消肿，对痔疮有一定的防治功效。

慢性肠炎

芡实大枣生鱼汤

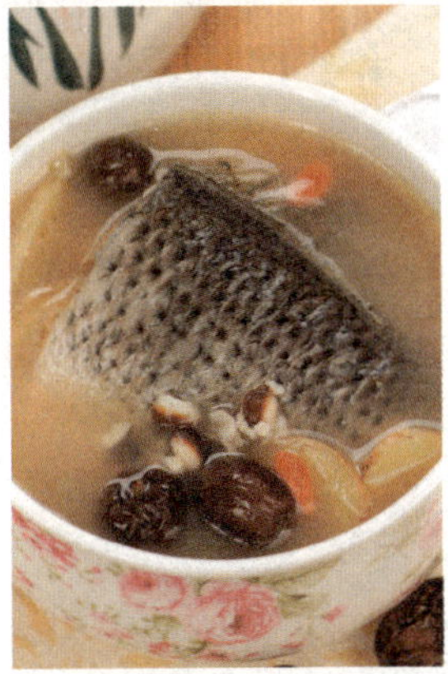

材料：生鱼200克，淮山、枸杞各适量，芡实20克，大枣3枚，盐、胡椒粉各少许，姜2片。

做法：
1. 将生鱼去除鳞和内脏，洗净，切段后下入沸水稍烫；淮山洗净。
2. 将枸杞、芡实、大枣均洗净浸软。
3. 把锅置于火上，倒入适量清水，放入生鱼、姜片煮开，再加入淮山、枸杞、芡实、大枣煲至熟，最后加入盐、胡椒粉调味即可。

功效 本品对慢性肠炎患者有一定的食疗作用。

苋菜头猪大肠汤

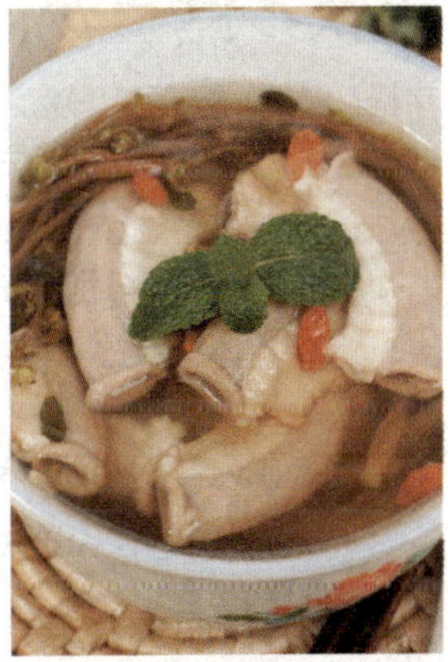

材料：猪大肠200克，苋菜头100克，枸杞少许，盐3克，姜片5克。

做法：
1. 将猪大肠洗净，切段；苋菜头、枸杞均洗净。
2. 在锅中注入适量水烧开，下猪大肠汆透。
3. 将猪大肠、姜片、枸杞、苋菜头一起放入炖盅内，注入适量清水，大火烧开后再用小火继续煲2.5小时，加盐调味即可。

功效 此汤适合急慢性肠炎患者、痢疾患者、大便秘结者食用。

蒜蓉马齿苋

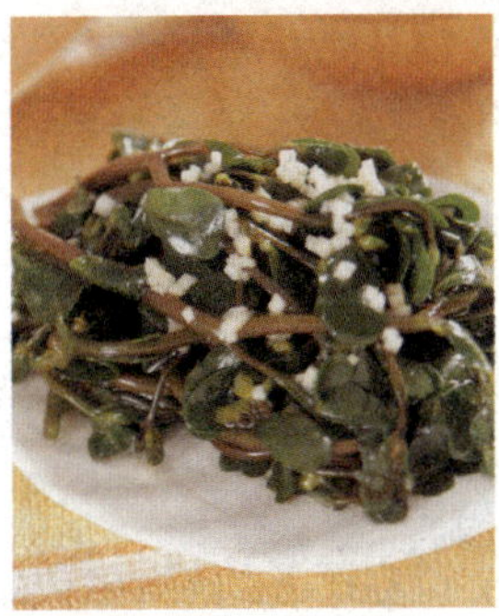

材料：马齿苋300克，大蒜10克，盐5克。

做法：
1. 将马齿苋洗净；大蒜洗净，去皮，剁成蓉。
2. 将洗净的马齿苋下入沸水中稍汆后，捞出。
3. 锅中加油烧热，下入蒜蓉爆香后，再下入马齿苋、盐翻炒均匀即可。

功效 本品具有清热解毒、凉血止痢、消炎杀菌的功效，非常适合慢性肠炎患者食用。

风湿性关节炎

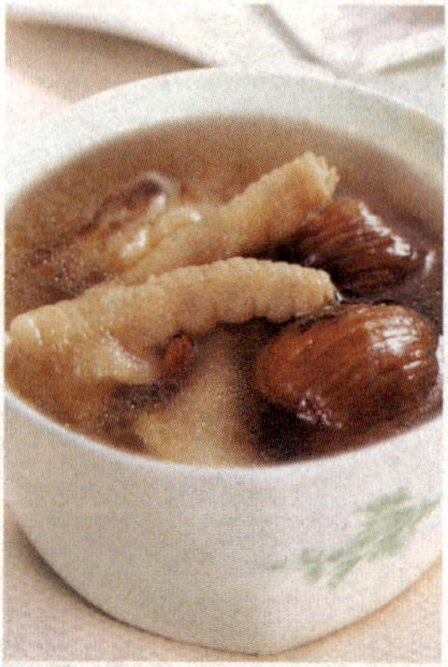

桑寄生连翘鸡爪汤

材料：桑寄生30克，连翘15克，鸡爪400克，蜜枣2枚，盐5克。

做法：1 将桑寄生、连翘、蜜枣均洗净。

2 将鸡爪洗净，去爪甲，斩件，入沸水锅中汆烫。

3 将1600毫升清水放入瓦煲内，煮沸后加入除盐以外的所有材料，大火煲开后，改用小火煲继续2小时，加盐调味即可。

功效 桑寄生能补肝肾、强筋骨、除风湿、通经络，对风湿性关节炎，风湿性肌炎的患者有一定疗效。

土茯苓鳝鱼汤

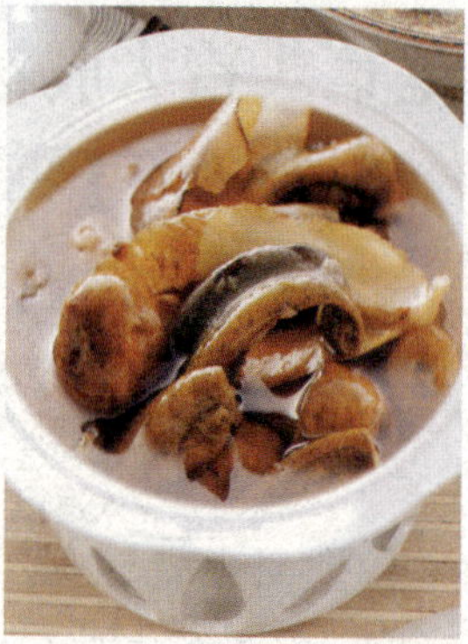

材料：鳝鱼、蘑菇各100克，当归8克，土茯苓、赤芍各10克，盐5克，料酒10克。

做法：1 将鳝鱼洗净，切成小段；当归、土茯苓、赤芍、蘑菇分别洗净。

2 将原材料放入锅中，以大火煮沸后转小火继续煮20分钟。

3 加入盐、料酒调味即可。

功效 此汤对湿热痹痛型风湿性关节炎患者有很好的疗效。

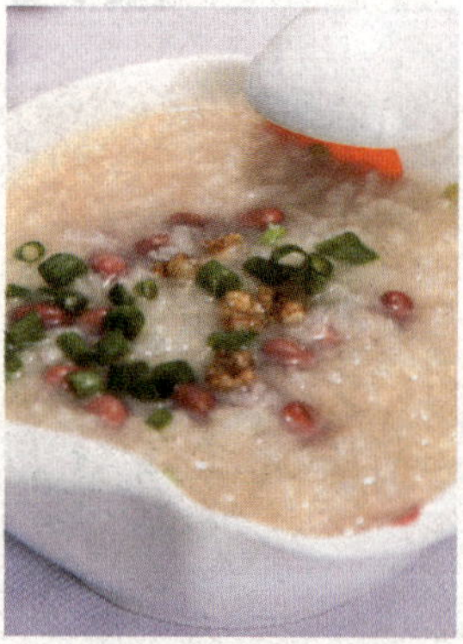

红豆核桃仁粥

材料：红豆30克，核桃仁20克，大米70克，白糖3克，葱花适量。

做法：1 将大米、红豆均泡发洗净；核桃仁洗净。

2 将锅置于火上，倒入清水，放入大米、红豆同煮至开花。

3 加入核桃仁煮至粥浓稠，调入白糖拌匀，撒上葱花即可食用。

功效 此粥有辅助治疗风湿性关节炎的作用。

肩周炎

川乌姜粥

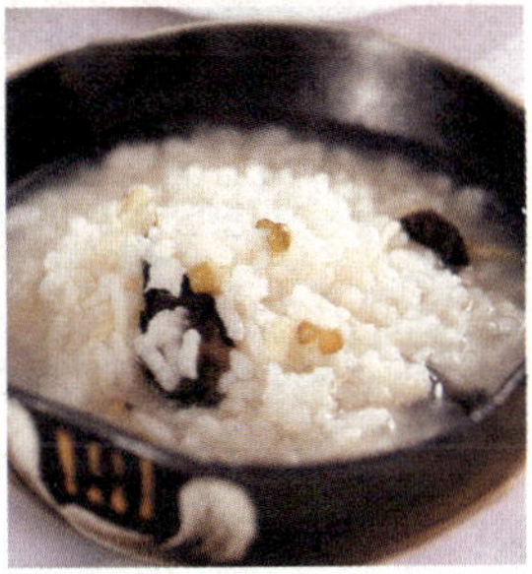

材料：川乌5克，大米50克，姜丝少许，蜂蜜适量。

做法：1 把川乌洗净备用。

2 把大米洗净加适量水煮成粥，米快熟时加入川乌，改用小火慢熬，待粥煮好后加入姜丝，待温凉后加蜂蜜，搅匀即可。

功效 此粥对肩周炎患者有一定的食疗作用。

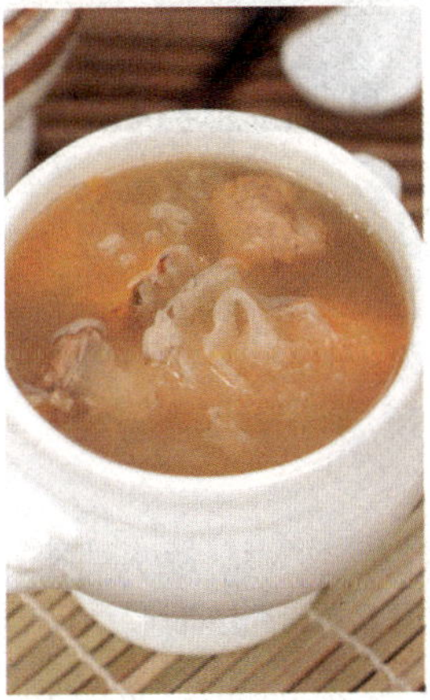

木瓜银耳猪骨汤

材料：木瓜100克，银耳10克，猪骨150克，盐3克，香油4克。

做法：1 将木瓜去皮，洗净切成块；银耳洗净，泡发，撕成小片；猪骨洗净，斩块。

2 在热锅中加入适量水烧开，下猪骨，汆尽血水，捞出洗净。

3 将猪骨、木瓜放入瓦煲，注入适量水，大火烧开后下入银耳，改用小火继续炖煮2小时，加盐、香油调味即可。

功效 木瓜可祛风除湿、通经络，猪骨可补钙壮骨。两者同用，对肩周炎患者有食疗效果。

蝎子炖鸡

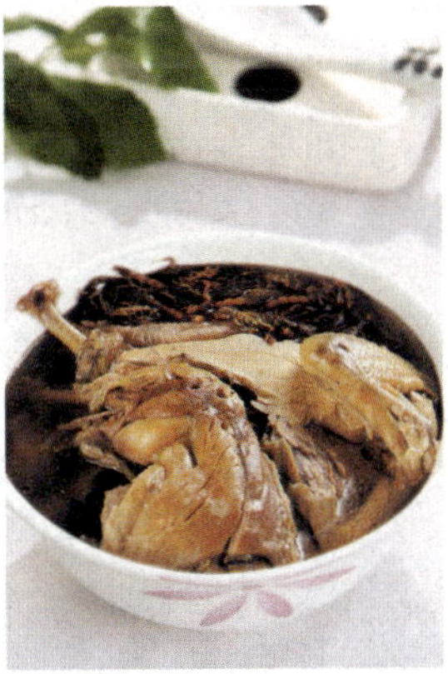

材料：蝎子25克，鸡1只，猪肉100克，火腿20克，盐、白糖、鸡汁、食用油各适量。

做法：

1 在锅中注水烧开，分别放入蝎子、鸡、猪肉、火腿汆烫，捞出沥水。将锅中放油烧热，放入汆烫过的蝎子炒香，盛出。

2 将所有原材料放入炖盅内，调入盐、白糖、鸡汁猛火炖1.5小时即可。

功效 此品对风湿痹痛引起的肩周炎、风湿性关节炎、中风、惊风等均有疗效。

颈椎病

羌活川芎排骨汤

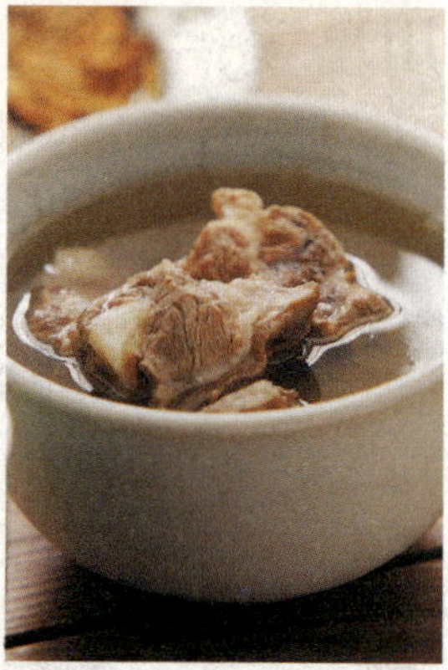

材料：羌活、独活、川芎、鸡血藤各10克，党参、茯苓、枳壳各8克，排骨250克，姜片5克，盐4克。

做法：

1. 将所有药材洗净，煎取药汁，去渣备用。
2. 将排骨斩块，汆烫，捞起冲净，放入炖锅，加入熬好的药汁和姜片，再加水盖过食材，以大火煮开。
3. 再转小火继续炖约30分钟，加入盐调味即可。

功效 本品具有散寒除湿、行气活血、益气强身等功效，适合颈椎病患者食用。

排骨桂枝板栗汤

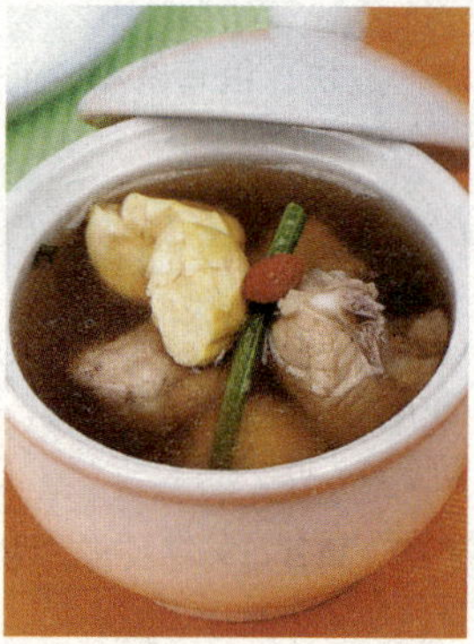

材料：排骨350克，桂枝20克，板栗100克，玉竹20克，盐少许，高汤适量。

做法：

1. 将排骨洗净，切成块，汆水。
2. 将桂枝洗净。
3. 取一干净锅倒入高汤，调入盐，放入排骨、桂枝、板栗、玉竹煲至排骨熟烂即可。

功效 本品具有温经散寒、行气活血的功效，适合气血运行不畅引起的颈椎病患者食用。

川芎白芷鱼头汤

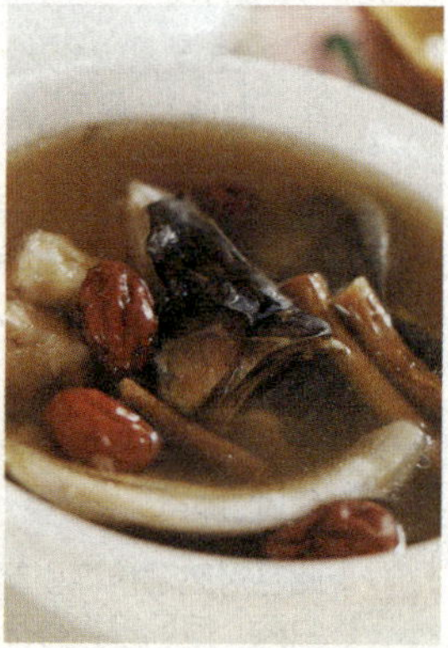

材料：川芎、白芷各10克，生姜5片，鳙鱼头1个，大枣5颗，食用油、盐各适量。

做法：

1. 将鱼头洗净，去鳃，起油锅，下鱼头煎至微黄，取出；再将川芎、白芷、姜片、大枣分别洗净。
2. 把川芎、白芷、姜片、大枣、鱼头一起放入炖锅内，加入适量开水，炖锅加盖，小火隔水炖2小时，最后以盐调味即可。

功效 本品能散寒解表、舒筋止痛，适合颈椎病患者食用。

痛风

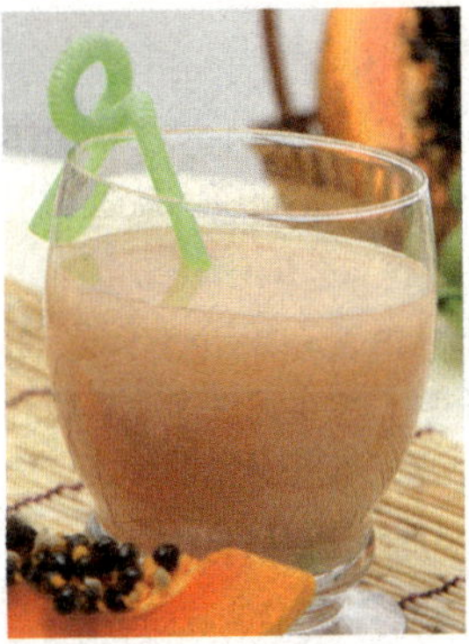

木瓜汁

材料：木瓜半个，菠萝60克，柠檬汁适量，冰水150毫升。

做法：
1. 将木瓜和菠萝去皮，木瓜去籽，洗净。
2. 将木瓜和菠萝均切成小块。
3. 将木瓜、菠萝、柠檬汁、冰水放入榨汁机一起搅打成汁即可。

功效 本品具有清热利湿、消肿止痒的功效，可加快机体代谢，适合痛风关节肿大疼痛的患者食用。

樱桃苹果汁

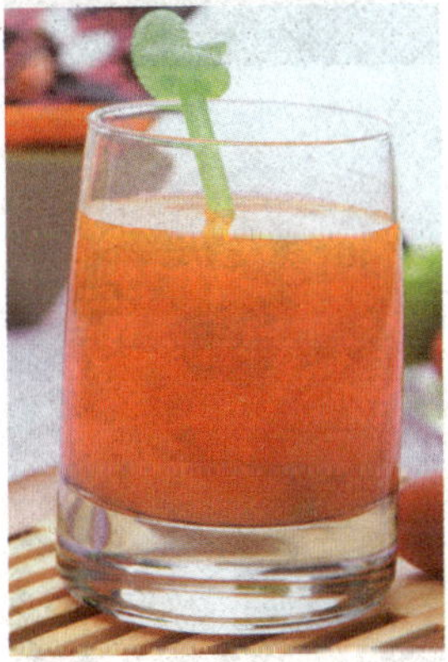

材料：樱桃300克，苹果1个。

做法：
1. 将苹果洗净，切成小块，榨汁，滤去残渣后备用。
2. 将樱桃洗净，切成小块，放入榨汁机中榨汁，滤去残渣后备用。
3. 将以上两个步骤所得的果汁混合搅匀即可。

功效 本品具有祛风除湿的功效，亦有促进体内排泄的作用，可改善痛风所引起的关节红、肿、热痛等症状。

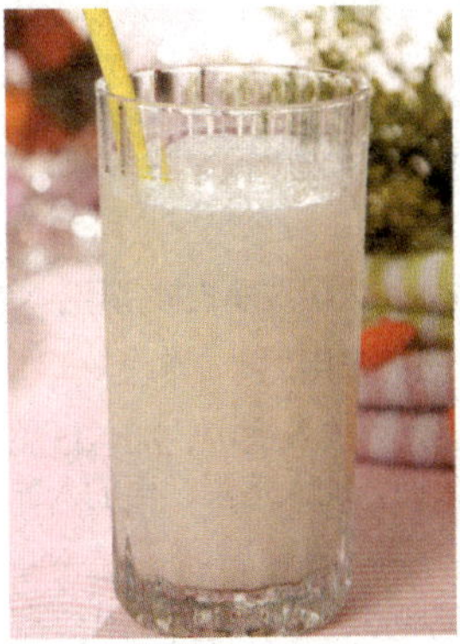

苹果燕麦牛奶

材料：苹果1个，燕麦20克，牛奶30毫升，白糖适量。

做法：
1. 将苹果洗净，切成小块。
2. 将苹果、燕麦、牛奶一起放入冰沙机中搅拌均匀。
3. 盛出后，加入白糖调味即可。

功效 本品具有加强尿酸排泄的功效，可缓解痛风症状。长期食用本品，对于高脂血症、脂肪肝也有很好的防治作用。

坐骨神经痛

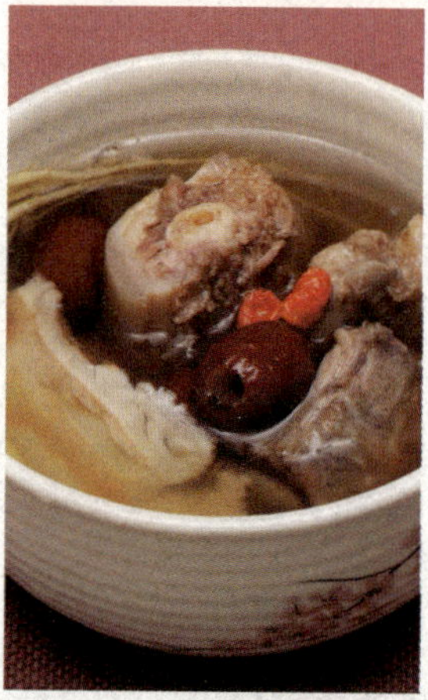

黄芪党参牛尾汤

材料：大枣5枚，黄芪20克，党参、当归各10克，枸杞15克，牛尾1条，牛肉250克，牛筋100克，盐适量。

做法：

1. 将牛肉洗净，切成块；牛筋用清水浸泡30分钟，再将其下入开水中清煮15分钟；将牛尾洗净，斩成寸段；大枣、黄芪、党参、当归、枸杞分别洗净。
2. 将以上食材一起放入锅中，加水没过所有材料。
3. 用大火煮沸后，转小火煮2小时，加盐调味即可。

功效 本品能补肾养血、强腰壮膝、益气固精，适宜辅助治疗坐骨神经痛。

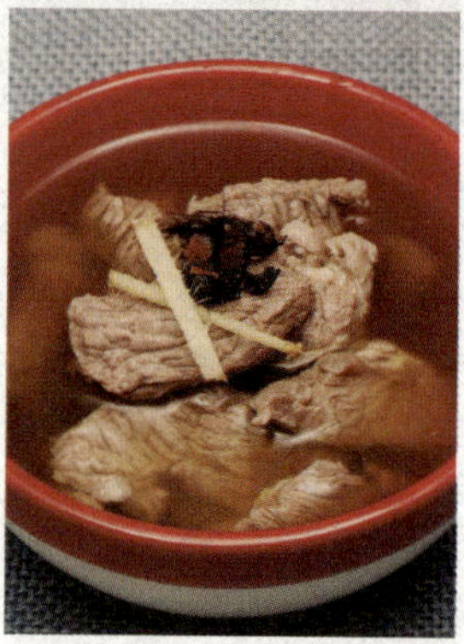

附子蒸羊肉

材料：制附子10克，鲜羊肉1000克，葱段、姜片、料酒、肉清汤、盐、熟猪油、胡椒粉各适量。

做法：

1. 将羊肉洗净，放入锅中，加适量清水将之煮至七成熟，捞出。
2. 取1个大碗依次放入羊肉、制附子、料酒、熟猪油、葱段、肉清汤、姜片、盐、胡椒粉。
3. 再将其放入沸水锅中隔水蒸熟即可。

功效 本品具有散寒除湿、温经通络、止痹痛的作用。

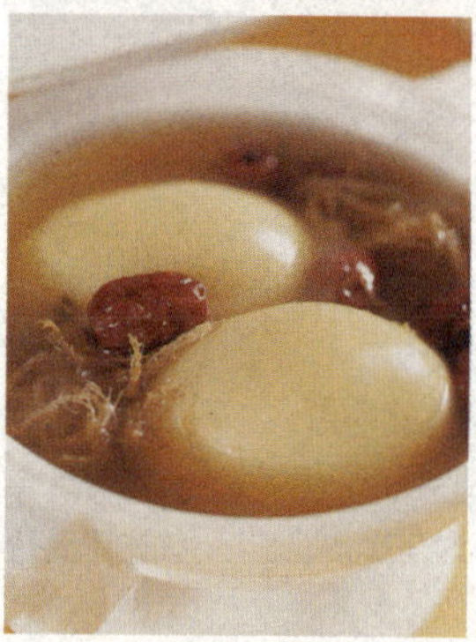

桑寄生竹茹汤

材料：桑寄生40克，竹茹10克，大枣8颗，鸡蛋2个，冰糖适量。

做法：

1. 将桑寄生、竹茹洗净；大枣洗净去核备用。
2. 将鸡蛋用水煮熟，去壳备用。
3. 将桑寄生、竹茹、大枣放入锅中，加入适量水以小火煲约90分钟，加入鸡蛋，再加入冰糖煮沸即可。

功效 本汤具有舒筋活络、强腰膝、止痹痛的作用。

骨质疏松

板栗玉米排骨汤

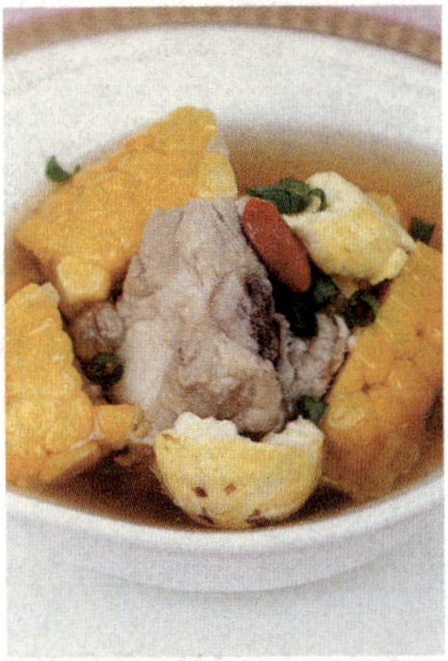

材料：猪排骨350克，玉米棒200克，板栗50克，盐3克，葱花、姜末各5克，高汤适量。

做法：

1. 将猪排骨洗净，剁成块，汆水。
2. 将玉米棒洗净，切成块；板栗洗净。
3. 在一干净锅中倒入油，将葱、姜爆香，下入高汤、猪排骨、玉米棒、板栗，调入盐煲至熟即可。

功效 本品可补肾壮骨、补充钙质，缓解骨质疏松的症状。

蛤蜊炖蛋

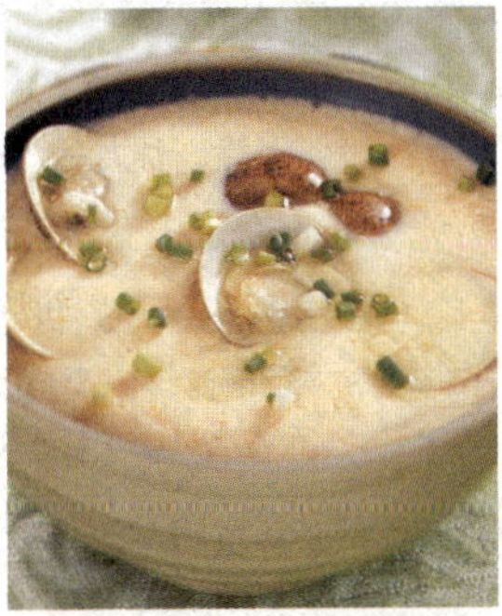

材料：蛤蜊250克，鸡蛋3个，葱6克，盐4克。

做法：

1. 将蛤蜊洗净下入开水锅中煮至开壳，取出来洗净泥沙。
2. 将鸡蛋打入碗中，加入调味料打散。
3. 将蛤蜊放入鸡蛋中，入蒸锅蒸10分钟即可。

功效 蛤蜊和鸡蛋均富含维生素D，对强健骨骼有益处，常食对骨质增生的患者也有一定的效果。

韭菜核桃仁炒猪腰

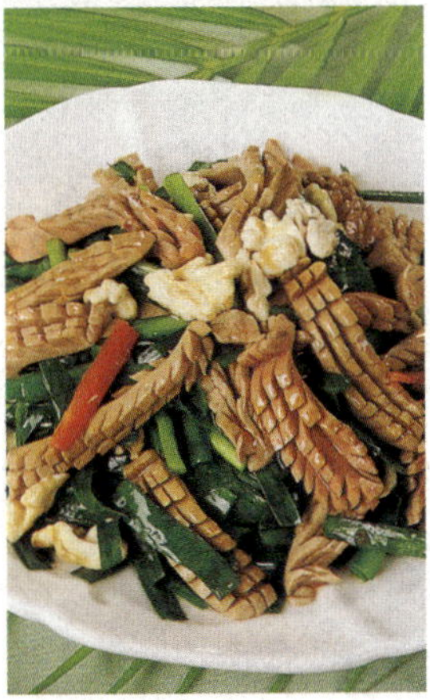

材料：韭菜、猪腰各150克，核桃仁20克，红椒30克，盐3克，鲜汤、水淀粉各适量。

做法：

1. 将韭菜洗净切成段；猪腰洗净，切花刀，再横切成条，入沸水中汆烫去血水，捞出控干；红椒洗净，切成丝。
2. 将盐、水淀粉和鲜汤搅成芡汁；油锅烧热后，加入腰花、韭菜、核桃仁、红椒翻炒，调入水淀粉勾芡即可。

功效 韭菜、猪腰、核桃均是补肾的佳品，对骨质疏松有很好的防治作用。

骨质增生

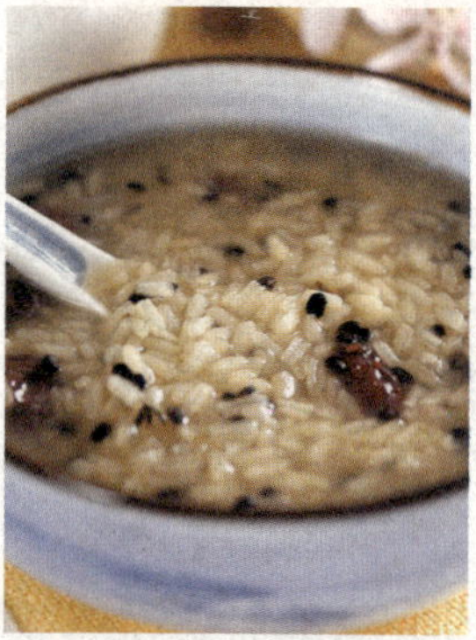

补骨脂大枣粥

材料：补骨脂20克，糯米100克，大枣6颗。

做法：1 将补骨脂洗净，放入锅中加水适量，大火煮开后转小火煎15分钟，滤去药渣留汁备用；将大枣洗净。

2 将糯米洗净放入锅中，加入补骨脂药汁、大枣，煮成粥即可。

3 趁热分2次服用。

功效 本品具有温补脾肾、益气健脾的功效。

三七冬菇炖鸡

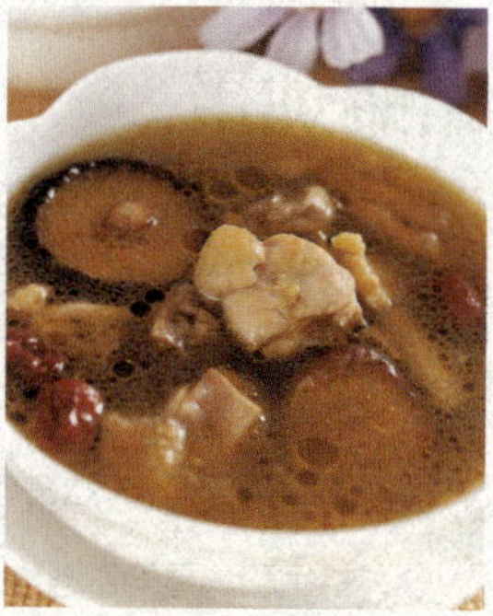

材料：三七12克，冬菇30克，鸡肉500克，大枣15枚，姜丝、蒜泥各少许，盐5克。

做法：1 将三七洗净；冬菇洗净，以温水泡发。

2 把鸡肉洗净，斩块；大枣洗净。

3 将所有材料一起放入砂煲中，加入姜、蒜，注入适量水，小火炖至鸡肉烂熟，加盐调味即可。

功效 本品对骨质增生患者有一定的食疗功效。

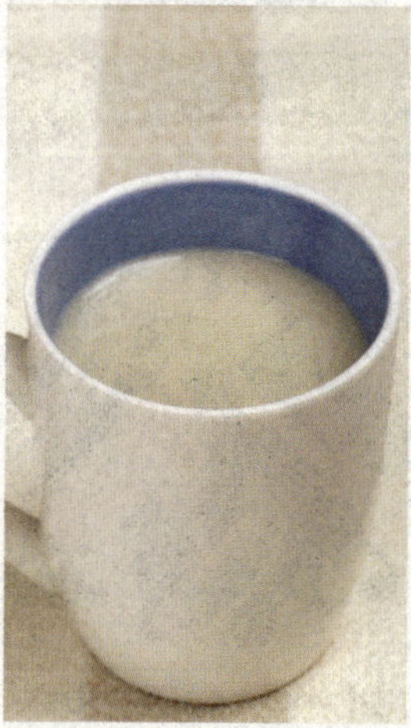

生地黑豆奶

材料：青仁黑豆200克，生地黄8克，玄参、麦冬各10克，白糖适量。

做法：1 将青仁黑豆洗净，浸泡约4小时至豆子膨胀，沥水适量。

2 生地黄、玄参、麦冬洗净后放入纱布袋内，置入锅中，以小火加热至沸腾，约5分钟后滤取药汁备用。

3 将青仁黑豆与药汁混合，放入豆浆机内搅拌均匀，过滤出豆浆加白糖即可。

功效 本品具有滋阴养血、补肾壮骨、补充钙质的功效，适合骨质增生的患者食用。

急性乳腺炎

金针菇金枪鱼汤

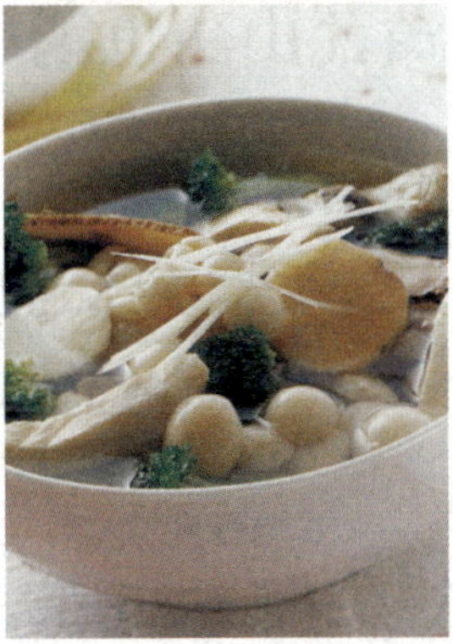

材料：天花粉、知母各10克，金枪鱼肉200克，金针菇、西蓝花各150克，姜丝5克，盐5克。

做法：

1 将天花粉、知母洗净，放入纱布袋；金枪鱼肉、金针菇、西蓝花洗净；西蓝花掰成小朵。

2 将清水注入锅中，放入纱布袋和全部材料煮沸。

3 取出纱布袋，放入姜丝和盐调味即可。

功效 此汤可缓解急性乳腺炎的症状。

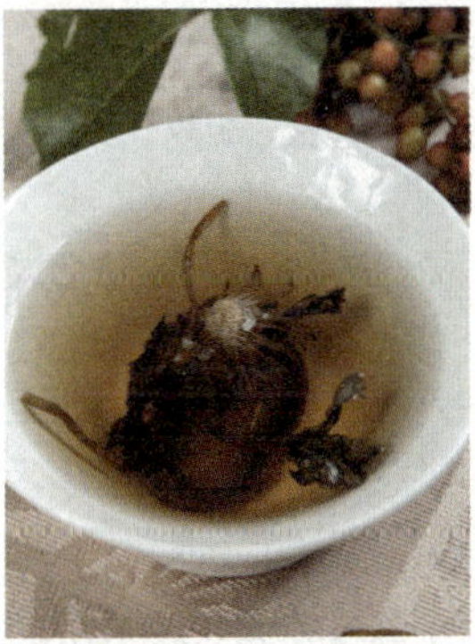

大黄蒲公英茶

材料：生大黄2克，蒲公英15克，荆芥穗10克。

做法：

1 将蒲公英、荆芥分别洗净，放入锅中，加水600毫升，先用大火煮开，后转小火续煮5分钟。

2 再将生大黄放入锅中，继续煮1分钟即可关火。

3 滤去药渣，取汁饮用。

功效 蒲公英为中医传统清热解毒药材，可用于临床多种感染性疾病。大黄外用可消肿敛疮，对热毒炽盛的病症也有较好的疗效。

苦瓜牛蛙汤

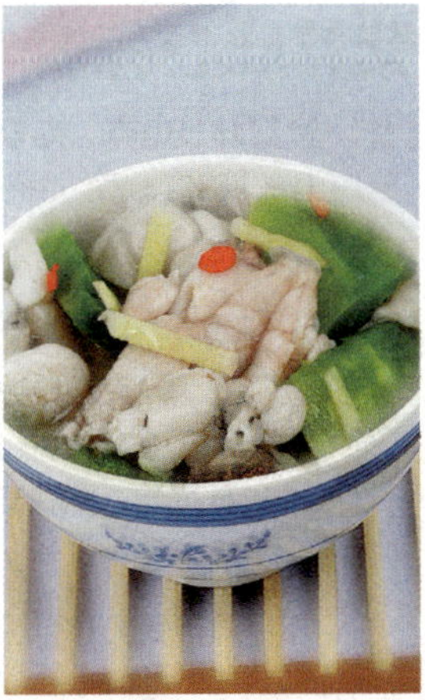

材料：紫花地丁、蒲公英各15克，苦瓜200克，牛蛙175克，清汤、盐、姜片各适量。

做法：

1 将苦瓜去子，洗净，切厚片，用盐水稍泡；紫花地丁、蒲公英分别洗净。

2 将牛蛙处理干净斩块，汆水备用。

3 在一干净锅中倒入清汤，加入盐、姜片烧开，下入牛蛙、苦瓜、紫花地丁、蒲公英煲至熟即可。

功效 此品对各种热毒性炎症均有疗效，如急性乳腺炎、腮腺炎等。

感冒

黄芪山药鱼汤

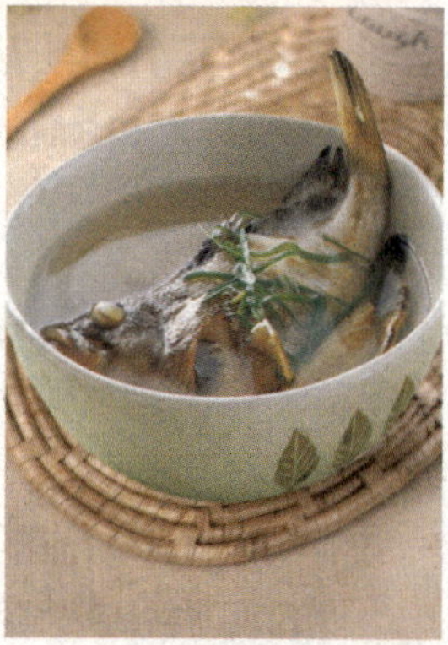

材料：黄芪15克，山药20克，鲫鱼1条，姜、葱、盐各适量。

做法：1 将鲫鱼去鳞、内脏，洗净，在鱼两侧各划一刀；姜洗净，切成丝；葱洗净，切成葱花。

2 将黄芪、山药放入锅中加水煮沸，然后转小火约15分钟后转中火，放鲫鱼继续煮约10分钟。

3 待鲫鱼煮熟后，放入姜、葱，盐调味即可。

功效 此品对体虚反复感冒者有一定的食疗效果。

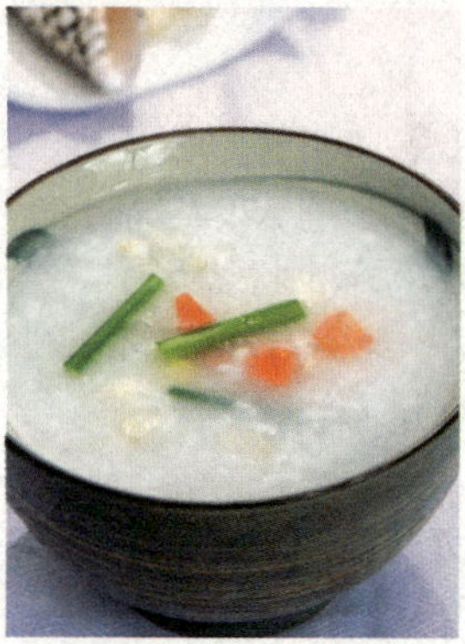

韭菜葱白粥

材料：大米100克，葱白、韭菜各适量，胡萝卜少许，盐3克。

做法：1 将大米泡发洗净；葱白洗净；韭菜洗净切成段；胡萝卜洗净去皮切成丁。

2 把锅置于火上，注入清水，放入大米，煮至米粒绽开时，放入葱白、韭菜、胡萝卜。

3 改用小火煮至粥好后，调入盐搅匀即可。

功效 本粥能发汗解表、散寒，宜风寒感冒患者食用。

紫苏叶卷蒜瓣

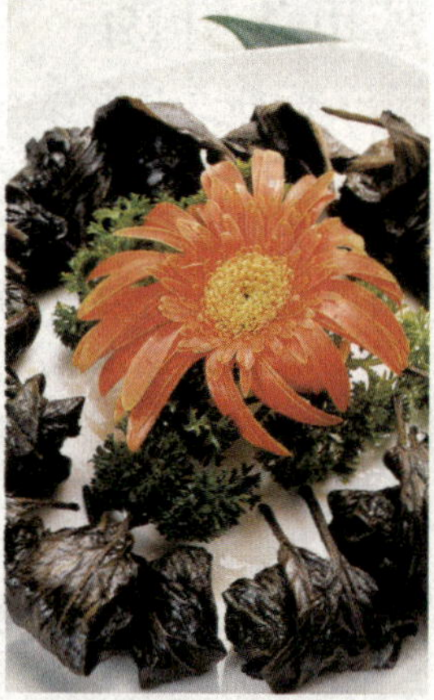

材料：紫苏叶150克，蒜瓣200克，盐2克，生抽5毫升，糖3克，香油3毫升。

做法：

1 将紫苏叶、蒜瓣用凉开水冲洗后，沥干水分。

2 将紫苏叶、蒜瓣在糖盐水中泡30分钟，中途换3次水，取出沥干水分；将盐、生抽、糖、香油放在一个小碗中搅拌均匀。把蒜瓣一个一个地卷在紫苏叶中，食用时蘸调匀的调味料。

功效 本品对于受风寒引起的感冒患者食用可有效改善症状；平常食用可增强抵抗力，预防感冒。

中暑

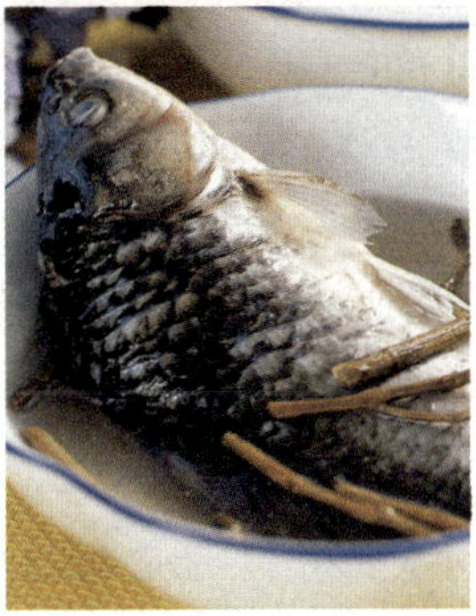

藿香蒸鲫鱼

材料：藿香15克，鲫鱼1条，盐适量。

做法：
1. 将鲫鱼宰杀剖好，洗净；藿香洗净备用。
2. 将鲫鱼和藿香放于碗中，加入盐调味，再放入蒸锅内。
3. 清蒸至鱼熟便可食用。

功效 本品能和中祛暑、利水渗湿，对受暑湿邪气而头痛、恶心呕吐、口味酸臭等患者有食疗作用。

薄荷西米粥

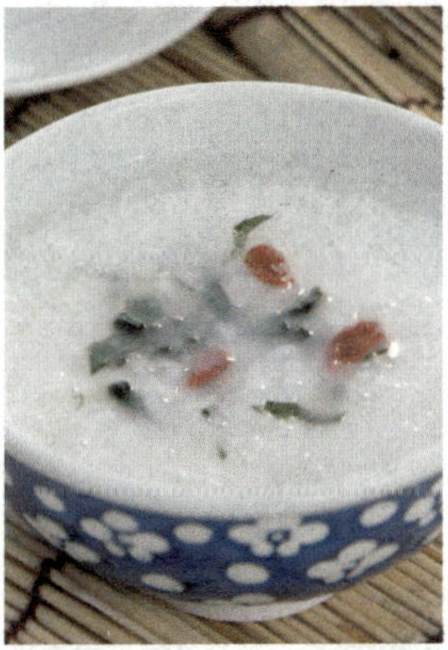

材料：嫩薄荷叶15克，枸杞适量，西米100克，盐3克。

做法：
1. 将西米洗净，用温水泡至透亮，过冷水备用；薄荷叶洗净，切碎；枸杞洗净。
2. 将锅置于火上，注入清水后，放入西米用大火煮至米粒开花。
3. 放入薄荷叶、枸杞，改用小火煮至粥好后，调入盐拌匀即可。

功效 本品能解暑发汗、清热利咽，可为夏季暑热、汗出不畅、头痛头晕、咽干口燥者所用。

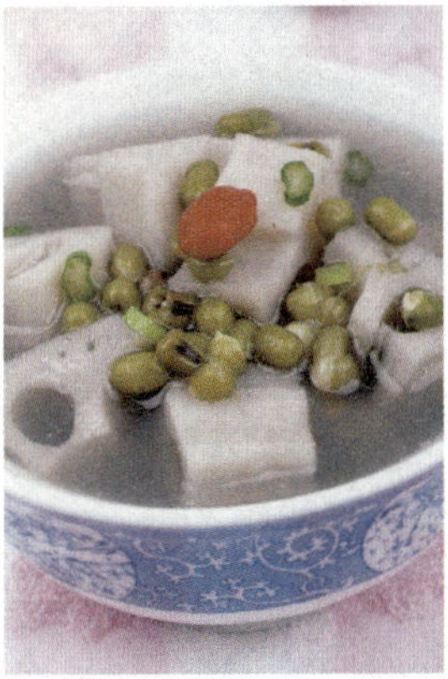

莲藕绿豆汤

材料：甜杏仁30克，莲藕150克，绿豆35克，盐2克，葱花少许。

做法：
1. 将莲藕洗净去皮，切成块；绿豆淘洗干净；甜杏仁洗净。
2. 在一干净锅中倒入水，下入莲藕、绿豆、杏仁煲至熟。
3. 最后调入盐搅匀、撒上葱花即可。

功效 本品能清热解暑、滋阴凉血，夏季多食可预防中暑。

流行性脑膜炎

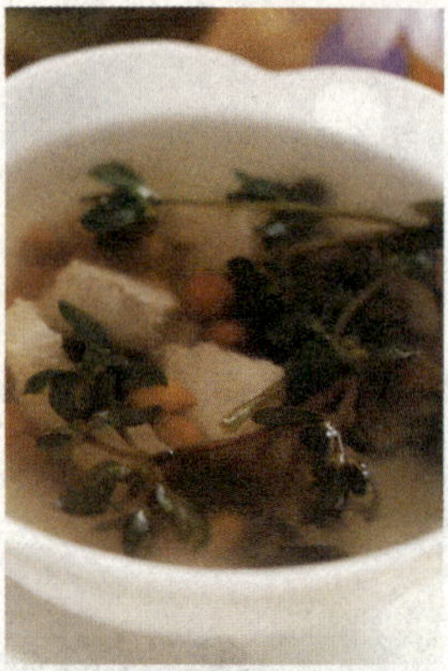

马齿苋杏仁瘦肉汤

材料：鲜马齿苋100克，甜杏仁50克，板蓝根10克，猪瘦肉150克，盐适量。

做法：

1. 将马齿苋摘嫩枝后洗净；猪瘦肉洗净，切成块；将甜杏仁、板蓝根分别洗净。
2. 将猪肉块、马齿苋、甜杏仁、板蓝根放入锅内，加适量清水。大火煮沸后，改小火煲2小时，板蓝根取出丢弃，用盐调味即可食用。

功效 本品清热解毒，可用于辅助治疗流行性脑膜炎。

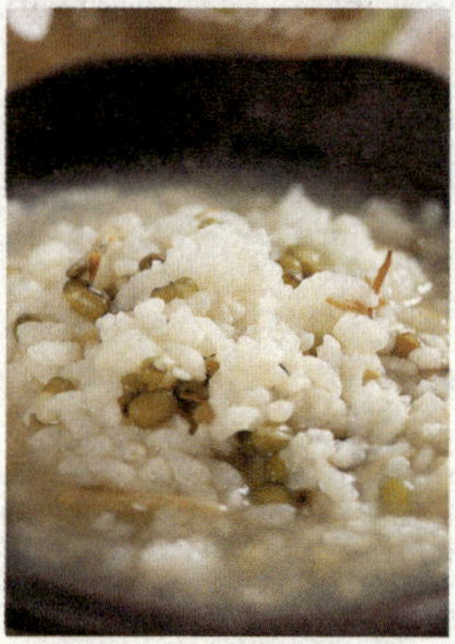

金银花绿豆粥

材料：金银花30克，绿豆50克，大米100克。

做法：

1. 将绿豆浸泡半天；金银花加水煎出药汁备用。
2. 取金银花药汁与淘洗干净的大米、泡好的绿豆一同煮成粥即可。

功效 此粥能清热解毒、消肿止痛，可用于辅助治疗流行性脑膜炎、流行性感冒、急性腮腺炎、咽喉炎、疔疮疖肿等热症。

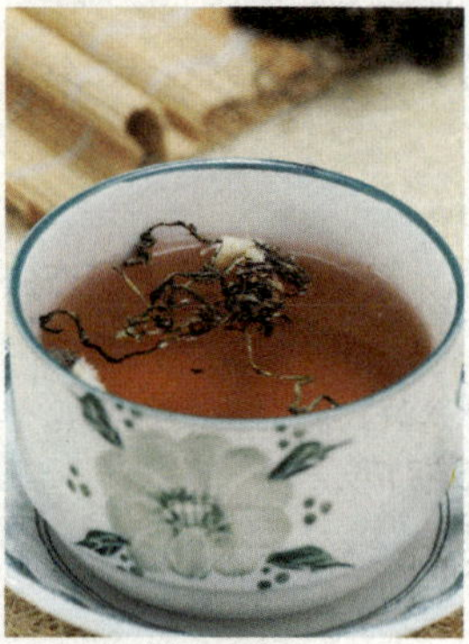

蒲公英茶

材料：蒲公英30克。

做法：

1. 将蒲公英用清水洗净，放入锅中。
2. 往锅里加入适量水，用大火煮沸后，转小火再煮约1小时。
3. 趁热去除茶渣，静置待凉后即可饮用。

功效 此茶能解毒排脓、利尿通淋，可用于辅助治疗流行性脑膜炎、急性乳腺炎、急性支气管炎等病症。

冠心病

红花煮鸡蛋

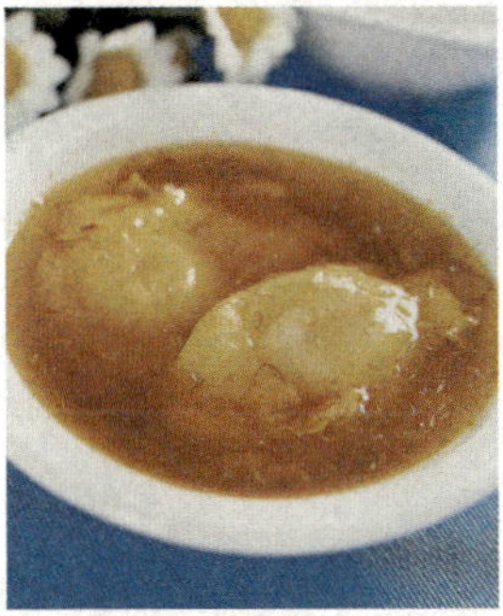

材料：红花30克，鸡蛋2个，盐少许。

做法：1 将红花洗净，加水煎煮成汁。

2 再往红花汤汁中打入鸡蛋煮至蛋熟。

3 待鸡蛋熟后加入盐，续煮片刻即可。

功效 本品能活血祛淤、理气止痛，可用于辅助治疗淤血阻滞型冠心病，降低血管内血液黏稠度，以及缓解发作时心脏绞痛难忍等症状。

丹参山楂粥

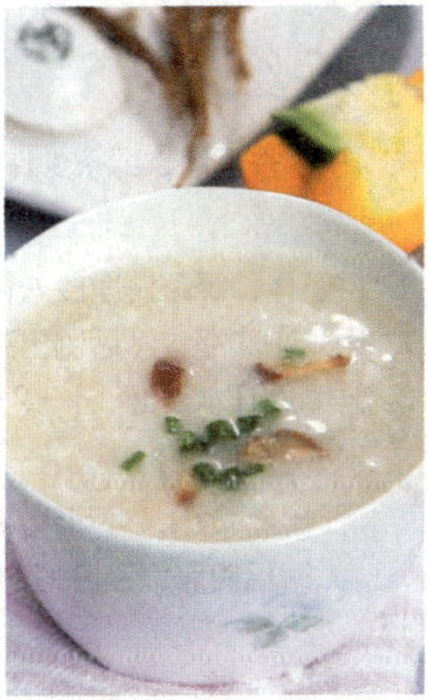

材料：丹参20克，干山楂30克，大米100克，冰糖5克，葱花少许。

做法：1 将大米洗净，放入水中浸泡；干山楂用温水泡好后洗净。

2 将丹参洗净，用纱布袋装好扎紧封口，放入锅中加清水熬成汁。

3 把锅置于火上，放入大米煮至七成熟，放入山楂，倒入丹参汁煮至粥将成时，放入冰糖调匀，撒入葱花即可。

功效 此品可行气疏肝、活血化淤，可辅助治疗冠心病。

山楂冰糖羹

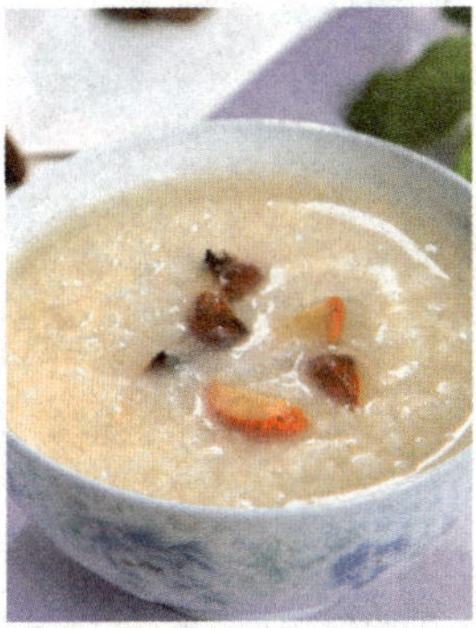

材料：山楂30克，大米100克，冰糖5克。

做法：

1 将大米洗净，放入清水中浸泡半小时；将山楂洗净。

2 将一干净锅置于火上，放入大米，加适量清水煮至七成熟。

3 再放入山楂煮至米粒开花，后放入冰糖煮至冰糖溶解后拌匀即可食用。

功效 本品适合心血淤阻患者食用。

心肌炎

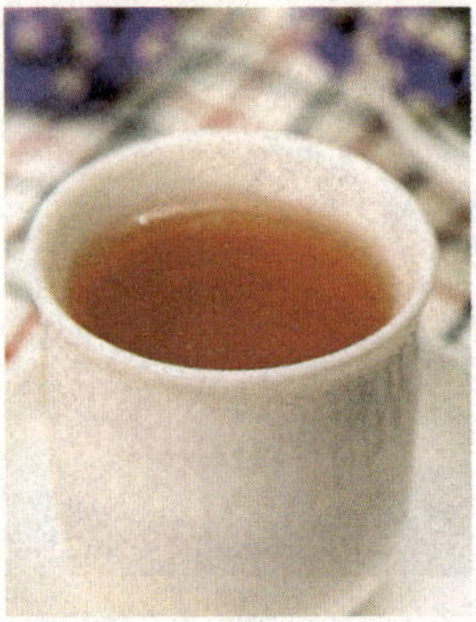

防风苦参饮

材料：防风、苦参各5克，蜂蜜适量。

做法：

1. 将防风、苦参均用清水洗净。
2. 将防风、苦参一起放入锅中，加入适量水煎煮，去渣取汁。
3. 待晾凉后，加入蜂蜜调味即可服用。

功效 本品具有抵抗病毒、消炎止痛的功效，适合心肌炎患者食用。

丁香绿茶

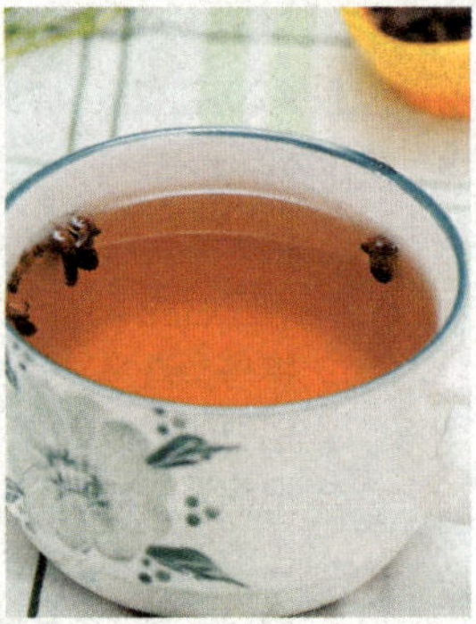

材料：丁香适量，绿茶少许。

做法：

1. 将丁香、绿茶洗净放入杯中。
2. 用开水冲泡，然后倒出茶水留茶叶。
3. 再倒入开水浸泡，1～2分钟后即可饮用。

功效 本品有抵抗病毒、消炎止痛的功效，适合心肌炎患者食用。还可用来治疗胃热呕吐、食欲不振、服后腹胀以及肝气郁结、胸胁疼痛等病症。

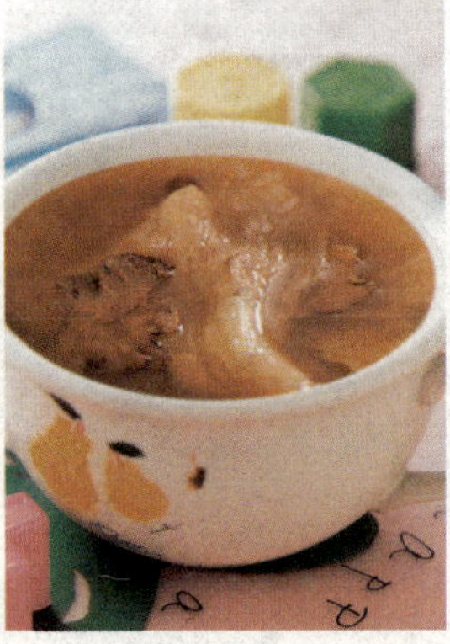

天麻川芎枣仁茶

材料：天麻6克，川芎5克，枣仁10克。

做法：

1. 将天麻洗净，用淘米水泡软后切成片。
2. 将川芎、枣仁分别洗净。
3. 将川芎、枣仁、天麻一起放入碗中，冲入白开水，加盖闷10分钟即可饮用。

功效 本品具有行气活血、平肝潜阳的功效，适合高血压、动脉硬化、冠心病、心肌炎等患者食用。

心律失常

莲子排骨汤

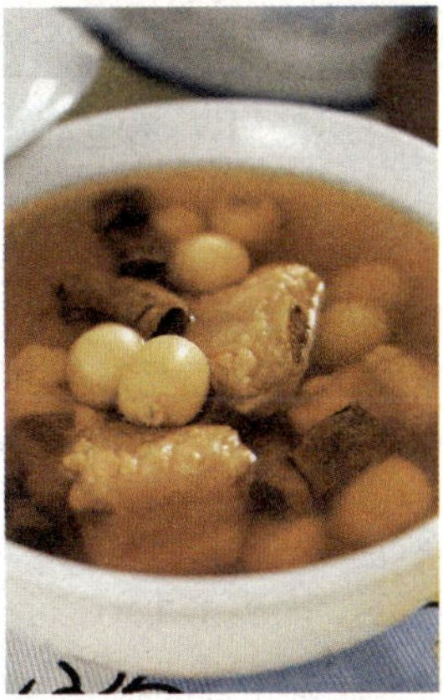

材料：莲子150克，排骨200克，生姜5克，巴戟天5克，盐4克。

做法：

1. 将莲子泡发去心；排骨洗净，剁成小块；生姜洗净，切成片；巴戟天洗净，切成小段。
2. 在锅中加入适量水烧开，下入排骨汆水后捞出。
3. 将排骨、莲子、巴戟天、生姜放入汤煲，加适量水，大火烧沸后以小火炖45分钟，加盐调味即可。

功效 本品对失眠、多梦、身体虚弱、心律失常的患者有一定的食疗作用。

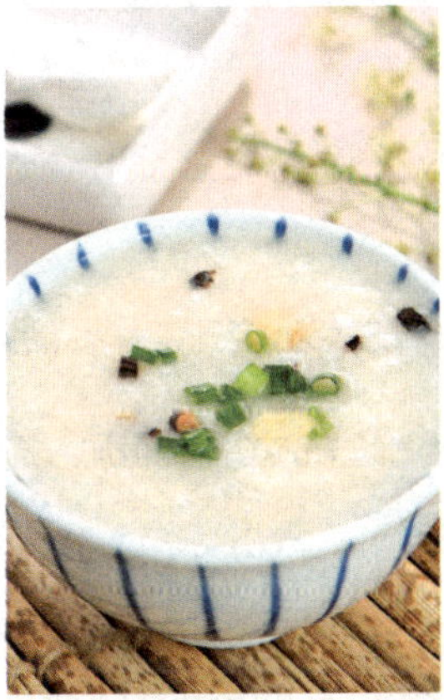

桂枝莲子粥

材料：桂枝20克，莲子30克，地龙10克，大米100克，白糖5克，葱花少许。

做法：

1. 将大米淘洗干净，用清水浸泡；桂枝洗净，切成小段；莲子、地龙分别洗净备用。
2. 将锅置于火上，注入清水，放入大米、莲子、地龙、桂枝熬煮至米熟。
3. 放入白糖稍煮，撒上葱花即可。

功效 此粥具有温经通络、息风止痉的作用，适合心律失常以及冠心病患者食用。

黄芪小麦粥

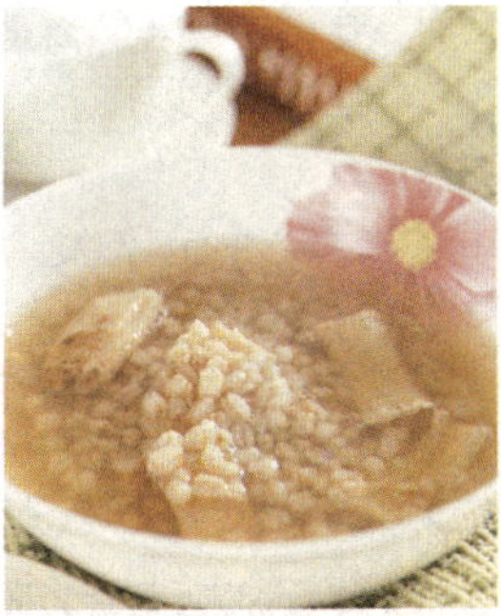

材料：黄芪10克，小麦50克，冰糖适量。

做法：

1. 将小麦洗净，浸泡；黄芪洗净，切成小段备用。
2. 将黄芪与小麦一同放进锅内，加水煮成粥。
3. 最后加入冰糖，拌匀后早晚食用即可。

功效 本品能养心安神、补中益气，对心律不齐、急促喘息、食欲不振等患者有食疗作用。

高血压

大蒜绿豆牛蛙汤

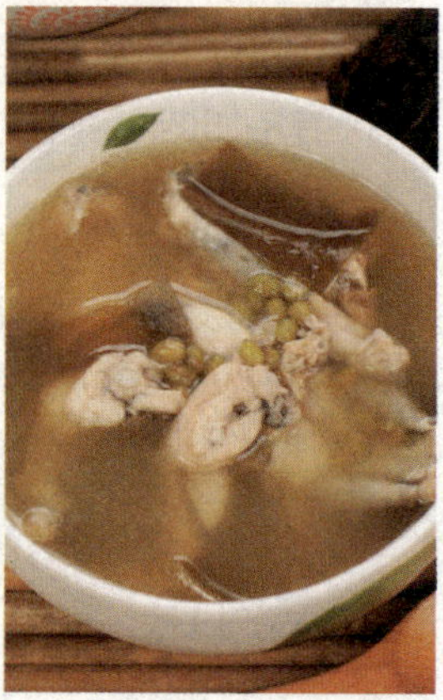

材料：牛蛙5只，绿豆40克，大蒜10瓣，姜片5克，料酒20毫升，食用油、盐各适量。

做法：

1. 将牛蛙宰杀洗净，汆烫，捞起备用；绿豆洗净，泡水。
2. 将大蒜去皮，用刀背稍拍一下；把锅放置于火上，加油烧热，将大蒜放入锅里炸至金黄色，待蒜味散出盛起备用。
3. 另取一锅，注入热水，再放入绿豆、牛蛙、姜、大蒜、料酒，以中火炖2小时，起锅前加上盐调味即可。

功效 本品适合高血压、高脂血症及肥胖患者食用。

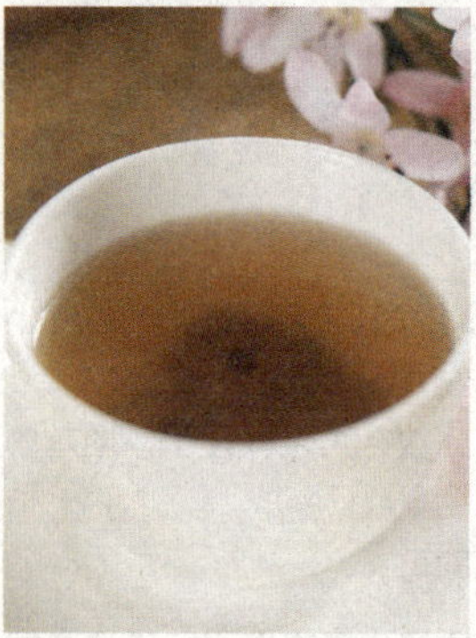

山楂绿茶饮

材料：山楂片25克，绿茶2克，蜂蜜适量。

做法：

1. 将山楂片洗净。
2. 将绿茶、山楂片放入锅中，加水500毫升，大火煮沸即可关火。
3. 滤去渣，留汁，待茶的温度低于60℃时，再加入蜂蜜调匀即可饮用。

功效 本品能预防高血压以及动脉粥样硬化症。

海带豆腐汤

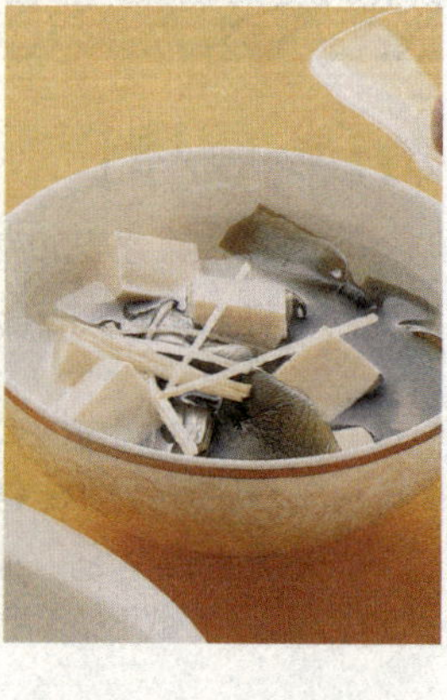

材料：女贞子15克，海带结20克，豆腐150克，姜丝、盐各少许。

做法：

1. 将海带结洗净，泡发；豆腐洗净，切成丁；女贞子洗净。
2. 待水煮沸后，先放入女贞子煮10分钟。
3. 再放入海带结、豆腐和姜丝煮10分钟，待熟后放盐调味即可。

功效 此汤清软坚散结，适合有高血压的患者食用。

低血压

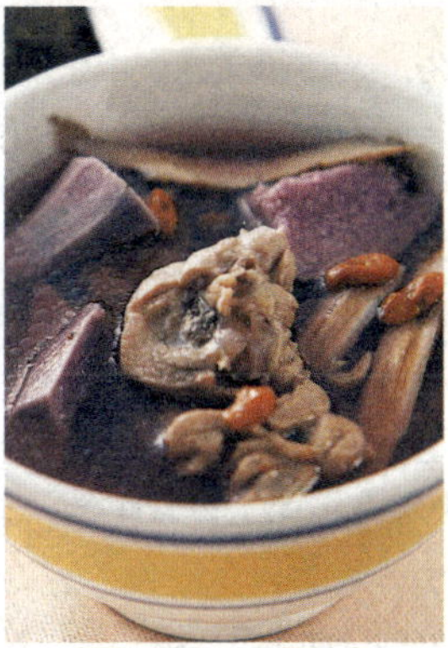

紫山药当归鸡汤

材料：紫山药35克，当归、枸杞各8克，鸡腿70克，盐少许。

做法：

1. 将紫山药去皮，洗净，切滚刀块；当归、枸杞均洗净。
2. 将鸡腿洗净，剁成适当大小，再用沸水氽烫。
3. 将紫山药、当归、枸杞放入锅中，加入适量水，待水开后，放入鸡腿继续煮至熟烂，即可放入盐调味。

功效 本品能补气活血、提升血压，可用于辅助治疗气血虚弱引起的低血压、贫血等症。

鲫鱼糯米粥

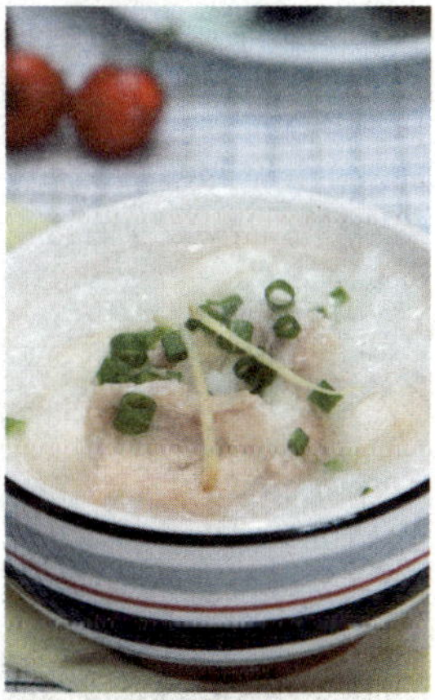

材料：白术15克，鲫鱼250克，糯米100克，盐、葱花各少许。

做法：

1. 将鲫鱼宰杀，去除内脏，洗净，切片。
2. 将糯米淘洗干净；白术洗净。
3. 将以上食材一同下入锅内，加水煮至熟透，加入盐调味后撒上葱花即可。

功效 此粥能健脾益气、升提血压，可用于辅助治疗由脾胃气虚引起的低血压或伴少气懒言、食欲不振等症。

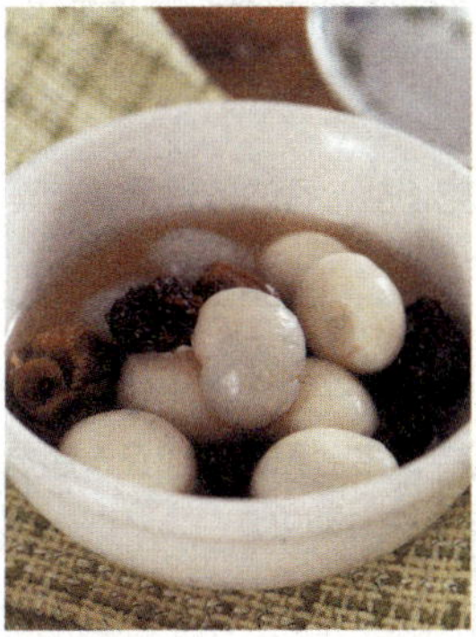

龙眼黑枣汤

材料：龙眼50克，黑枣30克，冰糖适量。

做法：

1. 将龙眼去壳，去核，洗净龙眼干黑枣。
2. 锅中加入适量水烧开，下入黑枣煮5分钟后，加入龙眼。
3. 一起煮25分钟，再下入冰糖煮至溶化即可。

功效 此汤能益脾胃、补气血、安心神，可辅助治疗虚劳瘦弱、低血压、贫血、失眠等症。

高脂血症

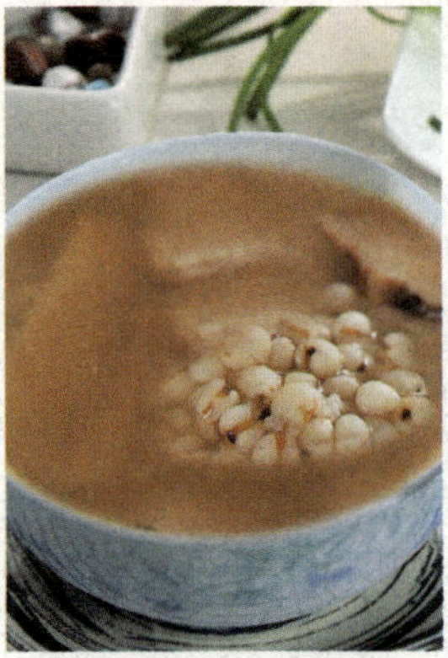

泽泻白术瘦肉汤

材料：猪瘦肉60克，泽泻15克，薏米100克，白术30克，盐3克。

做法：

1. 将猪瘦肉洗净，切成块；泽泻、薏米分别洗净，薏米泡发。
2. 把猪瘦肉、泽泻、薏米、白术一起放入锅内，加入适量清水，大火煮沸后转小火煲2小时，拣去泽泻、白术，加入盐调味即可。

功效 本品对高脂血症有很好的辅助治疗作用。

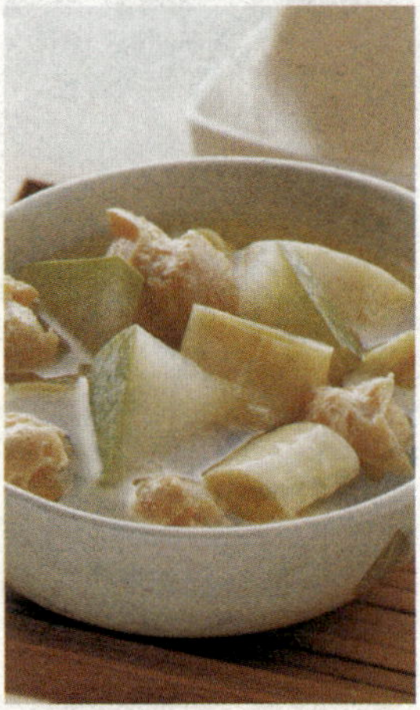

冬瓜竹笋汤

材料：素肉30克，冬瓜200克，竹笋100克，香油4毫升，盐适量。

做法：

1. 将素肉块放入清水中泡软，取出挤干水分备用。
2. 将冬瓜洗净，切片；竹笋洗净，切片。
3. 置锅于火上，加入清水，以大火煮沸，再加入所有食材小火煮沸，最后加入香油、盐调味，至熟后关火。

功效 竹笋有低脂肪、低糖、多纤维的特点，肥胖的人吃竹笋，每餐进食的油脂就会被其吸附，从而降低肠胃黏膜对于脂肪的吸收与积蓄。冬瓜热量极低，其含有的丙醇二酸能抑制糖类转化为脂肪。

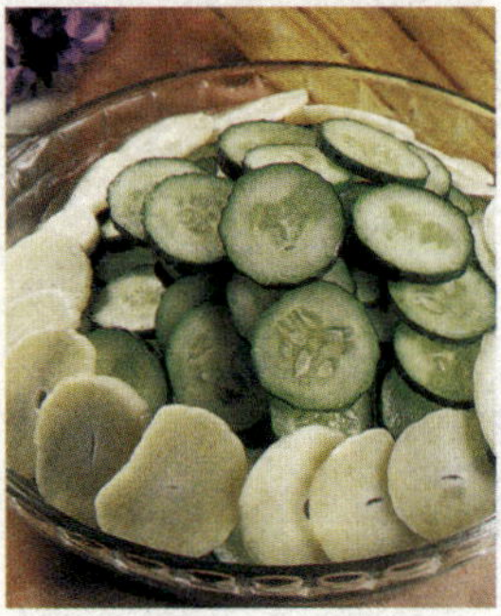

蒜片拌黄瓜

材料：大蒜80克，黄瓜150克，盐、香油各适量。

做法：

1. 将大蒜去皮，切片；黄瓜洗净，切片。
2. 将大蒜片和黄瓜片放入沸水中焯一下，捞出待用。
3. 将大蒜片、黄瓜片装入盘中，将盐和香油放在一起搅拌均匀，淋在大蒜片、黄瓜片上即可。

功效 本品对高脂血症患者有一定的食疗作用。

糖尿病

玉竹银耳枸杞汤

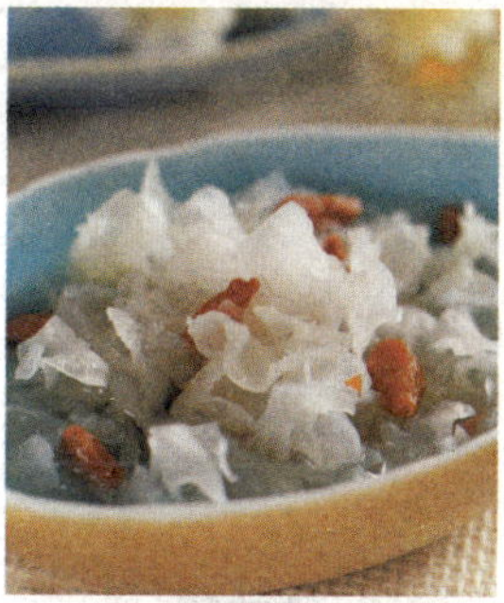

材料：玉竹10克，枸杞20克，银耳30克。

做法：

1 将玉竹、枸杞分别洗净；银耳洗净，泡发，撕成小片。

2 将玉竹、银耳、枸杞一起放入沸水锅中。

3 煮10分钟即可食用。

功效 本品可滋阴润燥、生津止渴，适合胃热炽盛型的糖尿病患者食用，症见口干咽燥、舌红苔少。

苦杏仁拌苦瓜

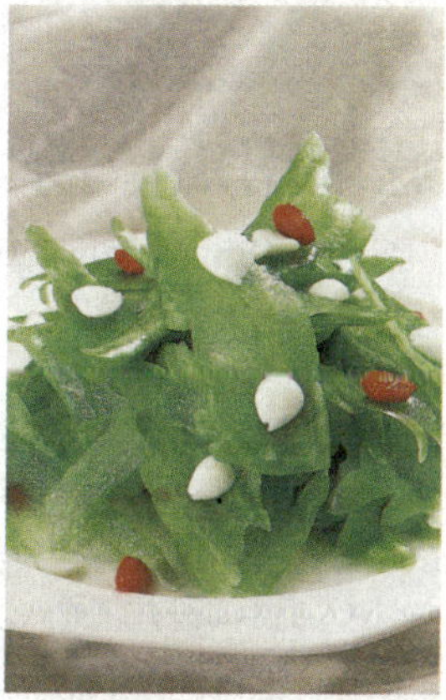

材料：苦瓜250克，苦杏仁50克，枸杞10克，香油、盐各适量。

做法：

1 将苦瓜剖开，去瓤，洗净，切成薄片，放入沸水中焯至断生，捞出，沥干水分，放入碗中。

2 杏仁用温水泡一下，撕去外皮，掰开，放入开水中烫熟；枸杞洗净，泡发。

3 香油、盐放入苦瓜中搅拌均匀，撒上杏仁枸杞即可。

功效 本品具有清热通便、降糖降压、止咳化痰、提神健脑的功效。

西芹炖南瓜

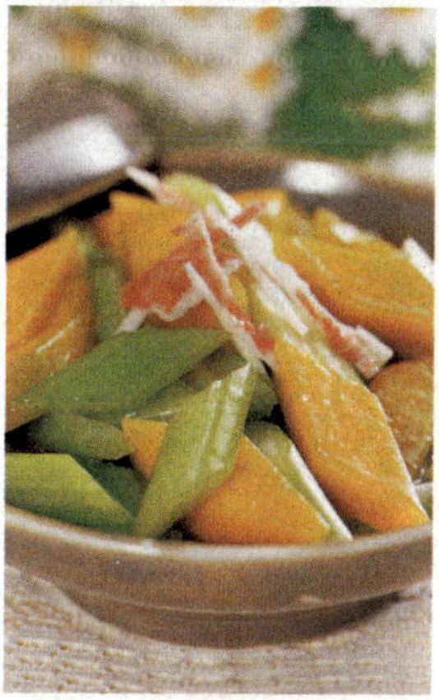

材料：西芹150克，南瓜200克，水淀粉、姜片、葱段、盐各适量。

做法：

1 西芹取茎洗净，切菱形片；南瓜洗净，去皮、瓤，切菱形片。将西芹片、南瓜片一起下开水锅中汆水，然后捞出，沥干水分。

2 将南瓜片、西芹片装入砂锅中，加适量水，中火炖5分钟，下姜片、葱段、盐调匀，用水淀粉勾芡即可。

功效 本品具有降糖降压降脂、清热利尿的功效，“三高”患者可常食。

脑血管硬化

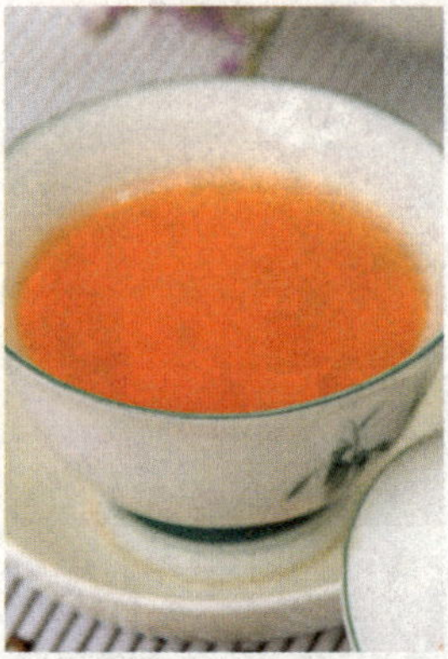

决明子苦丁茶

材料：炒决明子、牛膝、苦丁茶各5克，白糖适量。

做法：

1. 先将炒决明子、牛膝、苦丁茶分别洗净，放入杯中。
2. 再加入沸水冲泡10分钟。
3. 最后加入白糖调味即可。

功效 本品既可清热泻火、降压降脂，也可预防高血压、高脂血症、脑血管硬化、冠心病；还可治疗肝火旺盛引起的目赤肿痛、头痛头晕、大便干燥秘结等症。

薏米南瓜浓汤

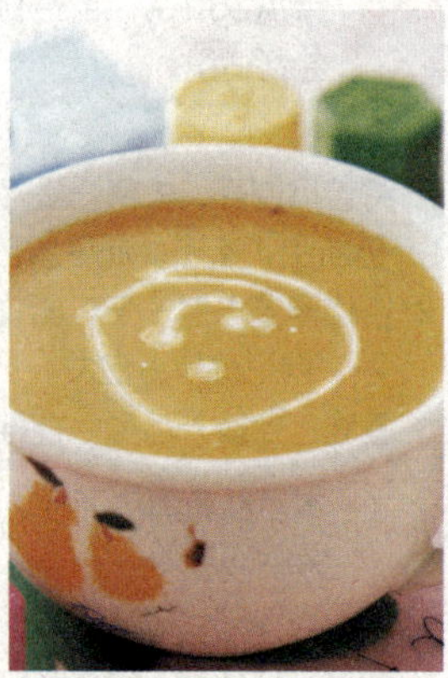

材料：薏米35克，南瓜150克，洋葱60克，奶油5克，盐3克。

做法：

1. 将薏米洗净，放入果汁机打成薏米泥。
2. 将南瓜、洋葱分别洗净切成丁，均放入果汁机打成泥。
3. 锅烧热，将奶油熔化，再把南瓜泥、洋葱泥、薏米泥倒入锅中煮开并化成浓汤状后加入盐调味即可。

功效 此汤具有降低血压、保护血管、抗动脉硬化的功效，还可健脾益气。

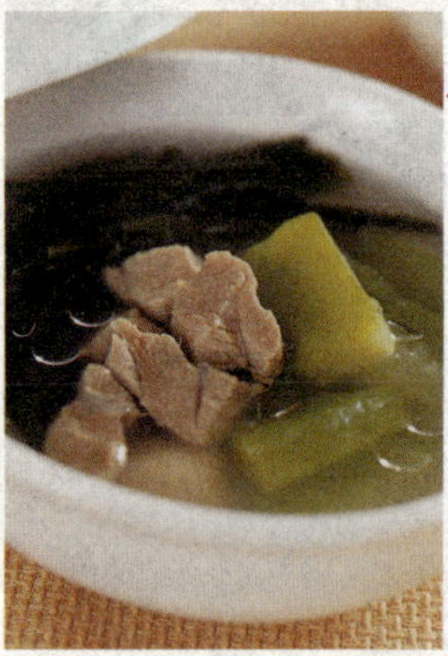

苦瓜海带瘦肉汤

材料：苦瓜150克，海带100克，猪瘦肉200克，盐适量。

做法：

1. 将苦瓜洗净，切成两半，挖去子，切成块；海带浸泡1小时，洗净，切成小块；猪瘦肉切成小块。
2. 把苦瓜、猪瘦肉、海带放入砂锅中，加适量清水，煲至猪瘦肉烂熟。
3. 调入适量的盐即可食用。

功效 本品适合脑血管硬化、高血压、肥胖症、甲状腺肿大患者食用。

甲肝

女贞子蒸带鱼

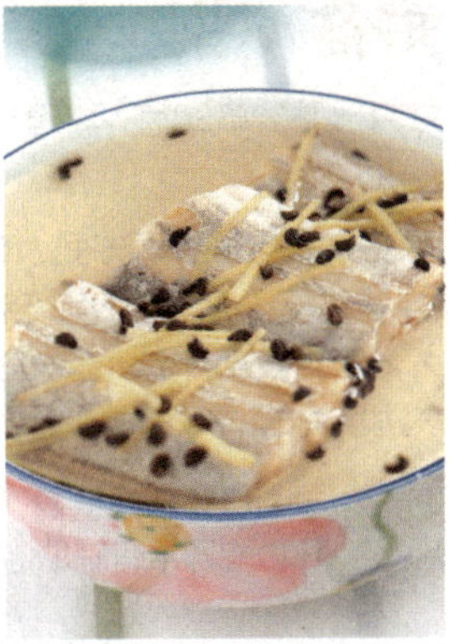

材料：女贞子20克，带鱼1条，姜10克，盐少量。

做法：

1 将带鱼洗净，去除内脏及头、鳃，切成段；姜洗净，切成丝；女贞子洗净。

2 将带鱼放入盘中，入蒸锅蒸熟。

3 放入女贞子，加水再蒸20分钟，下入姜丝、盐调匀即可。

功效 此汤具有增强体质、抗病毒的功效，对于各型肝炎的患者都有一定的食疗作用。

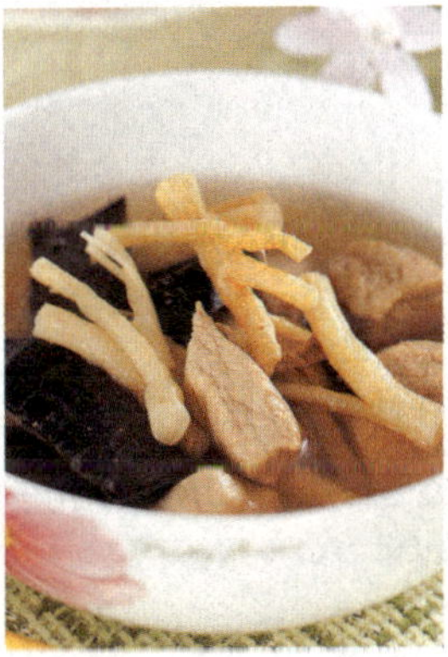

灵芝瘦肉汤

材料：黄芪15克，党参15克，灵芝30克，猪瘦肉100克，生姜片、盐各适量。

做法：

1 将黄芪、党参、灵芝分别洗净；猪瘦肉洗净，切成块。

2 将黄芪、党参、灵芝与猪瘦肉、生姜片一起入锅中，加入适量水，用小火炖至肉熟烂。

3 加入盐调味即可。

功效 此汤有补气固表、保肝护肝、抗病毒的功效，对甲肝患者大有益处。

茯苓粥

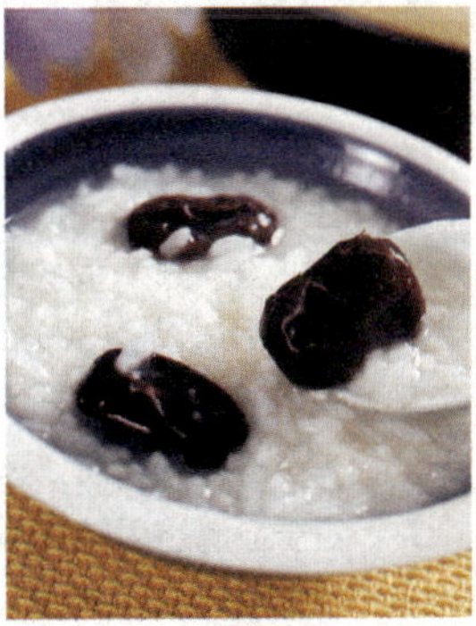

材料：茯苓30克，大枣15枚，大米100克。

做法：

1 将茯苓打成粉；大米洗净，加水熬煮成粥。

2 将大枣洗净，放入另外一锅内，加水小火煮烂。

3 将煮好的大枣汤加入煮好的大米粥内，加入茯苓粉煮沸即可。

功效 本品能健脾补中、利水渗湿、安神养心，适用于慢性肝炎、脾胃虚弱、腹泻、烦躁失眠等症。

乙肝

垂盆草粥

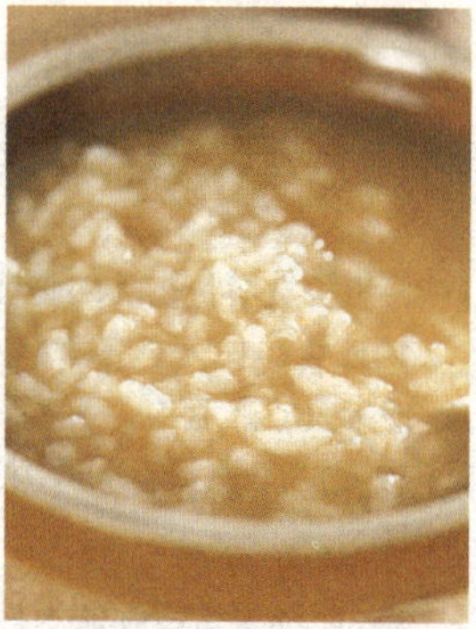

材料：垂盆草30克，冰糖15克，大米30克。

做法：

1. 将大米与垂盆草洗净。在锅中，加入适量清水，加入垂盆草，煎煮10分钟左右，滤出药汁备用。
2. 将煎好的药汁与大米一同熬煮成稀粥。
3. 加入冰糖调味即成。

功效 本粥具有利湿退黄、清热解毒的功效，对乙肝、肝功能异常有辅助治疗效果。

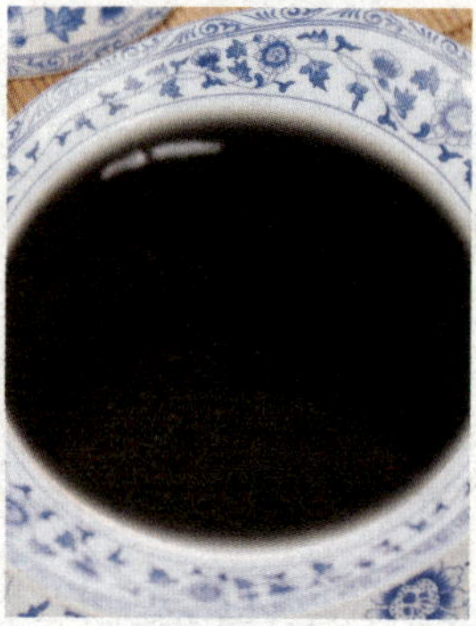

五味子茶

材料：五味子5克。

做法：

1. 将五味子洗净，晾干，研成细末，倒入杯中，用适量矿泉水微微调成浓稠药汁。
2. 待清水烧沸后，将药汁冲入杯中。
3. 加盖闷10分钟左右，即可代茶多次饮用。

功效 本品具有益阴生津、降低转氨酶的功效，可用于传染性肝炎所致的转氨酶升高。

大枣花生羹

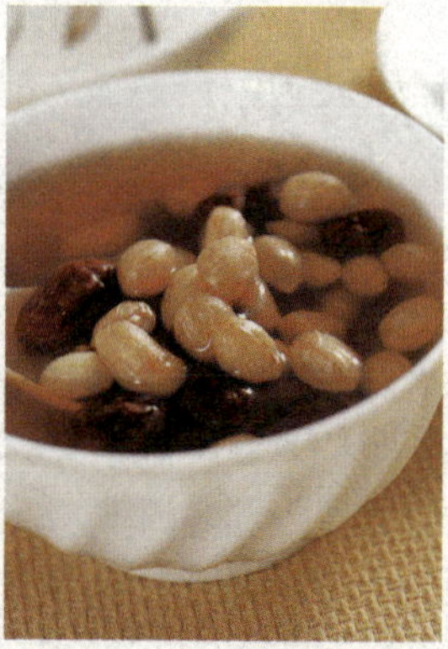

材料：大枣50克，红糖50克，花生仁100克。

做法：

1. 将花生仁略煮一下后放凉，去皮；大枣洗净，泡发。
2. 将花生仁与大枣一同放入煮花生仁的水中，再加入适量冷水，用小火煮30分钟左右。
3. 加入红糖，待糖溶化后，收汁即可。

功效 本品有柔肝养血、降低血清谷丙转氨酶的作用，对于血清谷丙转氨酶轻度升高的肝炎患者来说可经常食用。

脂肪肝

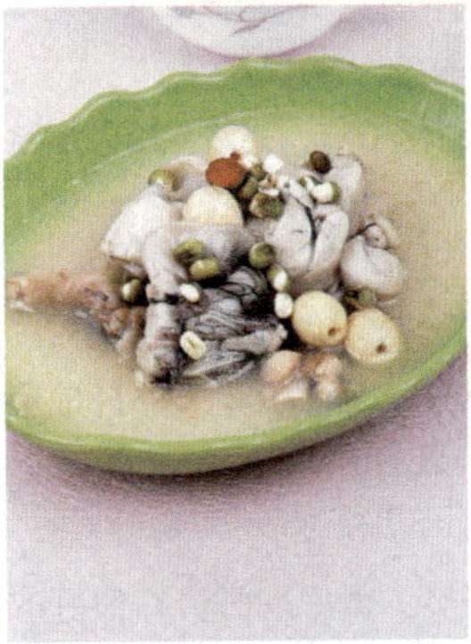

绿豆莲子牛蛙汤

材料：牛蛙1只，绿豆150克，莲子20克，高汤适量，盐5克。

做法：

1. 将牛蛙洗净，斩块，汆水。
2. 将绿豆、莲子分别淘洗干净，用温水浸泡50分钟。
3. 净锅上火，倒入高汤，放入牛蛙、绿豆、莲子煲至熟透，加盐调味即可。

功效　此汤能降压消脂，对脂肪肝患者有一定的食疗作用。

冬瓜薏米瘦肉汤

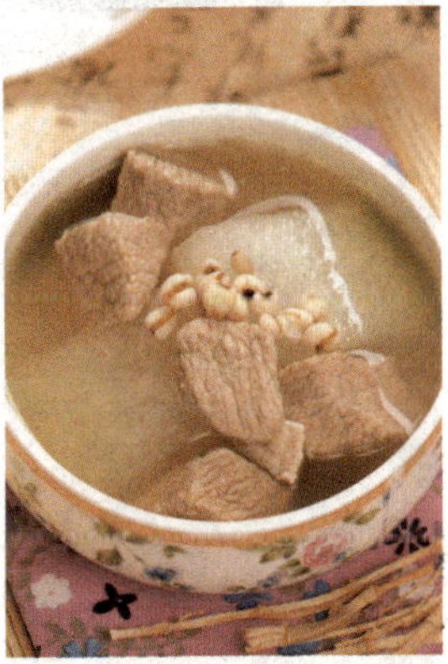

材料：冬瓜300克，猪瘦肉100克，薏米20克，盐5克，姜10克。

做法：

1. 将猪瘦肉洗净，切成块，汆水；冬瓜去皮，洗净，切成块；薏米洗净，浸泡；姜洗净切片。
2. 将猪瘦肉入水汆去血沫后捞出；将冬瓜、猪瘦肉、薏米放入炖锅中，置于大火上，炖2小时。
3. 调入盐，转小火再稍炖一会儿即可。

功效　此汤可防止脂肪堆积，适宜脂肪肝患者食用。

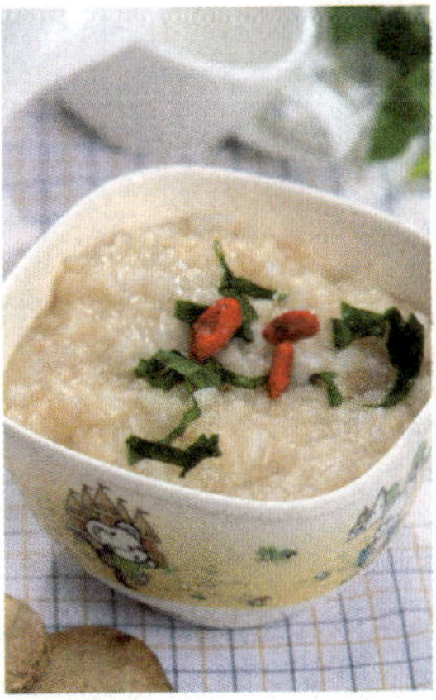

泽泻枸杞粥

材料：泽泻、枸杞各适量，大米80克，盐1克，葱花少许。

做法：

1. 大米泡发洗净；枸杞泽泻洗净加水煮好，取汁待用。
2. 把锅置于火上，加适量清水，放大米、枸杞以大火煮开。
3. 再倒入煎好的泽泻汁，以小火煮至浓稠状，调入盐拌匀，撒上葱花即可。

功效　此粥有利小便、清湿热、降脂瘦身的功效，适合脂肪肝、小便不畅或肥胖患者食用。

慢性肝炎

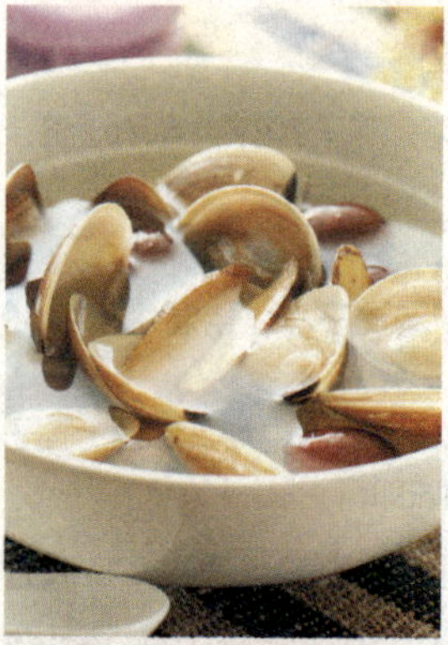

茵陈甘草蛤蜊汤

材料：茵陈8克，甘草5克，大枣6枚，蛤蜊300克，盐适量。

做法：

1 将蛤蜊冲洗干净，以淡盐水浸泡，使其吐尽沙粒。

2 将茵陈、甘草、大枣均洗净，以1200毫升水熬成药汤，熬至水约1000毫升，去渣留汁。

3 将蛤蜊加入药汤中煮至开口，加盐调味即成。

功效 此汤对慢性病毒性肝炎、黄疸型肝炎有很好的疗效。

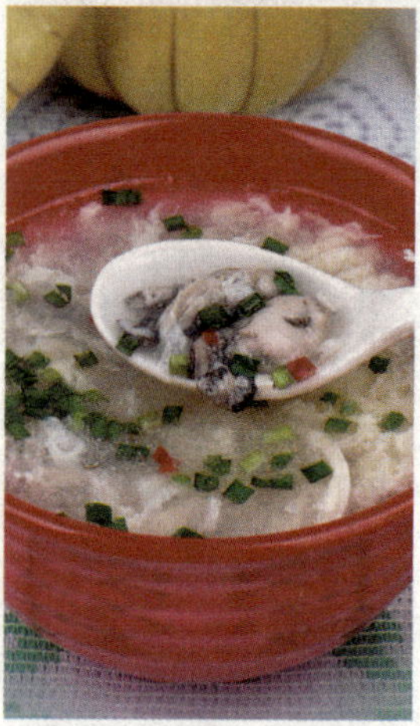

牡蛎豆腐羹

材料：牡蛎肉150克，豆腐100克，鸡蛋1个，韭菜50克，盐少许，葱段2克，香油2毫升，食用油、高汤各适量。

做法：

1 将牡蛎肉洗净；豆腐洗净，切丝；韭菜洗净，切末；鸡蛋敲入碗中，打散。

2 在炒锅中放入适量油，加热后，把葱炝香，放入高汤、牡蛎肉、豆腐丝，调入盐煲至入味。

3 再下入韭菜末、鸡蛋，淋入香油即可。

功效 本品可滋阴潜阳、软坚散结，适合病毒性肝炎以及甲亢患者食用。

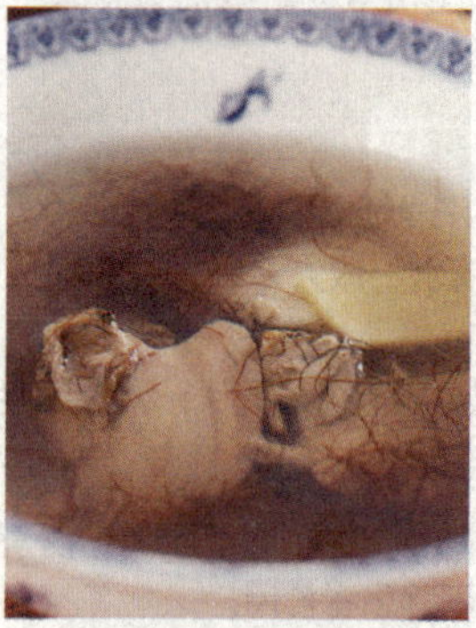

玉米须煲蚌肉

材料：玉米须50克，蚌肉150克，姜15克，盐适量。

做法：

1 将蚌肉洗净；姜洗净，切成片；玉米须洗净。

2 将蚌肉、姜和玉米须一同放入砂锅内，加入适量水，小火炖煮1小时。

3 加盐调味即成。

功效 本品具有清热利胆、利水通淋的功效，对慢性病毒性肝炎、肝硬化等症的患者有食疗作用。

肝硬化

猪苓垂盆草粥

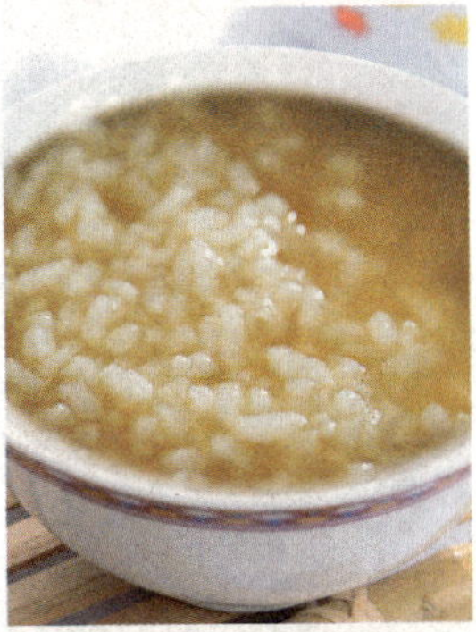

材料：垂盆草30克，猪苓10克，大米30克，冰糖15克。

做法：

1. 将垂盆草、猪苓分别用清水洗净，一起放入锅中，加入适量清水煎煮10分钟左右，取药汁备用。
2. 另起锅，将药汁与淘洗干净的大米一同放入锅中，加水煮成稀粥，再加入冰糖调味即成。

功效 本品具有利湿退黄、清热解毒的功效，对肝功能异常、肝硬化腹水等症有食疗作用。

鲫鱼炖西蓝花

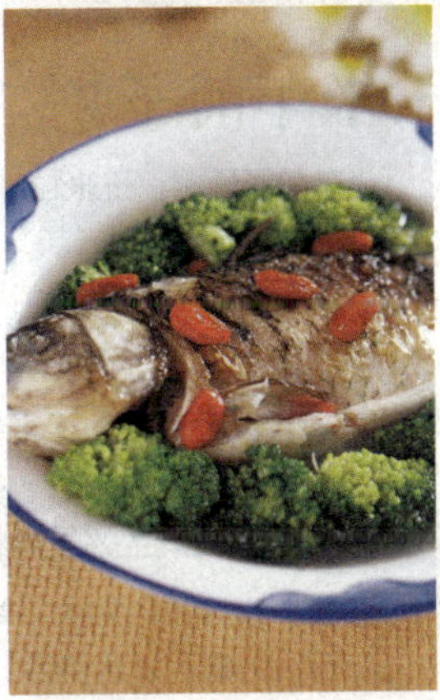

材料：鲫鱼1条，西蓝花100克，枸杞、生姜、盐、食用油各适量。

做法：

1. 将鲫鱼宰杀，去除鳞、鳃及内脏，洗净，西蓝花去粗梗洗净，掰成小朵；生姜洗净，切成片。
2. 煎锅上火，倒入适量油烧热，用生姜炝锅，放入鲫鱼煎至两面呈金黄色，加适量水并下西蓝花煮至熟，撒入枸杞，加盐调味即可。

功效 本品可利水消肿，对肝硬化患者有很好的食疗作用。

鳗鱼冬瓜汤

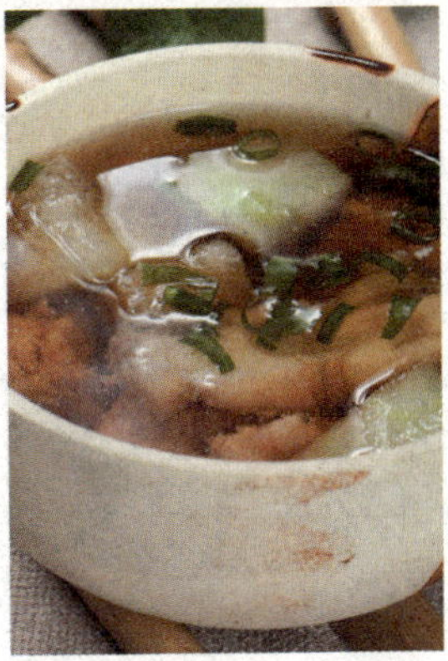

材料：决明子10克，枸杞10克，鳗鱼1条，冬瓜300克，盐少许，葱白20克。

做法：

1. 将决明子、枸杞分别洗净；鳗鱼去除鳃和内脏后洗净；冬瓜切成小块；葱白洗净备用。
2. 在锅中加入适量水，将水煮开。
3. 将全部食材放入锅内，煮至鱼烂汤稠，加少许盐调味，趁热食用 。

功效 本品对肝硬化患者有一定的食疗作用。

胆囊炎

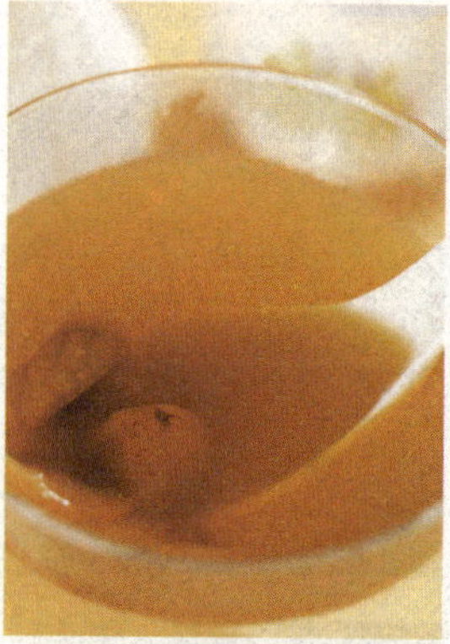

川楝子玉米须饮

材料：郁金、广木香各15克，川楝子9克，虎杖30克，玉米须20克，茵陈蒿10克，冰糖适量。

做法：

1. 将郁金、广木香、川楝子、虎杖、玉米须、茵陈蒿洗净，一起放入砂锅加清水煎30分钟，去渣取汁。
2. 把过滤好的药汁放入锅中再煮30分钟。
3. 加冰糖调味即可。

功效　本品具有清肝利胆、行气止痛、退黄的功效，适合胆囊炎、黄疸患者食用。

玉米车前子粥

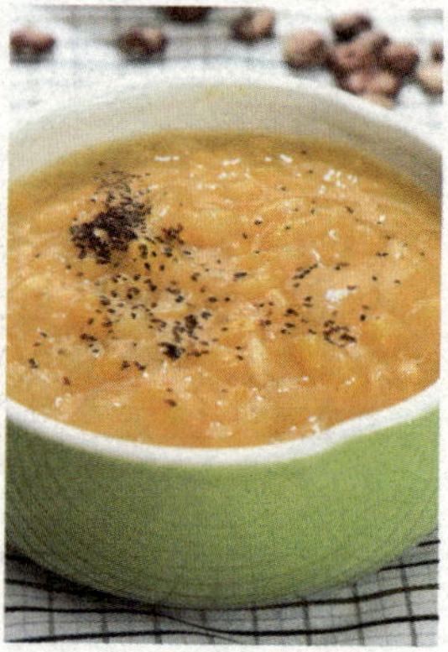

材料：车前子适量，玉米粒80克，大米120克，盐2克。

做法：

1. 将玉米粒和大米一起泡发，洗净；车前子洗净，捞起沥干水分。
2. 把锅置于火上，加入玉米粒和大米，再倒入适量清水烧开。
3. 放入车前子同煮至粥呈糊状，调入盐拌匀即可。

功效　此粥具有清热利水、帮助排石的功效，适合胆结石、胆囊炎、水肿或尿路结石等患者食用。

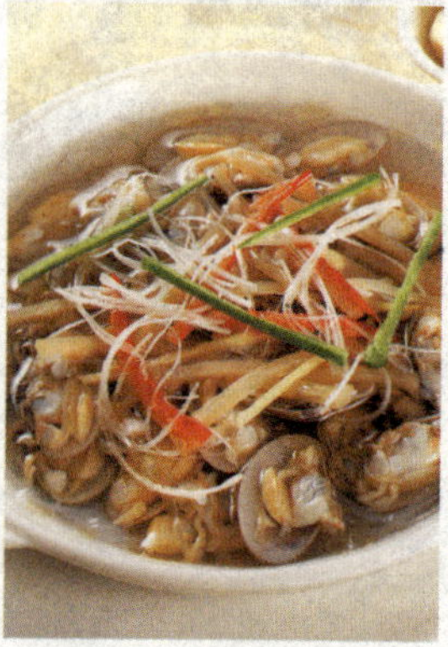

黄芪蛤蜊汤

材料：黄芪15克，茯苓10克，蛤蜊500克，粉丝20克，辣椒2个，姜片10克，冲菜20克，盐、食用油各适量。

做法：

1. 将粉丝泡发；冲菜洗净切丝；辣椒洗净切条；黄芪、茯苓、蛤蜊分别洗净。蛤蜊加水煮熟，沥干。
2. 起油锅，爆香姜片、辣椒、冲菜丝，放入清水、蛤蜊、粉丝、黄芪、茯苓，加盐煮至粉丝软熟、蛤蜊入味既可。

功效　此汤具有清肝利胆的功效，可辅助治疗肝硬化。

胆结石

洋葱炖乳鸽

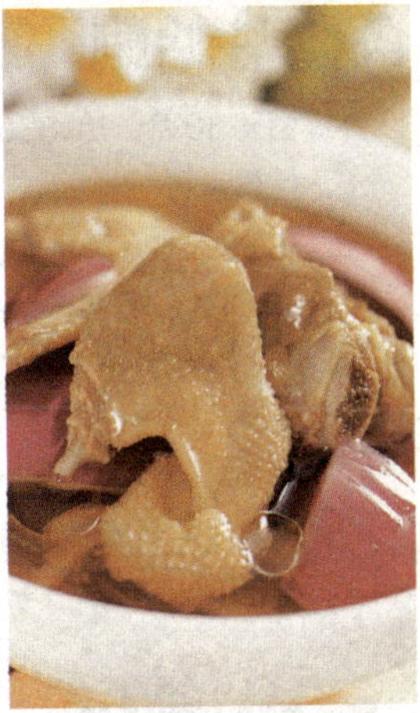

材料：海金沙、鸡内金各10克，乳鸽500克，洋葱250克，姜、白糖各5克，食用油、盐、高汤各适量，酱油10毫升。

做法：

1. 乳鸽处理干净，剁块；洋葱洗净，切角状；海金沙、鸡内金分别洗净；姜切片。
2. 锅烧热后放油，下洋葱片、姜片爆炒片刻。
3. 再下乳鸽，加入高汤，放入海金沙、鸡内金小火炖20分钟，放白糖、盐、酱油调味即可。

功效 此汤具有利胆除湿、固本扶正的功效，适合胆结石、胆囊炎患者食用。

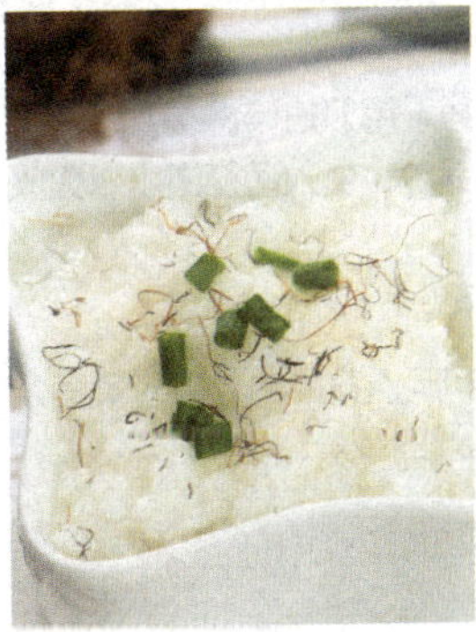

玉米须粥

材料：玉米须适量，大米100克，盐1克，葱5克。

做法：

1. 大米置冷水中泡发半小时后捞出，沥干水分；玉米须洗净，稍浸泡后捞出，沥干水分；葱洗净，切成葱花。
2. 锅置火上，倒入清水，放入大米，煮至米粒开花。加玉米须，煮至粥浓稠，加入盐搅拌均匀，撒上葱花即可。

功效 玉米须能利尿、泄热、平肝、利胆，此粥可辅助治疗胆囊炎。

海带海藻瘦肉汤

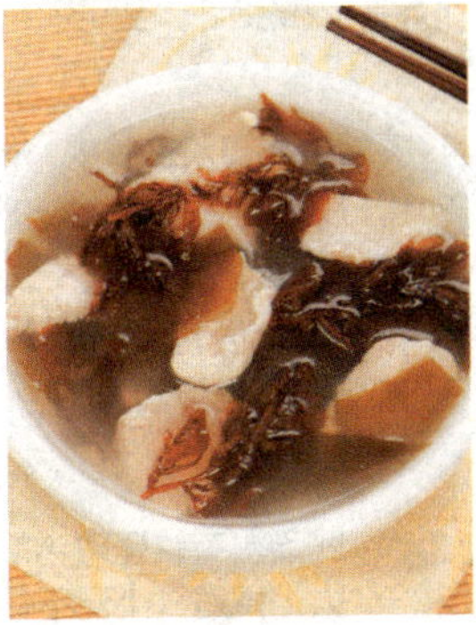

材料：猪瘦肉350克，海带、海藻各适量，盐4克。

做法：

1. 猪瘦肉洗净，切件，汆水；海带洗净，切片；海藻洗净。将猪瘦肉汆一下，去除血腥。
2. 将猪瘦肉、海带、海藻放入锅中，加入清水，炖2小时至汤色变浓后，加盐调味即可。

功效 此汤可化痰利水、软坚散结、降压降脂，可辅助治疗胆结石、高血压、高脂血症、胆囊炎等。

黄疸

茵陈炒蛤蜊

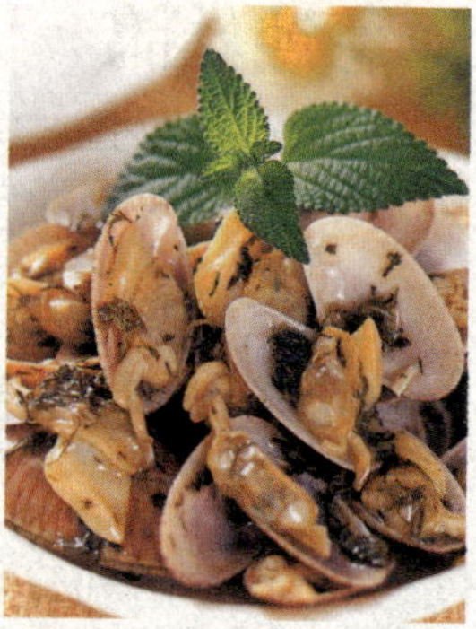

材料：茵陈30克，蛤蜊300克，食用油、盐、姜片各适量。

做法：
1. 蛤蜊放入清水中，加适量盐，养24小时，勤换水，洗净；茵陈洗净。
2. 锅烧热后放油，下姜片爆香，再下蛤蜊煸炒。
3. 最后加茵陈及适量水，烧到蛤蜊熟，加入盐调味，起锅装盘即可。

功效 本品具有利湿退黄的功效，可辅助治疗肝炎。

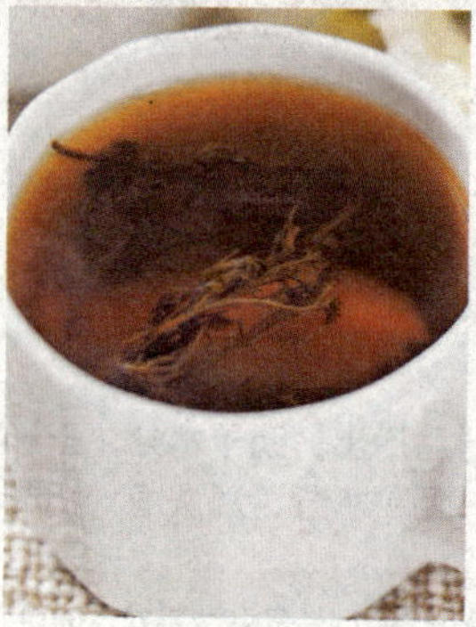

茵陈姜糖茶

材料：茵陈15克，红糖30克，生姜12克。

做法：
1. 茵陈洗净；生姜去皮，洗净，用刀拍碎。
2. 将茵陈、生姜一同放入净锅内，加入适量清水，大火煮沸。
3. 最后加入红糖搅拌均匀即可。

功效 本品具有清热除湿、利胆退黄的功效，对黄疸及黄疸型肝炎患者有较好的疗效。

海带蛤蜊排骨汤

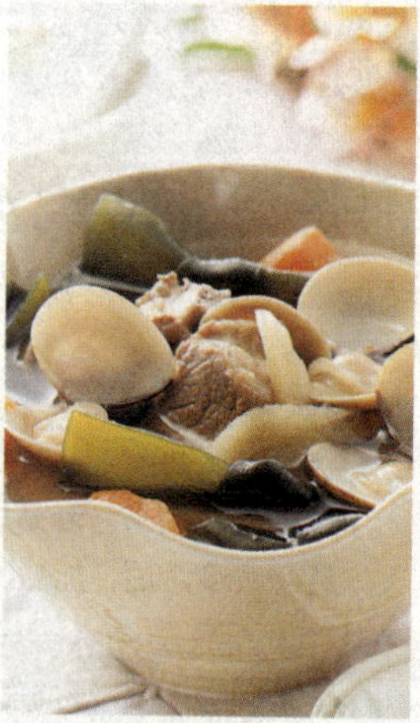

材料：海带结200克，蛤蜊300克，排骨250克，胡萝卜半根，姜少许，盐5克。

做法：
1. 将蛤蜊泡在淡盐水中，待其吐沙后，洗净并沥干。
2. 排骨汆烫去血水，捞出冲净；海带结洗净；胡萝卜削皮，切块；姜切片。
3. 将排骨、姜片、胡萝卜、海带结放入锅中，加水煮沸，转小火炖约1小时，加蛤蜊，煮至其开口，加盐调味即可。

功效 此汤具有软坚散结的作用，可辅助治疗甲状腺肿大、黄疸、小便不畅、腹胀等病症。

肺炎

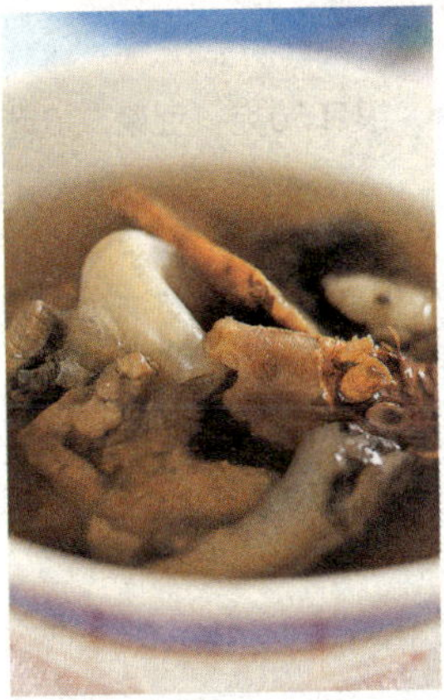

百部甲鱼汤

材料：甲鱼500克，生地黄25克，知母、百部、地骨皮各10克，料酒、盐、姜片、鸡汤各适量。

做法：

1. 将甲鱼处理干净，去壳，斩块，汆烫捞出后洗净；将药材洗净，装入纱布袋中，扎紧袋口。
2. 锅中放入甲鱼，加入鸡汤、料酒、盐、姜片，大火煮沸后，转小火炖至六成熟，加入药袋。
3. 炖至甲鱼肉熟烂，捞出药袋即可。

功效 此汤可辅助治疗肺炎、肺结核、贫血、体质虚弱等病症。

虫草鸭汤

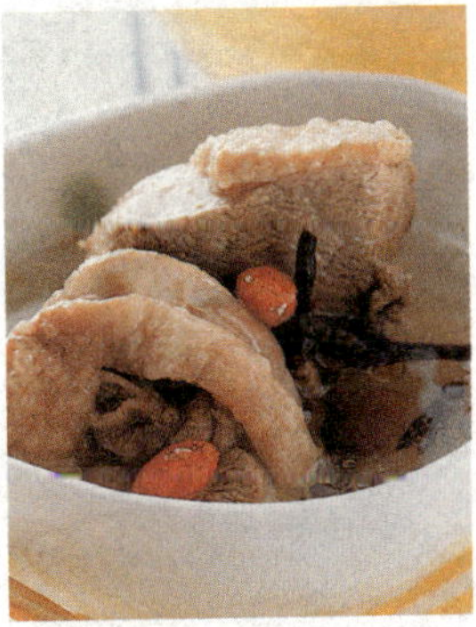

材料：冬虫夏草2克，枸杞10克，鸭肉500克，盐5克。

做法：

1. 鸭肉洗净后放入沸水中汆烫，捞出后冲净。
2. 将鸭肉、冬虫夏草、枸杞一同放入锅中，加水没过食材，以大火煮开后转小火续煮1小时。
3. 炖至鸭肉熟烂，加盐调味即可。

功效 此汤具有强阳补精、补益体力的作用，可辅助疗效咳嗽痰少、咽喉干燥、肺炎等病症。

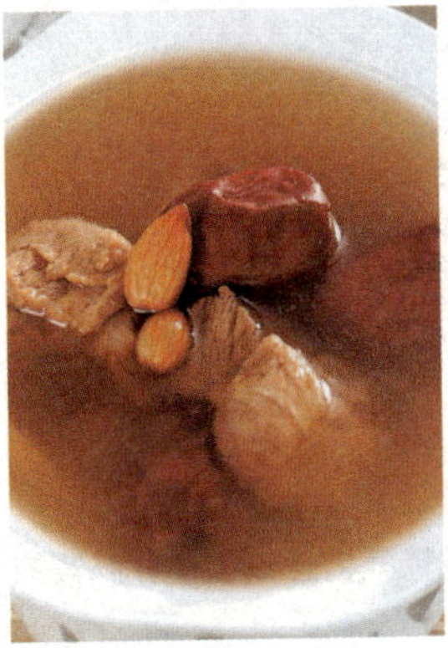

桑白排骨汤

材料：排骨500克，桑白皮20克，杏仁10克，大枣少许，姜、盐各适量。

做法：

1. 排骨洗净，斩件，放入沸水中汆烫。桑白皮洗净；大枣洗净；姜洗净，切丝。
2. 把排骨、桑白皮、杏仁、大枣一周放入开水锅内，大火煮沸后转小火煲2小时，加入姜丝、盐调味即可。

功效 此汤具有润肺止咳、清热化痰的功效，能辅助治疗肺炎。

肺结核

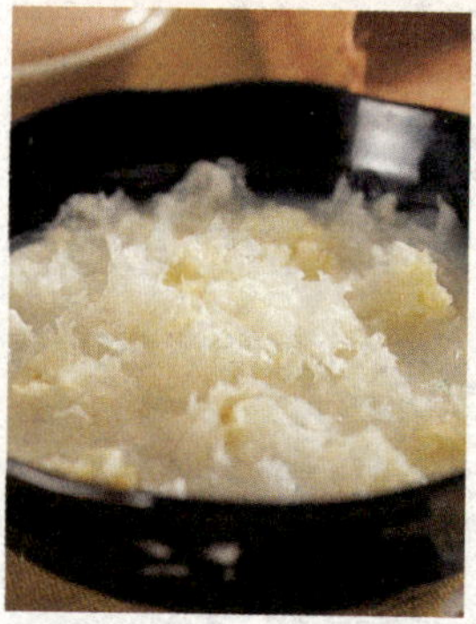

鸡蛋银耳浆

材料：玉竹10克，鸡蛋1个，银耳50克，豆浆500毫升，白糖适量。

做法：

1 将鸡蛋打入碗内搅拌均匀；银耳泡发；玉竹洗净。

2 将银耳、玉竹与豆浆入锅，并加适量水同煮。

3 煮好后冲入鸡蛋液，再加白糖即可。

功效 本品具有滋阴润肺、美容润肤的功效，适合肺结核患者常食。

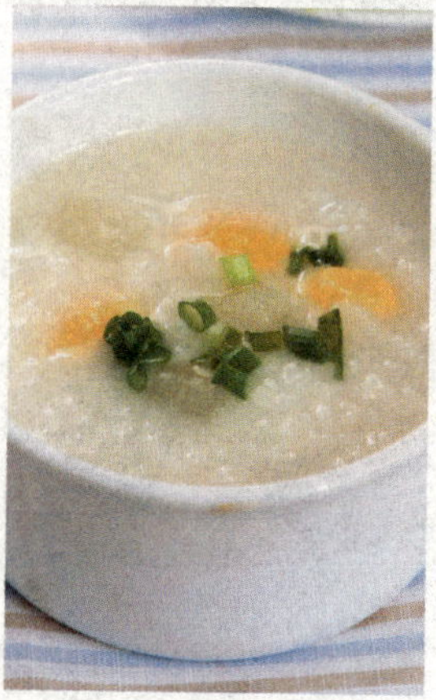

冬瓜白果姜粥

材料：冬瓜250克，白果30克，大米100克，盐2克，胡椒粉3克，姜末、葱各少许，高汤适量。

做法：

1 白果去壳、皮，洗净；冬瓜去皮洗净，切块；大米洗净，泡发；葱洗净，切成葱花。

2 锅置火上，加入水后，放入大米、白果，用大火煮至米粒完全开花。

3 再放入冬瓜、姜末，倒入高汤，转小火煮至粥成，加入盐、胡椒粉调味，撒上葱花即可。

功效 此粥具有敛肺止咳、化痰利水的功效。

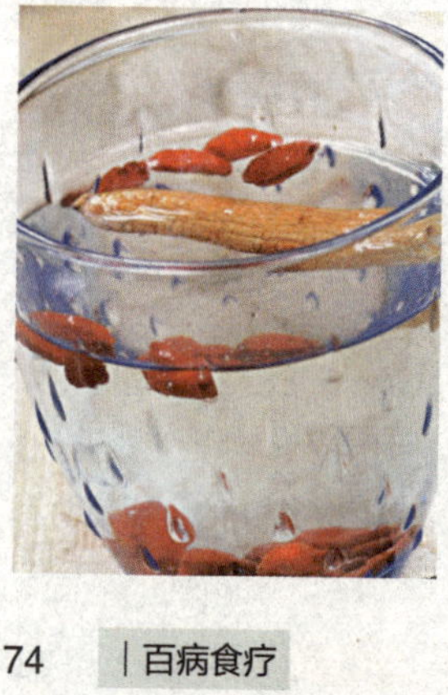

冬虫夏草参茶

材料：冬虫夏草2克，西洋参片、枸杞各6克。

做法：

1 将冬虫夏草研磨成粉末；枸杞泡发，洗净。

2 将冬虫夏草粉、西洋参片、枸杞放入杯中，冲入约500毫升沸水。

3 静置数分钟后即可饮用。

功效 此茶具有补虚损、益精气、止咳嗽、补肺肾的功效。

哮喘

麻黄陈皮瘦肉汤

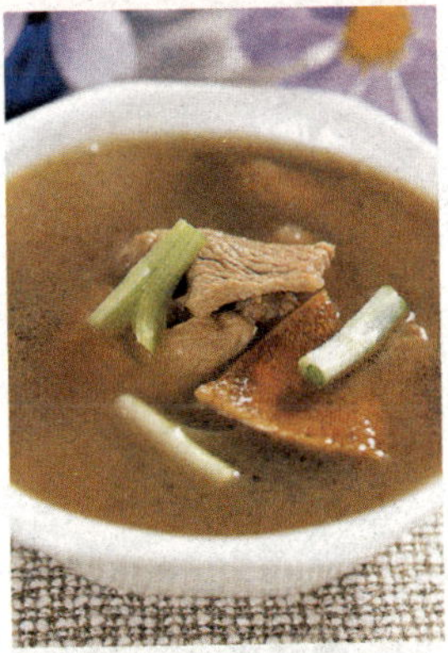

材料：猪瘦肉200克，麻黄10克，射干15克，陈皮3克，盐、食用油各适量。

做法：

1. 陈皮、猪瘦肉洗净切片；射干、麻黄分别洗净，煎汁去渣。
2. 在锅内放少许油，烧热后，放入肉片煸炒片刻。
3. 加入陈皮、药汁，以及少量清水煮熟，再放入盐调味即可。

功效 此汤具有润肺平喘、理气化痰的功效。

菊花桔梗雪梨汤

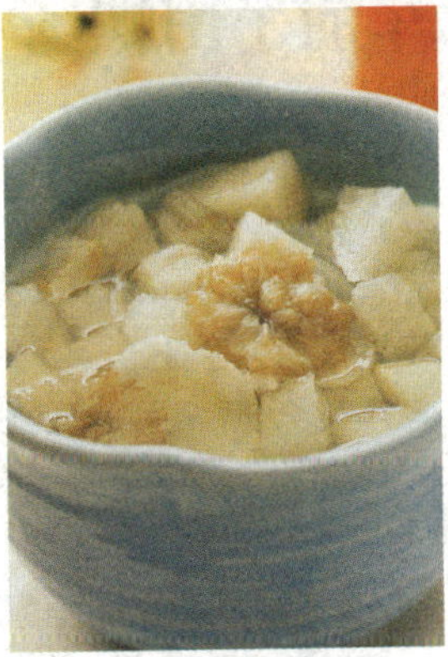

材料：甘菊5朵，桔梗5克，雪梨1个，冰糖5克。

做法：

1. 甘菊、桔梗分别用清水冲洗干净，放入锅中，加入1200毫升清水以大火煮开，转小火继续煮10分钟，去渣留汁。
2. 加入冰糖，搅拌均匀，直至冰糖全部溶化，盛出凉凉；雪梨洗净削皮，梨肉切丁，加入放凉的甘菊水搅匀即可。

功效 此汤具有开宣肺气、清热止咳的功效。

杏仁无花果煲排骨

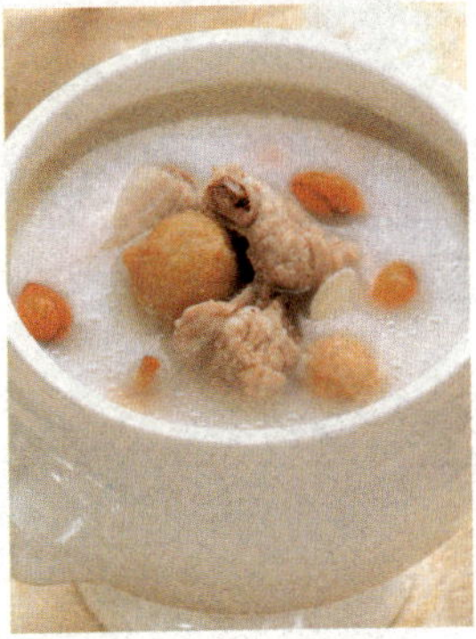

材料：排骨200克，南、北杏仁各10克，无花果适量，盐3克。

做法：

1. 排骨洗净，斩块；南、北杏仁与无花果均洗净。
2. 排骨放沸水中汆去血水，捞出洗净。
3. 净锅加入适量水烧沸，放入排骨、无花果和南、北杏仁，用大火煲沸后改小火煲2小时，加盐调味即可。

功效 本品具有止咳化痰、益气补虚、润肠通便的功效。

肾炎

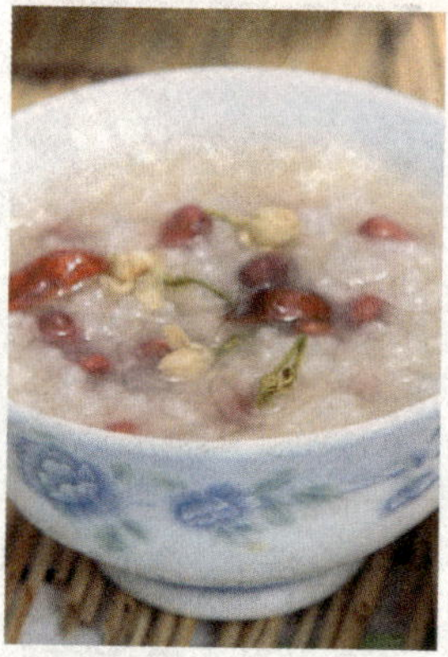

红豆茉莉粥

材料：红豆、大枣各20克，茉莉花8克，大米80克，白糖4克。

做法：

1. 大米、红豆均洗净泡发；大枣洗净，去核，切片；茉莉花洗净。
2. 锅置火上，倒入清水，放入大米与红豆，以大火煮开。
3. 再加入大枣、茉莉花同煮至粥呈浓稠状，加入白糖搅拌均匀即可。

功效 此粥对肾炎患者有一定的食疗作用。

车前子田螺汤

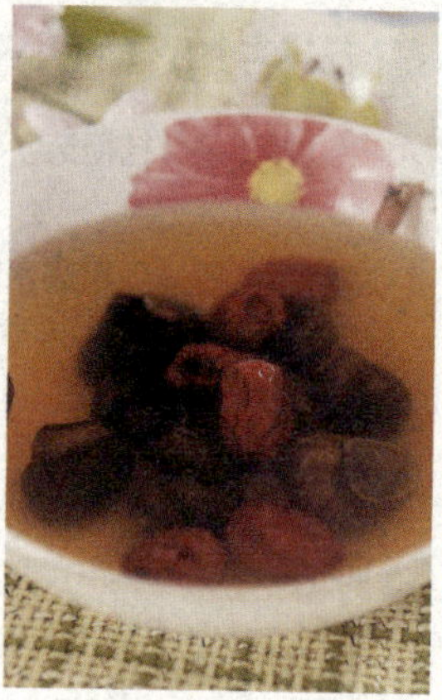

材料：车前子50克，大枣10枚，田螺（带壳）1000克，盐适量。

做法：

1. 先用清水浸养田螺1～2天，常换水以漂净污泥，洗净，钳去尾部。
2. 车前子洗净，用纱布包好；大枣洗净。
3. 将车前子、大枣、田螺放入开水锅内，大火煮沸，改小火煲2小时，加盐调味即可。

功效 此汤可利水通淋、清热祛湿，可辅助治疗膀胱湿热、小便短赤、涩痛不畅甚至点滴不出等症。

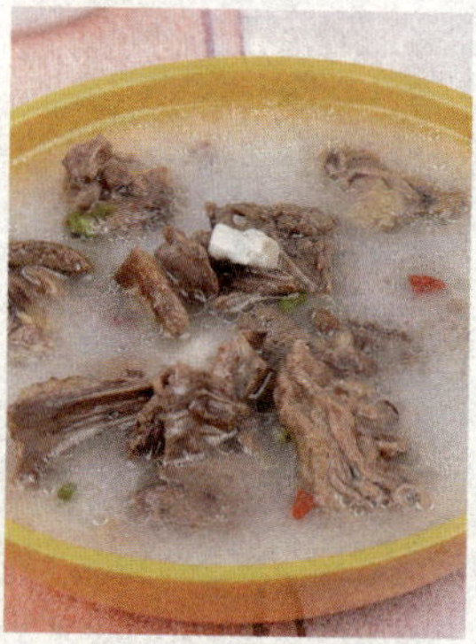

茯苓鸽子煲

材料：鸽子300克，茯苓10克，盐4克，姜片2克，葱花少许。

做法：

1. 将鸽子宰杀，洗净，斩成块，入沸水中汆去血水；茯苓洗净。
2. 净锅上火倒入适量水，放入姜片，下入鸽子肉、茯苓大火煮开，转小火续煮2小时，加盐调味后撒上葱花即可。

功效 本品对体虚、水肿、肾炎患者有一定的食疗作用。

肾结核

党参麦冬瘦肉汤

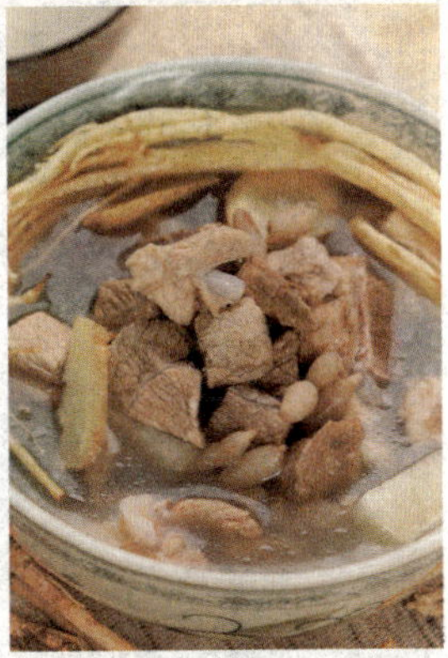

材料：猪瘦肉300克，党参15克，麦冬10克，山药适量，盐4克，生姜少许。

做法：

1. 猪瘦肉洗净切块；党参、麦冬分别洗净；山药、生姜洗净去皮，切片。猪瘦肉汆去血水，洗净后沥干。
2. 锅中注水，烧沸，放入猪瘦肉、党参、麦冬、山药、生姜，用大火炖煮，待山药变软后改小火炖至熟烂，加入盐调味即可。

功效 本品具有益肺补肾、滋阴补气的功效。

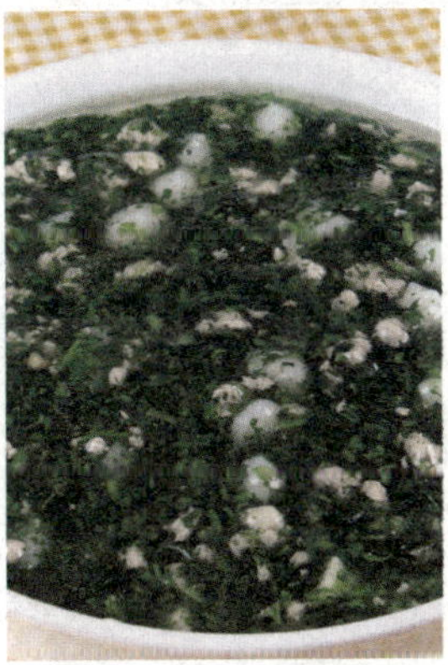

荠菜四鲜宝

材料：荠菜、鸡蛋、虾仁、鸡丁、草菇、食用油各适量，盐5克，淀粉5克，料酒3毫升。

做法：

1. 鸡蛋蒸成水蛋；荠菜、草菇洗净，切丁；虾仁洗净；虾仁、鸡丁均用盐、料酒、淀粉上浆后，入四成热油中滑油备用。
2. 锅中加入清水、虾仁、鸡丁、草菇、荠菜烧沸后，加盐调味，最后勾芡浇在水蛋上即可。

功效 本品对肾结核患者有一定的辅助疗效。

瘦肉豌豆粥

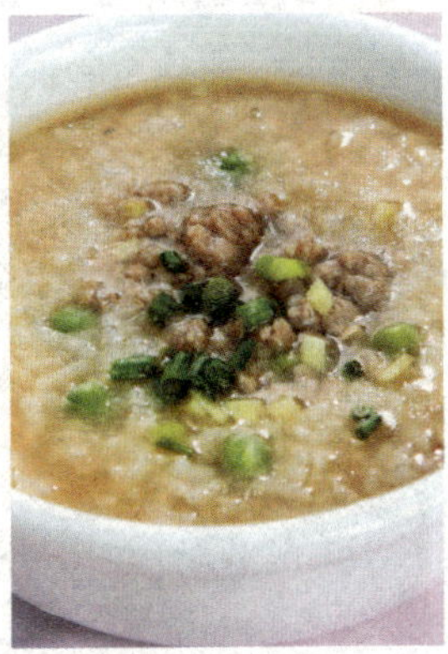

材料：豌豆30克，猪瘦肉100克，大米80克，姜末少许，盐适量。

做法：

1. 豌豆洗净；猪瘦肉洗净，剁成末；大米用清水淘净后，再用水浸泡半小时。
2. 大米入锅，加清水烧开，改中火，放姜末、豌豆煮至米粒开花。
3. 再放入猪肉末，改小火熬至粥浓稠，调入盐即可。

功效 此粥具有益气补中、调和阴阳、通利二便的作用。

脱发

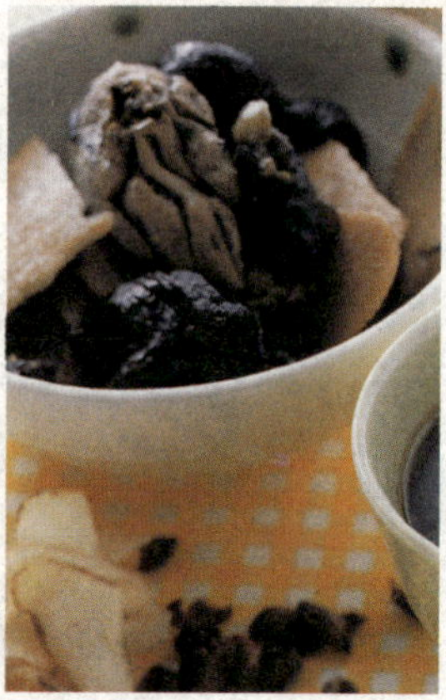

山药熟地乌鸡汤

材料：熟地黄20克，山茱萸10克，山药15克，丹皮10克，茯苓10克，泽泻10克，车前子8克，乌鸡腿100克，盐适量。

做法：

1. 将乌鸡腿剁块，放入沸水中汆烫，捞起，冲净；所有药材洗净。将乌鸡腿和药材放入煮锅，加适量水以大火煮开，转小火慢炖40分钟。
2. 加盐调味即可。

功效 本品能补肾养血、固发止脱，可用于治疗肾虚、血虚造成的脱发，伴腰膝酸软、乏力、头晕等症。

苁蓉黄精骶骨汤

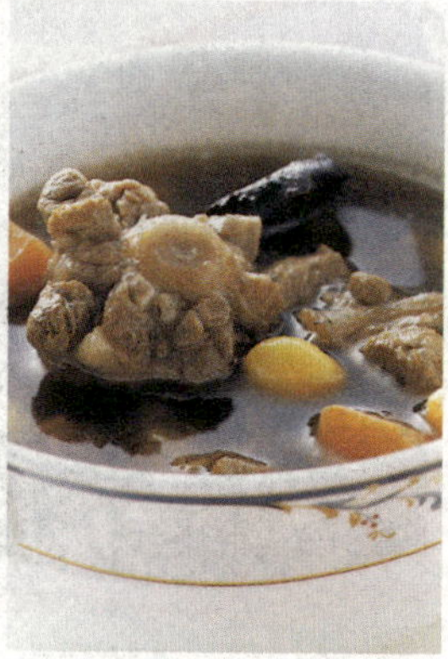

材料：肉苁蓉15克，黄精15克，白果5颗，猪尾骶骨1副，胡萝卜1根，盐1小匙。

做法：

1. 猪尾骶骨洗净，放入沸水中汆烫，去除血水；胡萝卜削皮，冲洗干净，切块；肉苁蓉、黄精、白果分别洗净。
2. 将肉苁蓉、黄精、猪尾骶骨、胡萝卜、白果一同放入锅中，加水没过所有食材。
3. 以大火煮沸，再转小火续煮约30分钟，加盐调味。

功效 此品可补肾固发、益气强精。

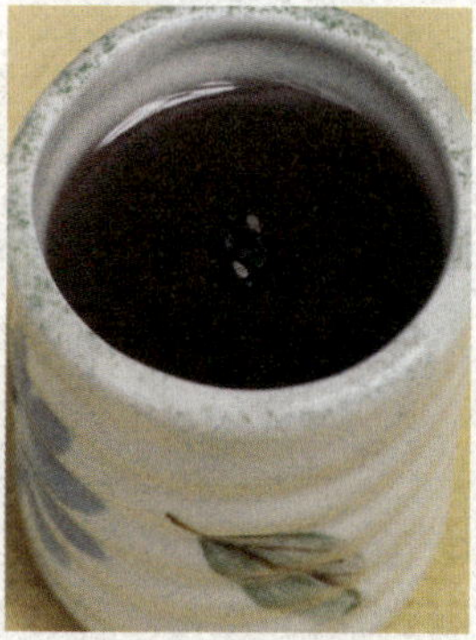

首乌黑芝麻茶

材料：何首乌（已制熟的）15克，黑芝麻粉50克，白糖少许。

做法：

1. 何首乌洗净，沥干。将何首乌放入砂锅内，加清水750毫升，用大火煮沸后，转小火再煮20分钟。
2. 熬出药味后，用滤网滤净残渣，再加入黑芝麻粉搅拌均匀，最后加入适量白糖即可。

功效 此茶可滋补肝肾、乌发明目。

5

五官科疾病食疗

五官科疾病虽不危及生命，但影响生活质量。从中医角度看，此类疾病多与脏腑功能失调、外感邪气等有关。本章针对睡眠呼吸暂停综合征（打鼾）、慢性咽炎、鼻炎等五官科疾病，结合中医食疗理念，推荐相应食疗方法，为解决五官科疾病提供了新思路。

睡眠呼吸暂停综合征（打鼾）

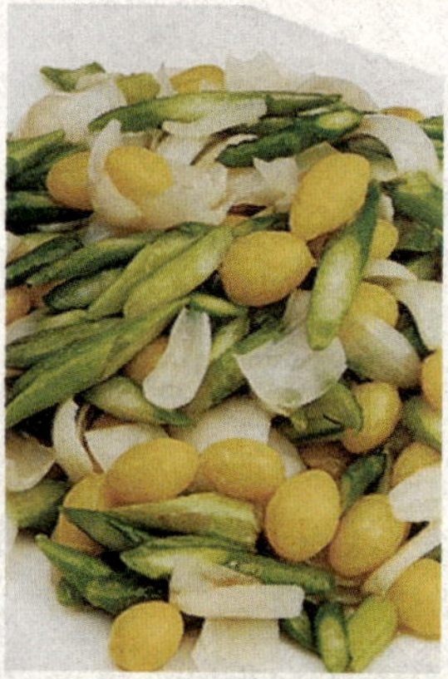

白果百合拌鲜笋

材料：白果200克，鲜百合100克，芦笋150克，盐3克，香油适量。

做法：

1. 白果去壳、皮、心尖；鲜百合洗净，削去黑边；芦笋洗净，切段。
2. 锅内加入清水煮沸，下白果、百合、芦笋焯烫至熟，装盘。
3. 将所有调味料制成味汁后，淋入盘中拌匀即可。

功效 本品适合呼吸道有阻塞感引起的打鼾患者食用。

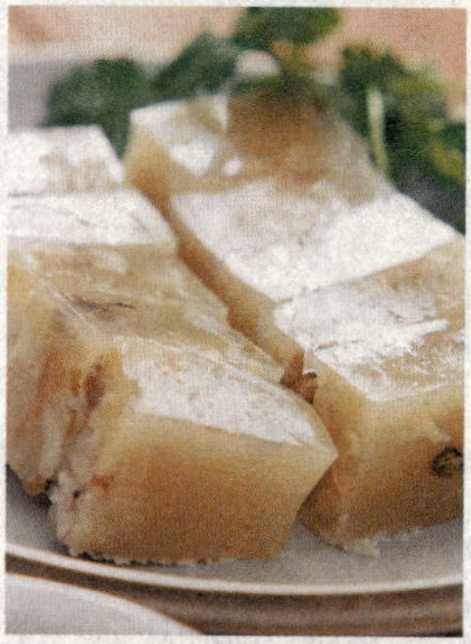

花椒猪蹄冻

材料：花椒1大匙，猪蹄500克，盐1小匙。

做法：

1. 猪蹄剔去骨头，洗净，切小块，放入锅中，加入花椒。
2. 加水没过食材，以大火煮开，加盐调味，转小火慢煮约1小时，至汤汁浓稠。
3. 倒入容器内，待冷却成冻，切块即可食用。

功效 本品具有祛寒保暖的功效，花椒的刺激性气味可改善打鼾症状。

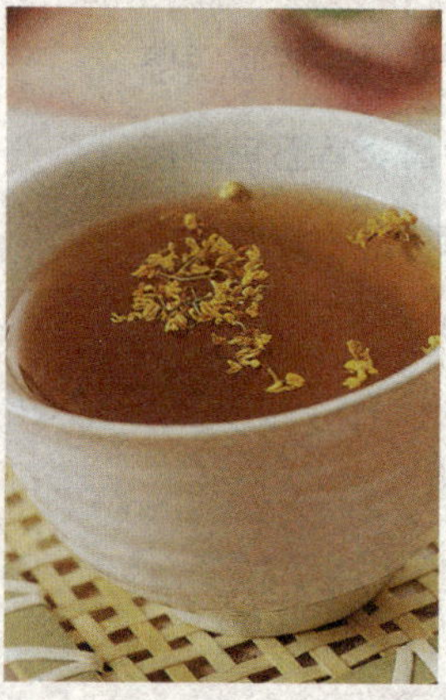

桂花莲子冰糖饮

材料：莲子100克，桂花25克，冰糖末适量。

做法：

1. 桂花洗净，装入纱布袋，扎紧袋口；莲子洗净，去除莲子心。
2. 锅中放入莲子、桂花药袋，加入适量清水，以大火烧开，转小火煎煮50分钟。
3. 加入冰糖末搅拌均匀，关火，凉凉后去渣取汁即可。

功效 本品能温中散寒、活血益气、暖胃止痛，桂花的香气还具有平衡情绪、帮助睡眠等功效。

慢性咽炎

罗汉果瘦肉汤

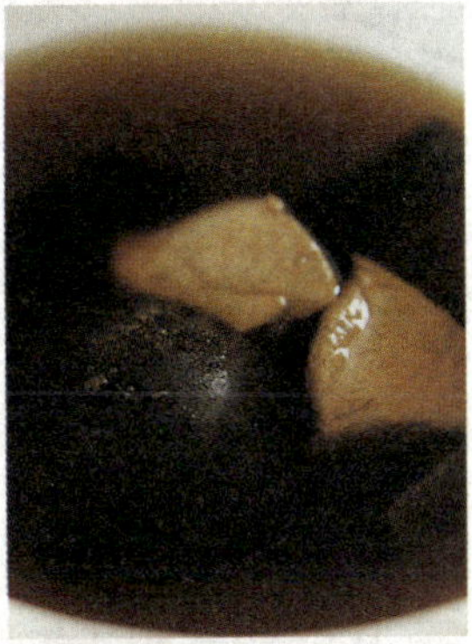

材料：罗汉果1个，枇杷叶15克，猪瘦肉500克，盐5克。

做法：
1. 罗汉果洗净，掰成碎块。
2. 枇杷叶洗净，浸泡30分钟；猪瘦肉洗净，切块。
3. 瓦煲内放入适量清水，煮沸后加入罗汉果、枇杷叶、猪瘦肉，大火煲开后，转小火煲3小时，加盐调味即可。

功效 此汤能利咽、润燥，对治疗急性气管炎、扁桃体炎、慢性咽炎都有很好的辅助疗效。

厚朴蔬果汁

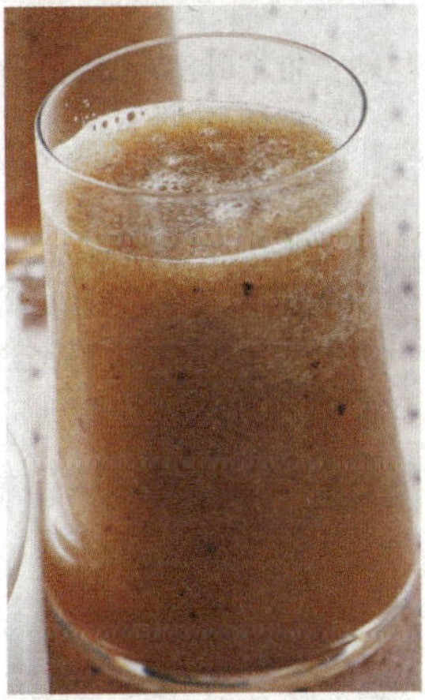

材料：厚朴15克，陈皮10克，西洋芹30克，苜蓿芽10克，菠萝35克，苹果35克，梨35克，八宝粉1小匙，梅子酱1小匙，蓝莓酱1小匙。

做法：
1. 将厚朴、陈皮洗净后放入清水锅。
2. 以小火煮沸约2分钟，滤取药汁待其降温，备用。
3. 西洋芹、苜蓿芽、菠萝、苹果、梨分别洗净，切成小丁，放入果汁机内，加入八宝粉、梅子酱、蓝莓酱搅打均匀，倒入杯中，加入药汁混合均匀即可饮用。

功效 本品可降气化痰、健脾祛湿。

乌梅竹叶绿茶

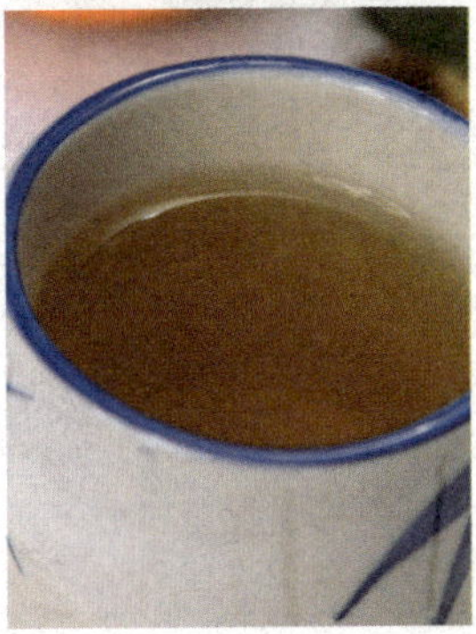

材料：淡竹叶10克，玄参8克，乌梅5颗，绿茶1包。

做法：
1. 将玄参、淡竹叶、绿茶、乌梅洗净后一同放入杯内。
2. 向杯内加入600毫升左右的沸水。
3. 盖上杯盖闷20分钟，滤去渣后即可饮用。

功效 本品能滋阴润燥、生津止渴、利尿通淋，可用于咽喉干燥、灼痛、小便短赤等症的辅助治疗。

慢性支气管炎

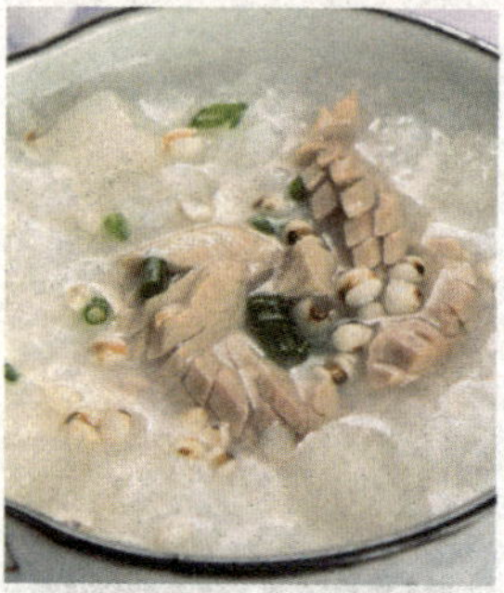

半夏桔梗薏米汤

材料：半夏15克，桔梗10克，薏米50克，冰糖适量。

做法：

1. 用清水略冲洗半夏、桔梗。
2. 将半夏、桔梗、薏米一同放入锅中，加1000毫升水煮至薏米熟烂。
3. 加入冰糖调味即可。

功效 此汤具有燥湿化痰、理气止咳的功效，适合痰湿蕴肺型的慢性支气管炎患者食用。

川贝杏仁枇杷茶

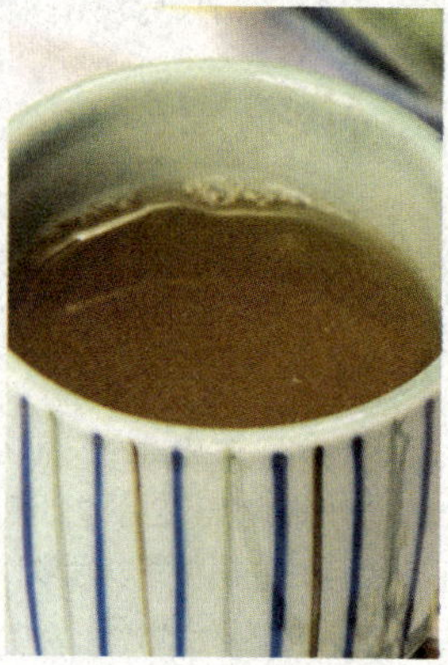

材料：枇杷叶5克，川贝母2克，杏仁5克，薄荷2克，白糖少许。

做法：

1. 枇杷叶洗净后切碎。
2. 将枇杷叶、杏仁、川贝母、薄荷一同放入保温瓶中，加适量沸水冲泡，闷5分钟。
3. 加入白糖即可。

功效 本品能润肺止咳、清肺定喘，可辅助治疗慢性支气管炎。

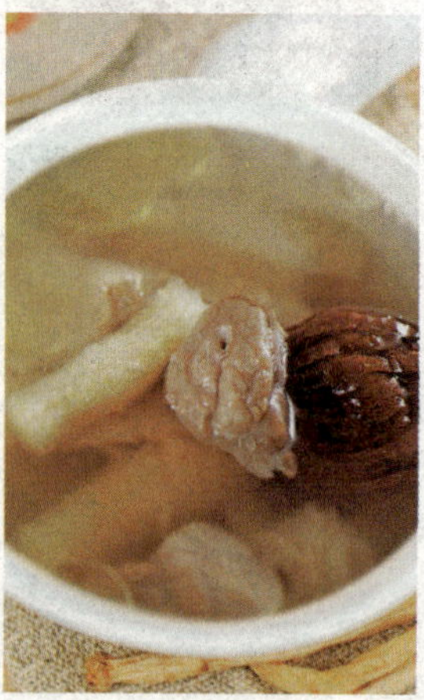

沙参玉竹煲猪肺

材料：沙参15克，玉竹10克，蜜枣2枚，猪肺1个，猪腱肉180克，姜2片，盐适量。

做法：

1. 用清水略冲洗沙参、玉竹，沥干后切段；猪腱肉洗净切成小块；蜜枣洗净。
2. 猪腱肉汆水；猪肺洗净后切成块。
3. 把沙参、玉竹、蜜枣、猪肺、猪腱肉、姜片一同放入锅中，加入适量清水煲沸后，转中小火煲至汤浓，以适量盐调味即可。

功效 本品可润燥止咳、补肺养阴。

口腔溃疡

绿豆镶藕节

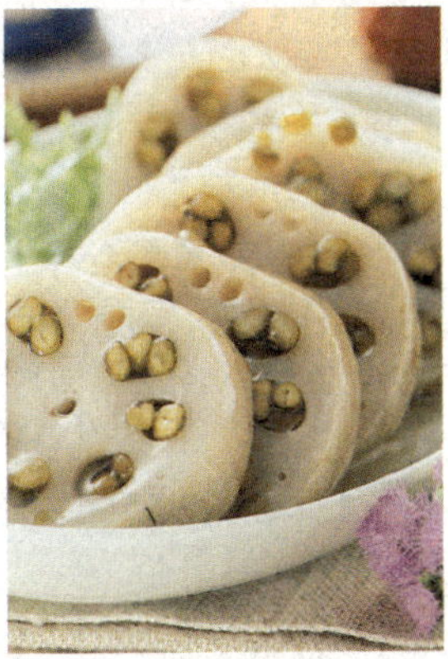

材料：绿豆2大匙，莲藕节6个，蜂蜜适量。

做法：

1. 绿豆洗净，以清水浸泡1小时，沥干。
2. 藕节洗净，沥干，将绿豆塞入莲藕孔中。
3. 将藕节放入锅中，加水没过食材，以大火煮开后转中火煮约30分钟，捞出，放凉后切厚片，淋上蜂蜜即可。

功效 本品能清热解毒、凉血利尿，适合口腔溃疡患者食用。

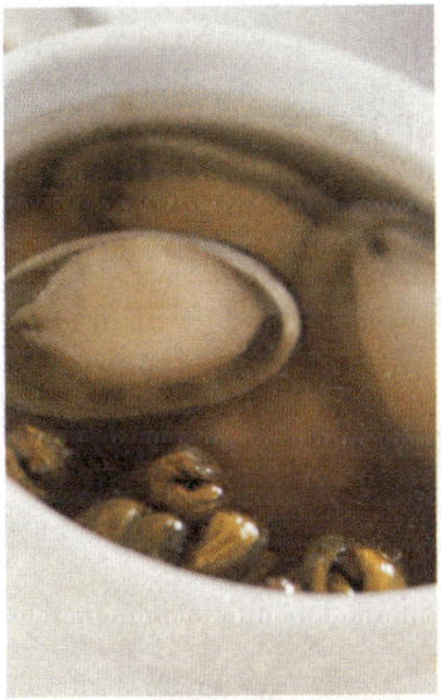

石斛炖鲜鲍

材料：鲜鲍鱼3只，石斛10克，生地黄10克，龙骨40克，盐5克，生姜2片，高汤200毫升。

做法：

1. 鲍鱼去内脏，洗净；龙骨与鲍鱼入沸水中汆烫，捞出洗净，放入炖盅内。
2. 注入高汤，放入洗净的石斛及生地黄、生姜片炖3小时。
3. 用勺将汤表面的油渍捞出，加入盐调味即可。

功效 本品可清热解毒、凉血生津，可辅助治疗口腔溃疡。

麦冬竹叶茶

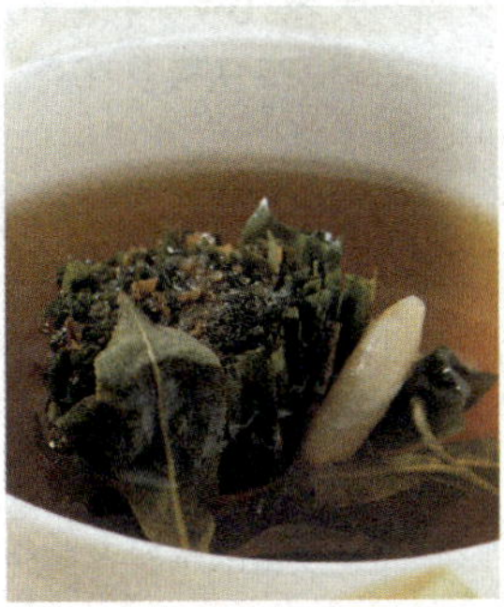

材料：麦冬15克，淡竹叶10克，绿茶3克。

做法：

1. 将麦冬、淡竹叶和绿茶洗净后，混合放入杯内。
2. 往杯内加入600毫升左右的沸水。
3. 盖上杯盖闷20分钟，滤去渣后即可饮用。

功效 本品能滋阴润肺、生津止渴，可用于口腔溃疡伴口干咽燥、尿黄便秘等症的辅助治疗。

鼻炎

辛夷花鹌鹑汤

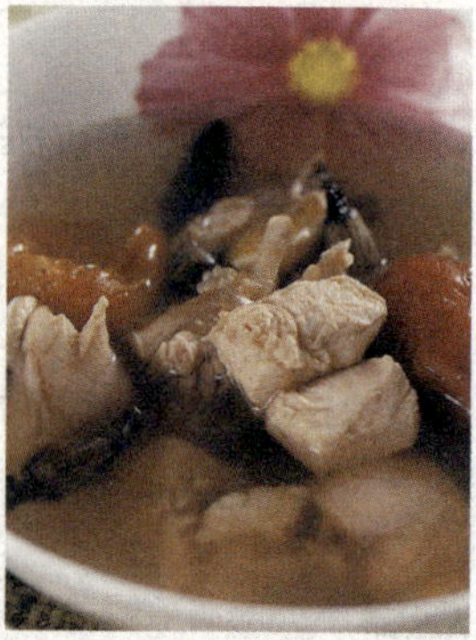

材料：辛夷花25克，蜜枣3枚，鹌鹑1只，盐适量。

做法：

1. 将辛夷花、蜜枣洗净。
2. 将鹌鹑宰杀，去毛和内脏，洗净，斩件，汆水。
3. 将辛夷花、蜜枣、鹌鹑一同放入炖盅内，加适量清水，大火煮沸后转小火煲2小时，加盐调味即可。

功效 此汤具有散风寒、通鼻窍的功效，可辅助治疗寒症、鼻炎。

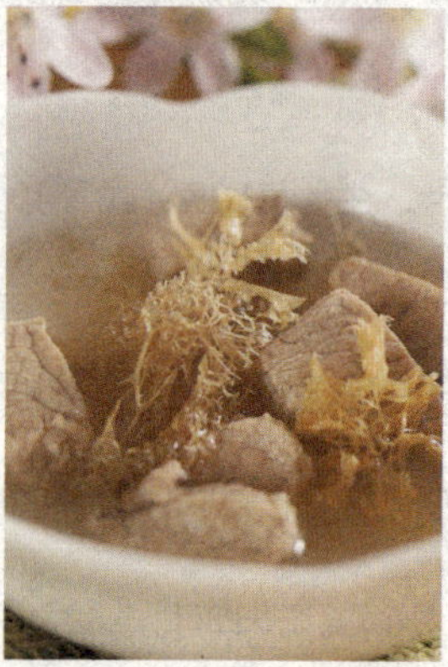

丝瓜络煲猪瘦肉

材料：丝瓜络100克，猪瘦肉60克，盐4克。

做法：

1. 将丝瓜络洗净；猪瘦肉洗净切块。
2. 将丝瓜络、猪瘦肉一同放入锅内，炖至熟烂后加少许盐调味即可。

功效 本品能清热消炎、解毒通窍，适用于肺热鼻燥引起的鼻炎、干咳等症的铺助治疗。

葱白大枣鸡肉粥

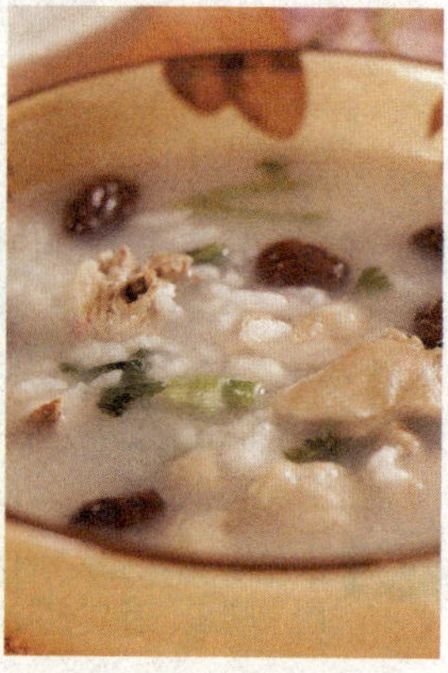

材料：大枣10枚，葱白10克，鸡肉、大米各100克，香菜、生姜各10克，盐少许。

做法：

1. 将大米、生姜、大枣分别洗净；鸡肉洗净后切小块备用。
2. 将上述四种材料放入锅中煮半小时左右。
3. 粥成后，再加入葱白、香菜、盐调味即可。

功效 此粥能补中益气、宣通鼻窍，食用鼻炎伴中气不足及食欲不振者食用。

夜盲症

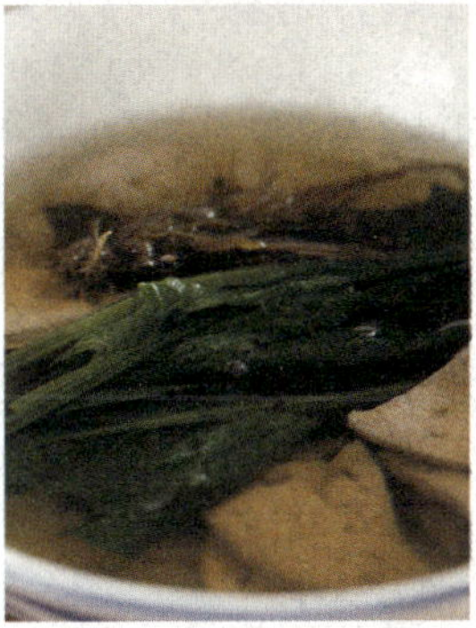

菠菜羊肝汤

材料：谷精草、夏枯草各15克，菠菜500克，羊肝1块。

做法：

1. 将菠菜洗净，焯水；羊肝洗净汆水；谷精草、夏枯草均洗净。
2. 将菠菜、羊肝、谷精草、夏枯草一同放入锅内，加水煎煮至熟即可。

功效 菠菜、羊肝均能养肝明目、补充维生素A，因此本品能辅助治疗夜盲症、老眼昏花、白内障等症。

党参枸杞猪肝粥

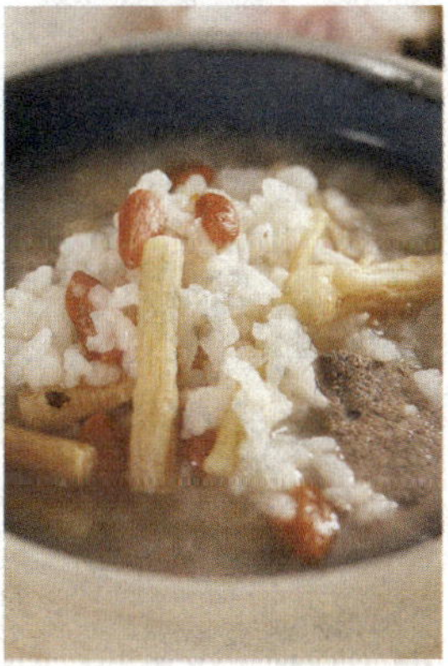

材料：党参20克，枸杞30克，猪肝50克，大米60克，盐适量。

做法：

1. 猪肝洗净切片；大米洗净；党参洗净切段；枸杞洗净。
2. 将猪肝、大米、党参、枸杞一同放入锅中，加适量水，以大火煮开后转小火煮成粥。
3. 加适量盐调味即可食用。

功效 本品能补气健脾、养肝明目，适用于辅助治疗肝脾不和所致的夜盲症。

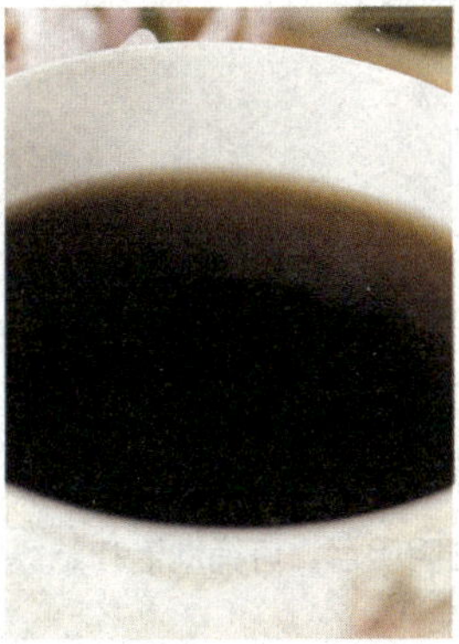

桑麻蜜饮

材料：黑芝麻80克，桑叶20克，蜂蜜适量。

做法：

1. 桑叶洗净，烘干，研磨成细末。
2. 黑芝麻捣碎，与桑叶末一起加水煎40分钟。
3. 稍凉后加入蜂蜜调味即可饮用。

功效 本品能养肝补肾、滋阴降火，适用于辅助治疗夜盲症、便秘、结膜炎等症。

流行性结膜炎

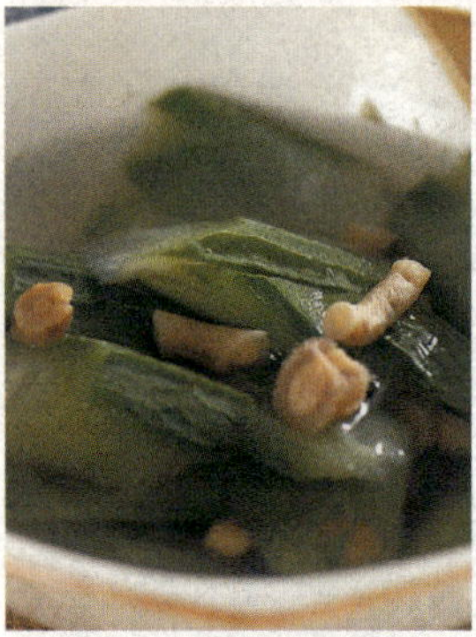

板蓝根丝瓜汤

材料：板蓝根20克，丝瓜250克，盐适量。

做法：

1. 将板蓝根洗净；丝瓜洗净，连皮切片。
2. 砂锅内加入适量清水，放入板蓝根、丝瓜片。
3. 大火烧沸后，转小火煮15分钟至熟，去渣，加入盐调味即可。

功效 此粥能清热解毒、泻火明目，可铺助治疗流感、流行性结膜炎、粉刺、痱子等症。

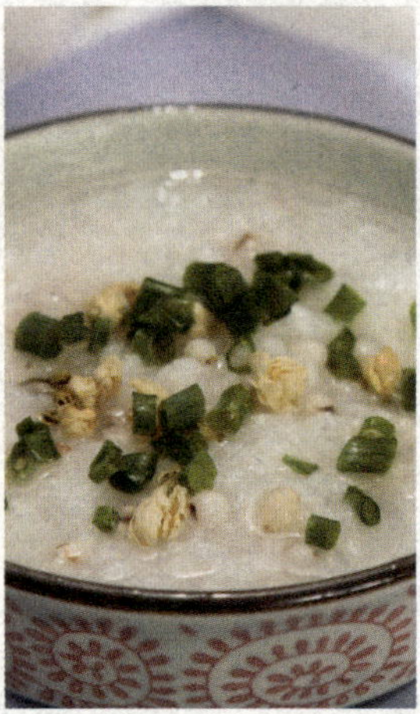

薏米茉莉粥

材料：薏米30克，干茉莉花8克，大米70克，白糖3克，葱8克。

做法：

1. 大米、薏米均泡发洗净；干茉莉花洗净；葱洗净，切成葱花。
2. 锅置火上，加入适量清水，放入大米、薏米，以大火煮至开花。
3. 待煮至呈浓稠状时，放入茉莉花稍煮，加入白糖搅拌均匀，撒上葱花即可。

功效 此粥能清肝明目、泻热止渴，可铺助治疗结膜炎、肝火旺所致的烦躁等症。

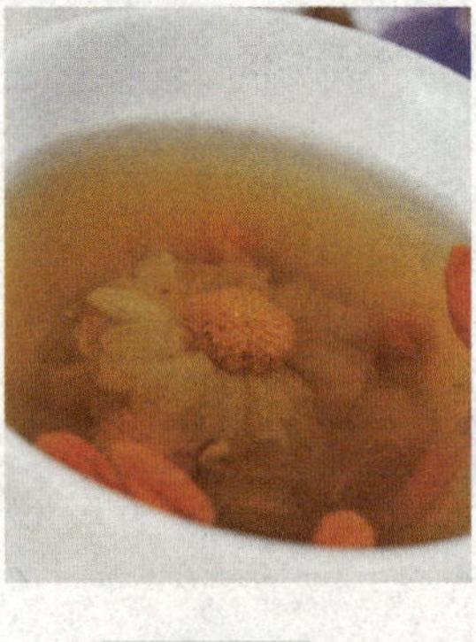

枸杞菊花茶

材料：白菊花10克，枸杞15克。

做法：

1. 将白菊花、枸杞洗净。
2. 将白菊花、枸杞一同放入保温杯中，用沸水冲泡。
3. 加盖闷10～15分钟即可饮用。

功效 本品能清热泻火、滋阴明目，可铺助治疗结膜炎、白内障、高血压等症。

6 妇科产科疾病食疗

女性在生理上具有独特性，经期、孕期、产期等特殊时期对身体影响较大。中医认为，女性疾病多与气血、脏腑、经络关系密切。本章涵盖阴道炎、痛经、妊娠呕吐等多种病症的食疗方法，从日常保健到孕期调养，全方位提供食疗建议，呵护女性健康。

阴道炎

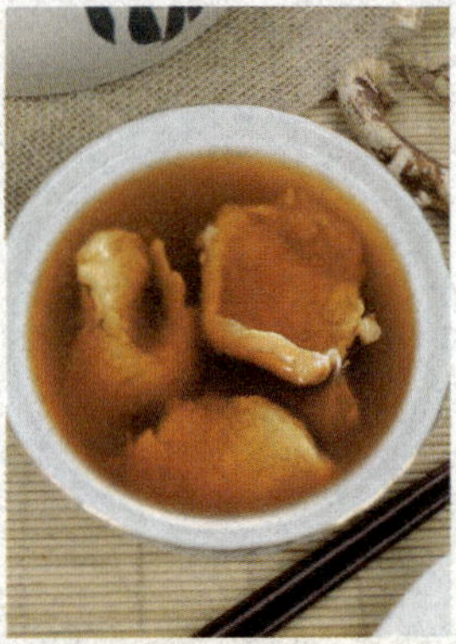

鱼腥草银花瘦肉汤

材料：鱼腥草30克，金银花15克，白茅根25克，连翘12克，猪瘦肉100克，盐5克。

做法：
1. 将鱼腥草、金银花、白茅根、连翘用清水洗净。
2. 将上述药材放锅内加水煎汁，用小火煮30分钟，去渣留汁。
3. 猪瘦肉洗净切片，放入药汤里，用小火煮熟，加盐调味即可。

功效 此汤对阴道炎患者、带下黄臭者有治疗作用。

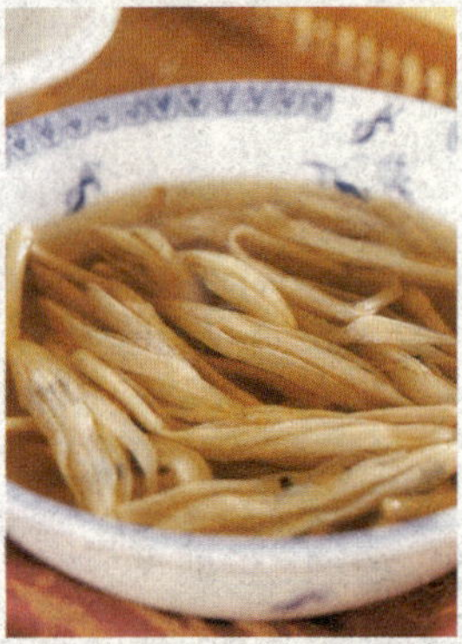

黄花菜马齿苋汤

材料：黄花菜、马齿苋各50克，苍术10克。

做法：
1. 将黄花菜洗净，放入沸水中焯一下，再用凉水浸泡2小时以上；将马齿苋用水洗净；苍术用水洗净。
2. 锅洗净，置于火上，将黄花菜、马齿苋、苍术一同放入锅中。注入适量清水，以中火煮成汤即可。

功效 此汤具有清热解毒、杀菌消炎、利水消肿、止痛的功效。

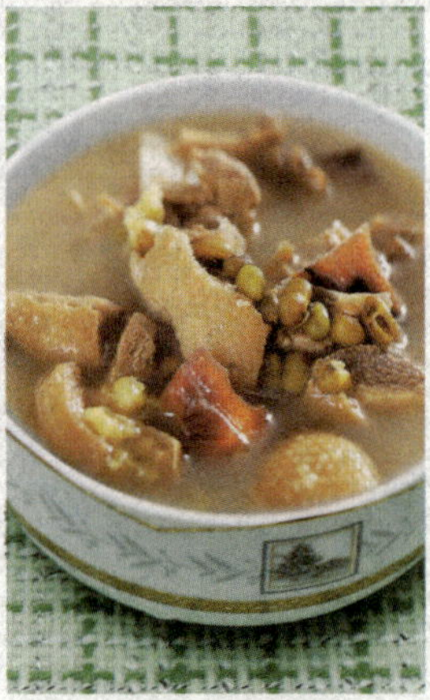

土茯苓绿豆老鸭汤

材料：土茯苓50克，绿豆200克，陈皮3克，老鸭500克，盐少许。

做法：
1. 将老鸭洗净，斩件。
2. 土茯苓、绿豆和陈皮用清水浸透，洗净。
3. 瓦煲内加入适量清水，先用大火烧开，然后放入土茯苓、绿豆、陈皮和老鸭，待水再次烧开，转小火继续煲3小时左右，以少许盐调味即可。

功效 此汤可清热毒、利小便，对阴道炎患者有较好的疗效。

尿道炎

车前子荷叶茶

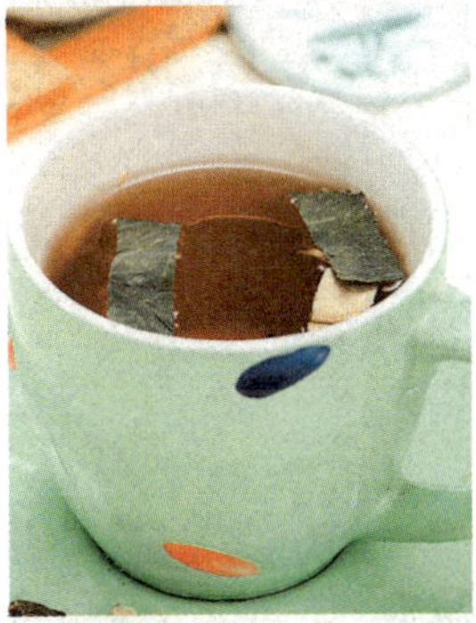

材料：干荷叶、车前子、枸杞各5克。

做法：1 将干荷叶、车前子、枸杞分别用清水洗净。

2 锅洗净，置于火上，将干荷叶、车前子、枸杞一同放入锅中，加入适量清水，以大火煮沸后熄火，加盖闷10～15分钟。

3 滤出茶渣后即可饮用。

功效 此汤可缓解尿频、尿急、尿痛等症状。

苦瓜黄豆牛蛙汤

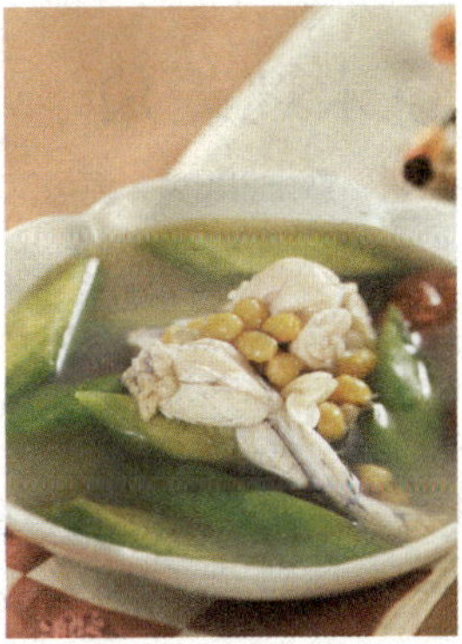

材料：苦瓜400克，黄豆50克，牛蛙500克，大枣5枚，盐5克。

做法：1 苦瓜去瓤，切小段，洗净；牛蛙处理干净；大枣泡发。黄豆提前浸泡3小时，泡发后洗净。

2 瓦煲内放入1600毫升清水，烧开后加入苦瓜、牛蛙、大枣、黄豆，大火煮30分钟后，转小火煲70分钟，加盐调味即可。

功效 此汤对湿热引起的尿道炎有一定的治疗效果。

绿豆茯苓薏米粥

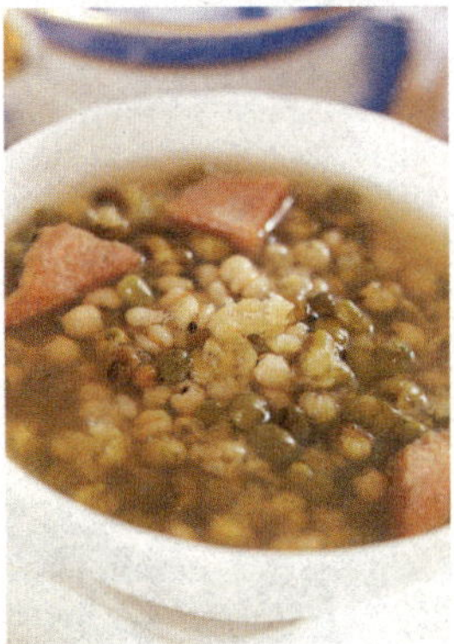

材料：绿豆200克，薏米200克，土茯苓15克，冰糖100克。

做法：1 绿豆、薏米均提前泡好，淘净，放入锅中加适量水。

2 土茯苓掰成小片，一同放入锅中，以大火煮开，转小火续煮30分钟。加冰糖煮至溶化即可。

功效 此粥可在一定程度上缓解急性尿道炎引起的排尿不畅、尿色黄赤、排尿涩痛、尿急、尿频等症状。

盆腔炎

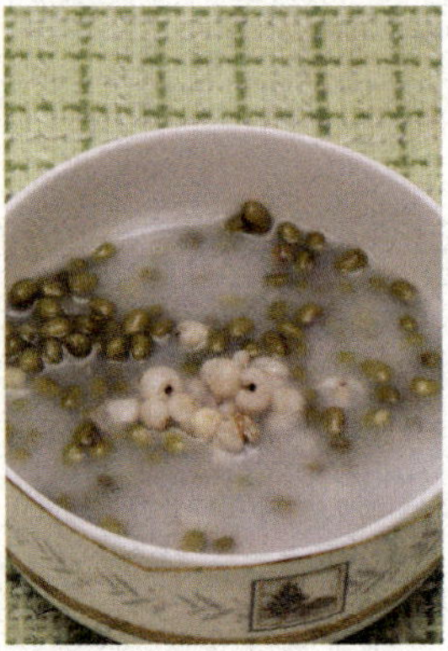

绿豆薏米奶

材料：薏米40克，绿豆60克，低脂奶粉25克。

做法：
1. 将绿豆与薏米洗净、泡水，约2小时即可。
2. 砂锅洗净加入适量水，将绿豆与薏米放入水中，待水煮开后转小火，将绿豆煮至软烂，汤汁呈黏稠状。
3. 倒出绿豆、薏米中的汤汁，加入低脂奶粉搅拌均匀后，再倒入砂锅即可。

功效 此品可清热利湿止带，有助于缓解盆腔炎症状。

薏米炖菱角

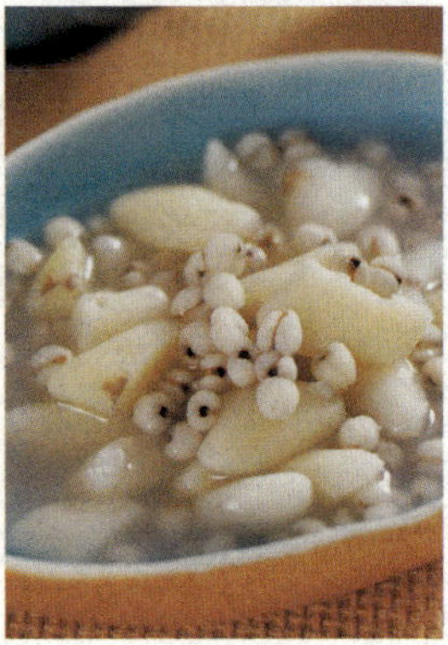

材料：薏米300克，菱角30克，白糖5克。

做法：
1. 将薏米洗净泡发；菱角洗净，一切两半。
2. 将薏米、菱角一同放入炖锅内，加入1500毫升水，置大火上烧沸，再用小火炖煮35分钟。
3. 加入白糖，继续煮至入味即可。

功效 薏米有利水渗湿、健脾、除痹、清热排脓之功效，因此本品可辅助治疗慢性盆腔炎。

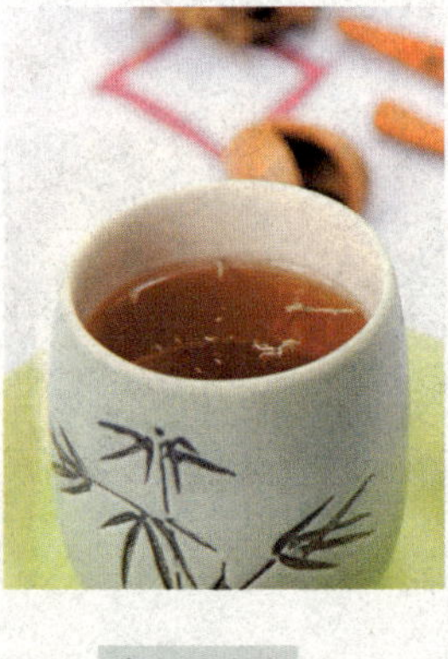

丹参红花陈皮饮

材料：丹参10克，红花5克，陈皮5克。

做法：
1. 丹参、红花、陈皮分别洗净。
2. 将丹参、陈皮放入锅中，加适量水，大火煮开后，转小火煮5分钟。
3. 再放入红花，加盖闷5分钟，倒入杯内，代茶饮用即可。

功效 本品可辅助治疗气滞血淤导致的慢性盆腔炎。

宫颈炎

红豆炒芦荟

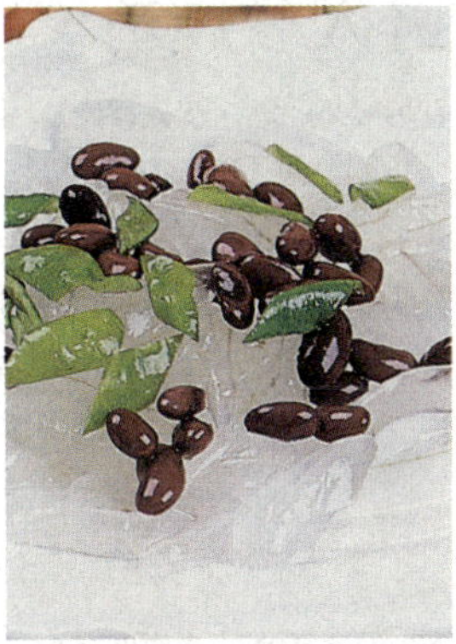

材料：芦荟250克，红豆100克，青椒50克，香油20毫升，盐5克，醋10毫升。

做法：1 将芦荟洗净，去皮，取肉切薄片；红豆泡发、洗净；青椒洗净，切丁。

2 红豆放入锅中煮熟后，捞出控水。

3 油锅烧热，加青椒炒香，再放芦荟肉、红豆同炒至熟，放入盐、醋拌匀，淋上香油装盘即可。

功效 此品对宫颈炎患者有一定的食疗作用。

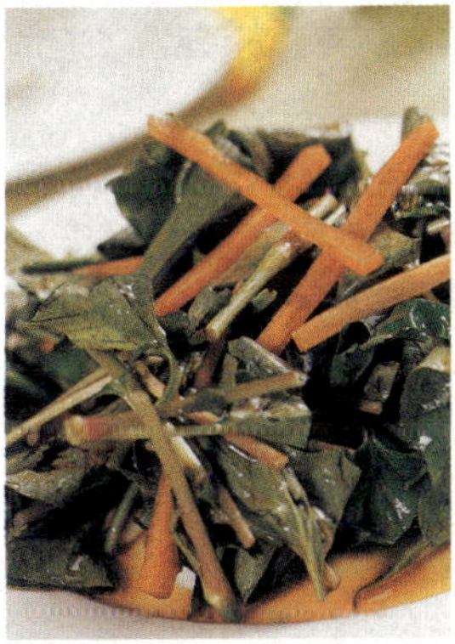

凉拌鱼腥草

材料：鱼腥草350克，红椒20克，盐5克，香油10毫升，醋10毫升。

做法：1 将鱼腥草洗净，切段；红椒洗净，切丝。

2 锅中加水烧开，下入鱼腥草焯水后，捞出盛入碗里。

3 在鱼腥草内加红椒丝和所有调味料拌匀即可。

功效 鱼腥草可清热解毒、消肿排脓、镇痛、止血，对宫颈炎等妇科炎症有一定的改善作用。

鸡蛋马齿苋汤

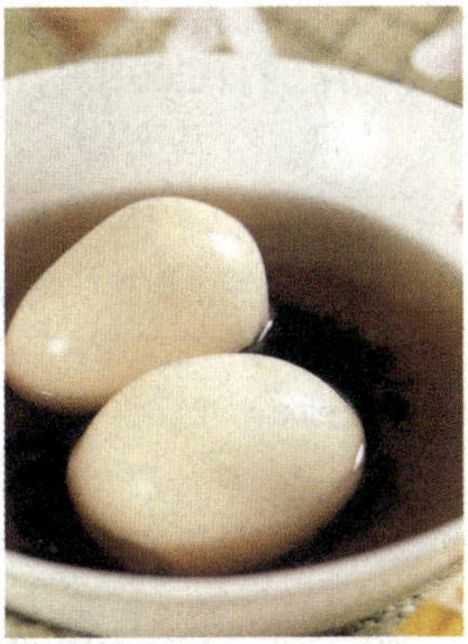

材料：马齿苋250克，鸡蛋2个，盐适量。

做法：1 将马齿苋用温水泡10分钟，择去根、老黄叶片，用清水洗净，切成段。

2 鸡蛋煮熟后去壳。

3 锅洗净，置于火上，将马齿苋、鸡蛋一同放入锅中煮5分钟后，加盐调味即可。

功效 本品具有清热凉血、消炎解毒的功效，适合湿热下注型宫颈炎患者食用。

子宫脱垂

鲜人参炖鸡

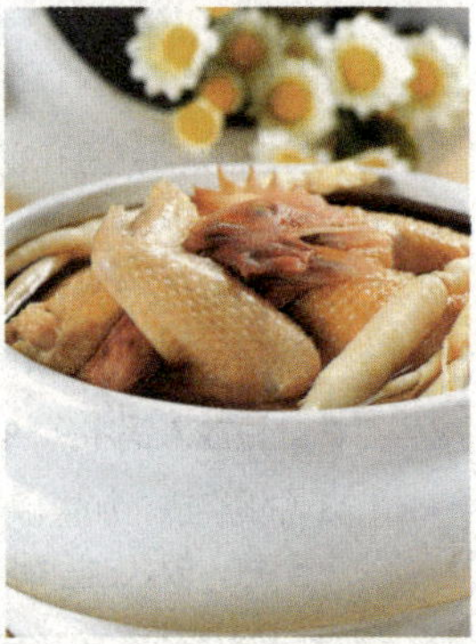

材料：鸡1只，鲜人参2根，猪瘦肉200克，火腿30克，花雕酒3毫升，生姜2片，盐2克。

做法：1 将鸡脱毛去内脏后，在背部开刀；猪瘦肉切成大肉粒；火腿切成粒；鲜人参洗净。

2 将鸡、猪瘦肉分别飞水去血污，再把它们同火腿粒、花雕酒、生姜片、鲜人参放入炖盅炖4小时。待鸡肉、猪瘦肉烂熟，加入盐调味即可。

功效 本品对体质虚弱导致子宫脱垂的患者有补益作用。

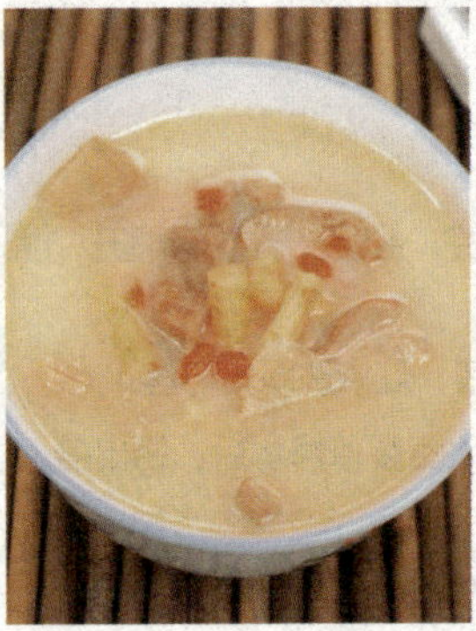

党参淮山猪肚汤

材料：猪肚250克，党参、淮山各20克，黄芪5克，枸杞适量，姜片10克，盐5克。

做法：1 将猪肚洗净，放入开水锅中汆烫后捞出；党参、淮山、黄芪、枸杞分别洗净。

2 将上述食材和姜片一同放入砂煲内，加清水没过食材，用大火煲沸后转小火煲3小时，加入盐调味即可。

功效 此汤适合气虚所引起的内脏下垂（如胃下垂、子宫脱垂、脱肛、肾下垂等）患者食用，对其大有补益作用。

黄芪猪肝汤

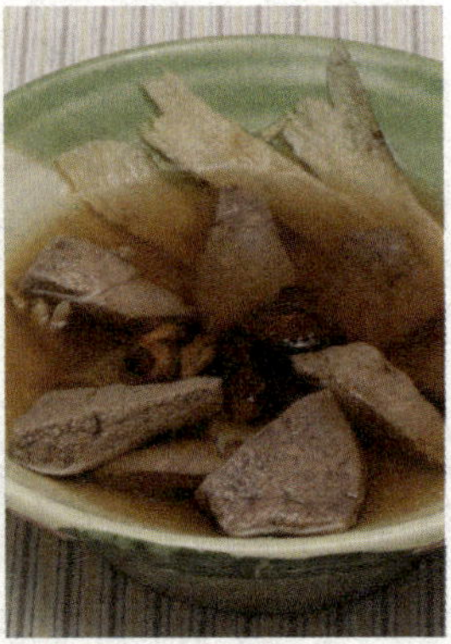

材料：当归25克，党参、黄芪各20克，熟地黄8克，姜5片，料酒200毫升，猪肝200克，菠菜300克，香油、葱、盐各适量。

做法：

1 当归、黄芪、党参、熟地黄分别洗净，加适量水，熬取药汁。香油加葱、姜片爆香后，加入猪肝炒至半熟，盛起。

2 将料酒、药汁放入锅内煮开，放入猪肝煮开，再放入切好的菠菜煮开，加盐调味即可。

功效 此汤对气血亏虚引起的子宫脱垂有治疗作用。

子宫肌瘤

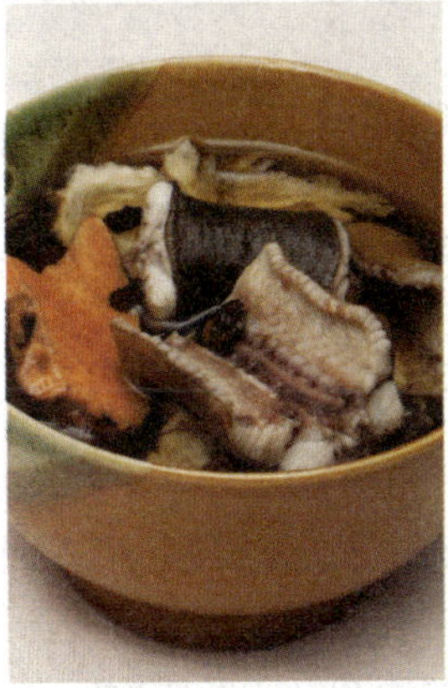

桂枝土茯苓鳝鱼汤

材料：鳝鱼、蘑菇各100克，土茯苓30克，桂枝10克，赤芍10克，盐5克，料酒10毫升。

做法：
1. 将鳝鱼处理干净，切小段；蘑菇洗净，撕成小块；桂枝、土茯苓、赤芍分别洗净。
2. 先将桂枝、土茯苓、赤芍放入锅中，以大火煮沸后转小火续煮20分钟。
3. 再下入鳝鱼煮5分钟，最后下入蘑菇炖煮3分钟，加盐、料酒调味即可。

功效 此汤可辅助治疗湿热淤结型子宫肌瘤。

三术粥

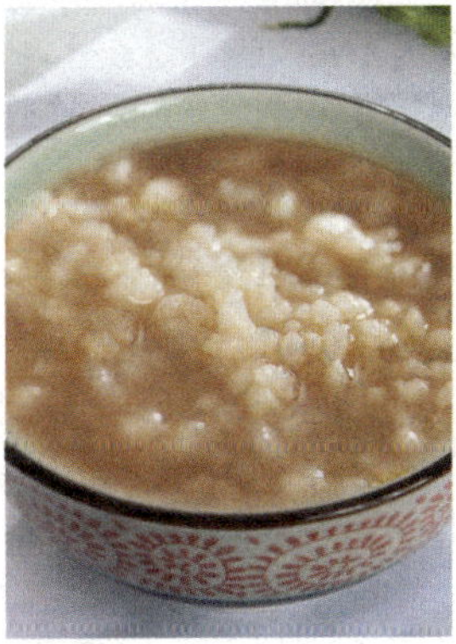

材料：莪术15克，白术10克，苍术10克，三棱9克，车前草8克，大米100克。

做法：
1. 将莪术、白术、苍术、三棱、车前草均洗净，用纱布袋包成药包。
2. 将药包放入瓦煲中，加适量的水，待大火煮开后转小火煎煮30分钟，去渣取汁。
3. 加入洗净的大米煮成粥即可。

功效 此粥具有行气破血、散结止痛的功效。

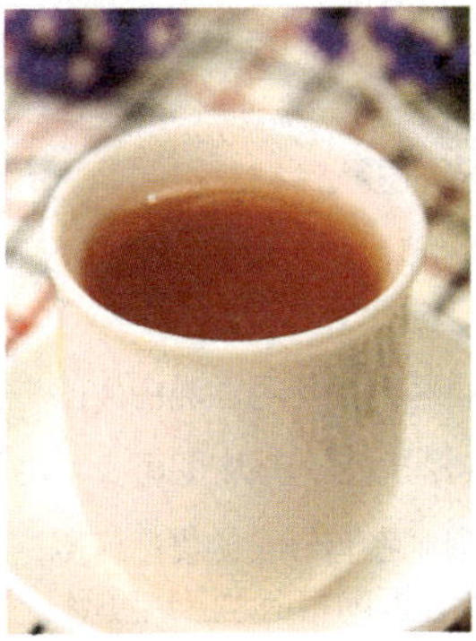

红花木香饮

材料：青皮10克，红花10克，木香10克。

做法：
1. 将木香洗净入锅，加入700毫升水，大火将水烧开后转小火煎煮15分钟。
2. 将青皮洗净晾干后切成丝，与红花一同放入锅中，再煮5分钟，最后过滤，去渣，取汁即成。

功效 此饮可辅助治疗气质血淤型子宫肌瘤。

功能性子宫出血

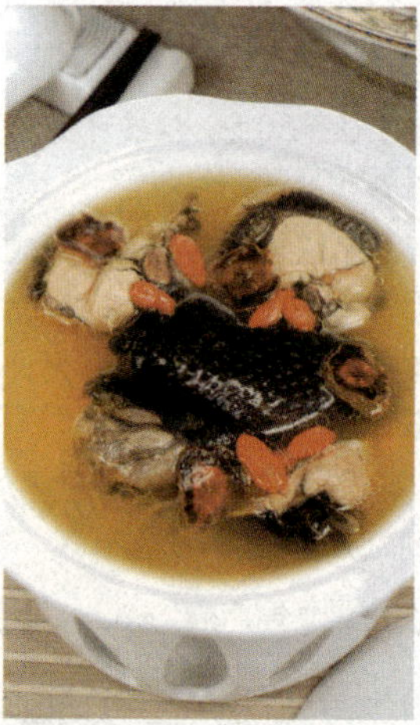

三七炖乌鸡

材料：当归20克，三七8克，乌鸡肉250克，盐5克，蚝油5毫升。

做法：1 当归、三七分别洗净；将三七捣碎；当归切成片。

2 将乌鸡洗净，斩块，放入沸水中煮5分钟，取出过冷水。

3 将当归、乌鸡块、三七一同放入锅中，加适量水，大火煮开后转小火续炖2小时，加盐、蚝油调味即可。

功效 此汤对功能性子宫出血的患者有较好的功效，还可改善因出血过多引起的贫血症状。

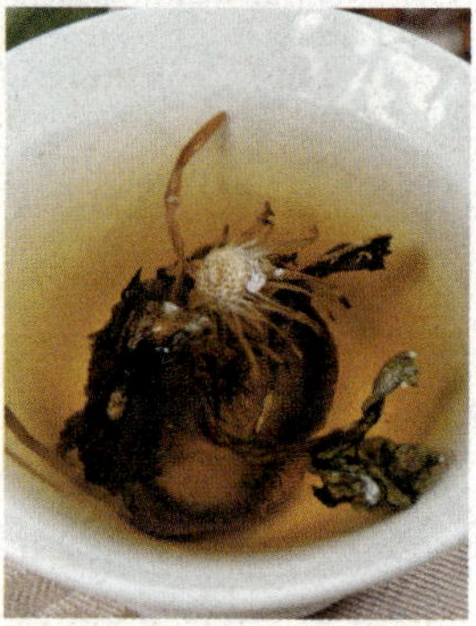

艾蒿茶

材料：

干艾蒿30克，蜂蜜2大匙。

做法：1 干艾蒿洗净沥干，切成若干段。

2 将水烧沸，倒入艾蒿中。

3 把浸泡艾蒿的汤放入碗中，加入蜂蜜，即可趁热饮用。

功效 此饮具有止血作用，尤其适合虚寒性子宫出血。

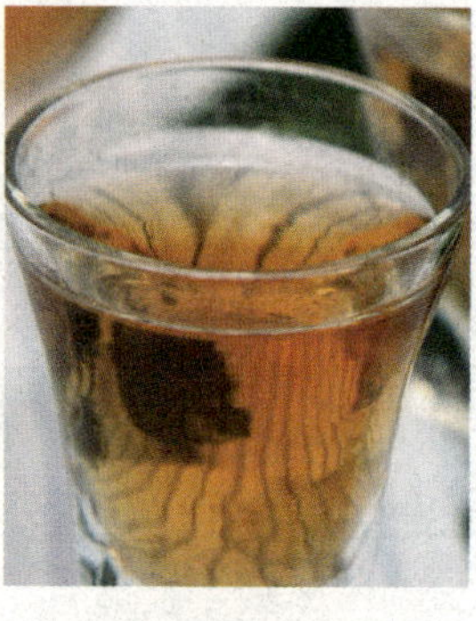

丹参槐花酒

材料：丹参、槐花各300克，米酒适量。

做法：1 将丹参、槐花分别切碎，倒入适量的米酒浸泡15天。

2 滤出药渣压榨出汁，将药汁与药酒混合。

3 再加入适量米酒，过滤后装入瓶中即可。

功效 此酒对功能性子宫出血患者有一定的食疗作用。每次10毫升，每日3次，饭前将药酒温热服用。

子宫内膜癌

鸡血藤香菇鸡汤

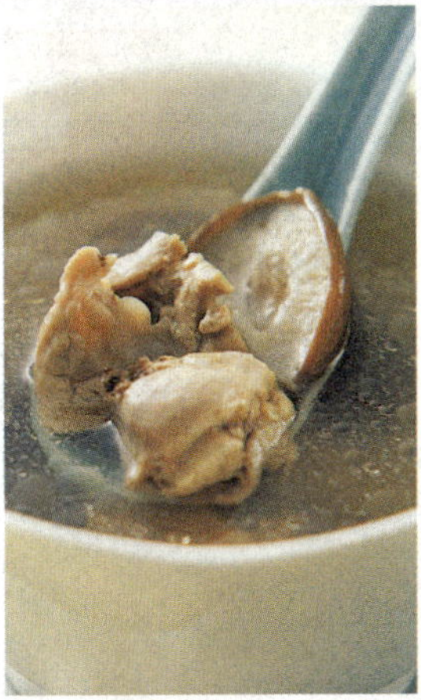

材料：鸡肉200克，鸡血藤30克，香菇200克，生姜3片，盐5克。

做法：1 鸡肉洗净，切片、汆水；鸡血藤、生姜、香菇分别洗净。

2 将鸡肉、鸡血藤、生姜、香菇一同放入锅中。

3 加适量清水以小火炖3小时，再加入盐调味即可。

功效 鸡血藤有行血活血、调经止痛等功效，香菇是益气补虚的佳品。此汤对子宫内膜癌患者有很好的调养作用。

三七香菇炖鸡

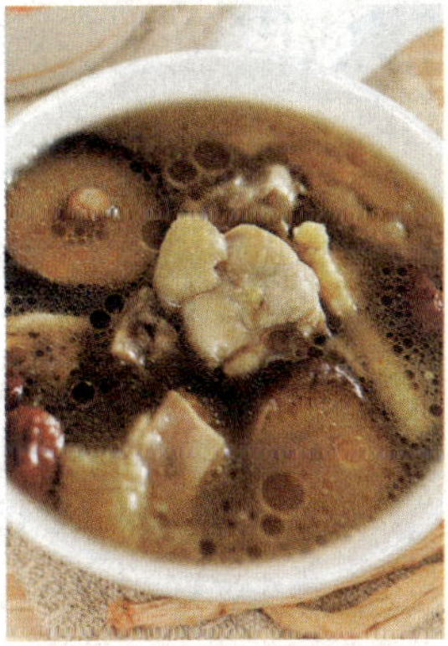

材料：三七12克，香菇30克，鸡肉500克，大枣15枚，姜丝、蒜各少量，盐6克。

做法：1 将三七洗净；香菇洗净，温水泡发。

2 把鸡肉洗净，斩件；大枣洗净。

3 将以上食材一同放入砂煲中，加入姜、蒜入煲内，注入适量水，慢火炖之；待鸡肉烂熟，加盐调味即可。

功效 本品可起到补益气血的调养作用。

鱼腥草乌鸡汤

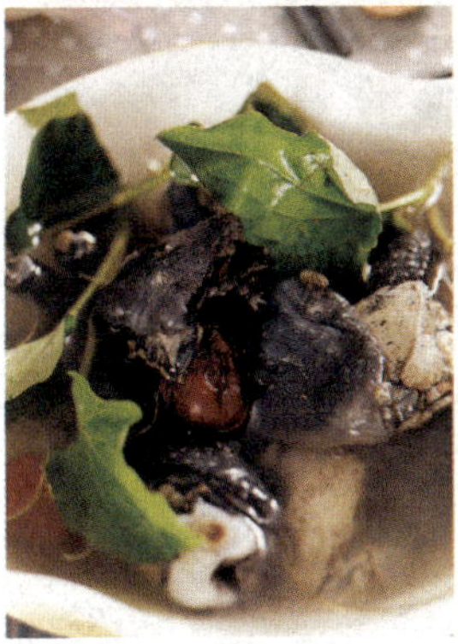

材料：鱼腥草30克，乌鸡半只，大枣5枚，盐适量。

做法：1 鱼腥草洗净；乌鸡洗净，斩件；大枣洗净。

2 锅中加水烧沸，下入鸡块焯去血水后，捞出。

3 锅内放入清水1000毫升，煮沸后加入以上食材，大火煲开后，改用小火煲2小时，加盐调味即可。

功效 本品对子宫癌早期患者出现的排液增多症状有一定的改善作用。

子宫内膜异位症

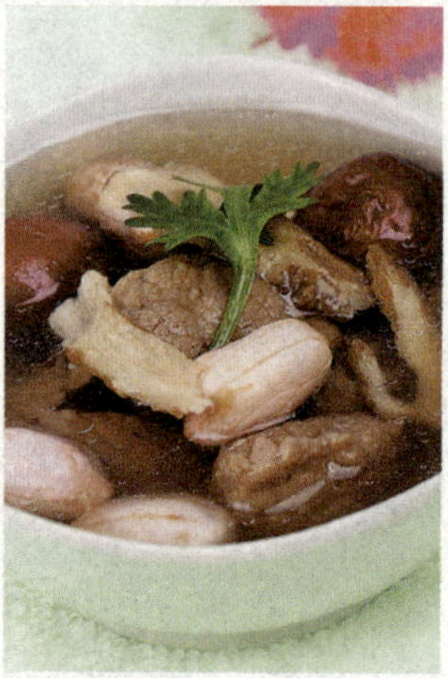

当归瘦肉汤

材料：猪瘦肉200克，当归30克，黄芪10克，大枣5枚，黄豆、花生仁各10克，盐5克，白糖2克，八角1个。

做法：
1. 猪瘦肉洗净，切块，汆水；大枣、黄豆、花生仁、当归、黄芪分别洗净并浸泡。
2. 汤锅上火倒入适量水，下入上述食材，加入八角煲熟。
3. 调入盐、白糖即可。

功效　此汤既补气又活血，对气虚血淤型子宫内膜异位症患者有很好的食疗效果。

清炖甲鱼

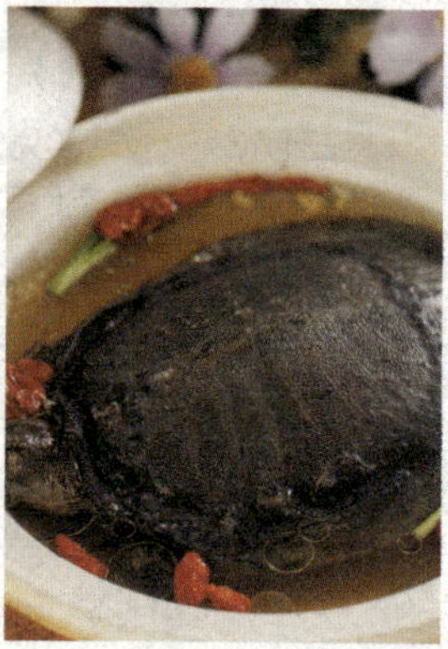

材料：甲鱼1只，大枣10克，枸杞5克，葱15克，姜10克，盐适量。

做法：
1. 将甲鱼宰杀，洗净；葱择洗干净，切段；姜去皮，切片。
2. 锅中注水烧开，放入甲鱼汆去血水，捞出后放入砂煲中，加入姜片、大枣、枸杞煲开。
3. 继续煲1小时至甲鱼熟烂，加入盐调味即可。

功效　本品对子宫内膜异位症患者有较好的食疗效果。

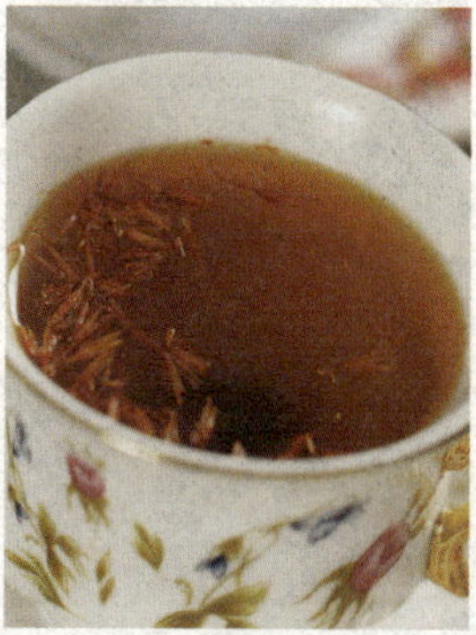

青皮红花茶

材料：

青皮10克，红花12克。

做法：青皮洗净晾干后切成丝，与红花一同放入砂锅，加水浸泡30分钟，再煎煮30分钟，用洁净纱布过滤，去渣，取汁即成。

功效　本品可用于气滞血淤型子宫内膜异位症的辅助治疗。

乳腺增生

青皮炒兔肉

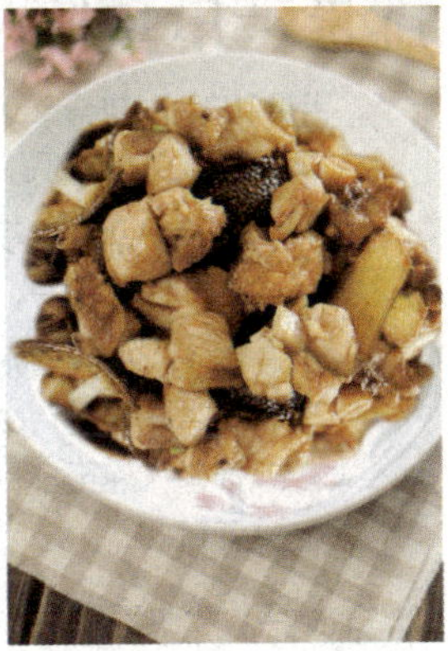

材料：青皮12克，生姜9克，兔肉150克，料酒、葱段、盐、花椒、姜末、香油、酱油各适量。

做法：1 青皮用温水浸泡后切小块。兔肉洗净，切丁，用盐、姜末、葱段、料酒稍腌制。

2 锅中放油，将兔肉翻炒至肉色发白，放入青皮、花椒、生姜、葱段继续翻炒；待兔肉熟时，加酱油炒至收干水分，淋上香油即成。

功效 本品对乳腺增生、乳房疼痛有烧灼感的患者效果较佳。

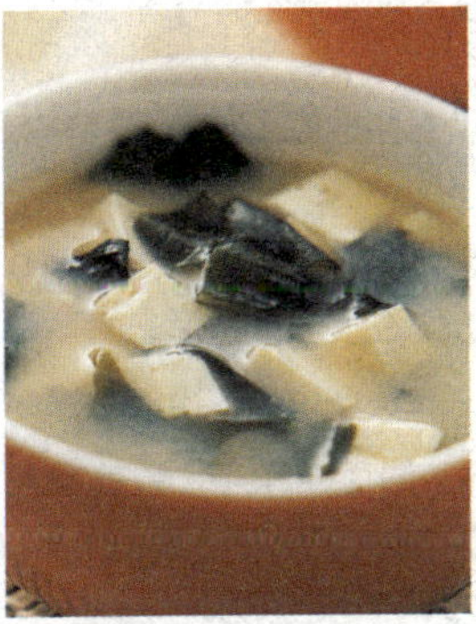

味噌海带汤

材料：味噌酱12克，海带50克，豆腐55克，酱油、盐各适量。

做法：1 豆腐洗净，切丁；锅中加入适量水，大火煮开，将海带、味噌酱熬煮成汤。

2 待汤熬好后，再加入豆腐。

3 待水沸后，加盐、酱油调味即可。

功效 此汤可辅助治疗乳腺增生。

柴胡橘皮饮

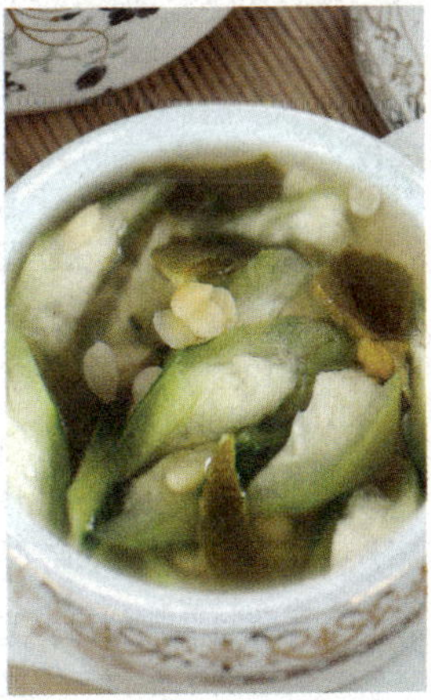

材料：柴胡10克，延胡索5克，鲜橘皮15克，丝瓜10克，白糖少许。

做法：1 将丝瓜去皮，洗净切块；柴胡、延胡索分别洗净，煎药汁去渣。

2 将橘皮、丝瓜洗净，一同放入锅中，加入600毫升水，大火煮开后转小火续煮15分钟。

3 倒入药汁，煮沸后即可关火，加少许白糖搅匀即可。

功效 本品对肝郁气滞的乳腺增生患者有一定的食疗作用。

乳腺癌

排骨苦瓜煲陈皮

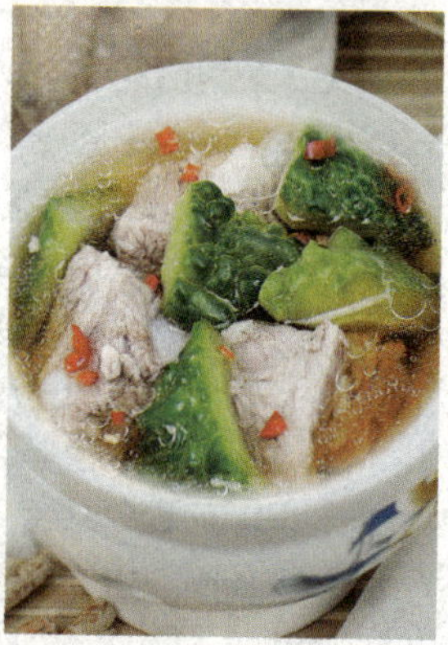

材料：苦瓜200克，排骨300克，蒲公英10克，陈皮8克，葱、姜各2克，盐5克，胡椒粉5克。

做法：1 将苦瓜洗净，去子，切块；排骨洗净，斩块后汆水；陈皮洗净；蒲公英洗净，煎汁去渣。

2 煲锅上火倒入清水，先下入葱、姜，再下入排骨、陈皮煲至八成熟。最后加入苦瓜，倒入药汁搅匀，炖至排骨熟烂后，放入胡椒粉和盐调味即可。

功效 本品可缓解炎性乳腺癌导致的皮肤不适症状。

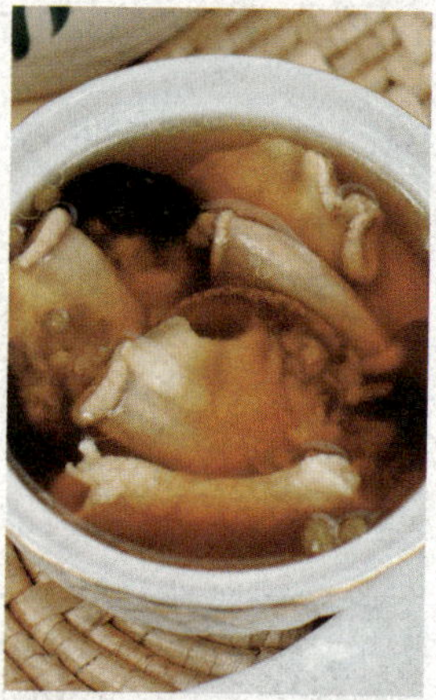

生地绿豆大肠汤

材料：猪大肠100克，绿豆50克，生地黄、陈皮、生姜各3克，盐适量。

做法：1 猪大肠切段后洗净；绿豆洗净，入水浸泡10分钟；生地黄、陈皮、生姜分别洗净。

2 锅内放水并烧开，入猪大肠汆透，捞出。

3 将猪大肠、生地黄、绿豆、陈皮、生姜放入炖盅内，注入清水，以大火烧开后转小火煲2小时，加盐调味即可。

功效 本品具有清热解毒、消炎敛疮的作用，对炎性乳腺癌患者有一定的保健效果。

蒲公英茶

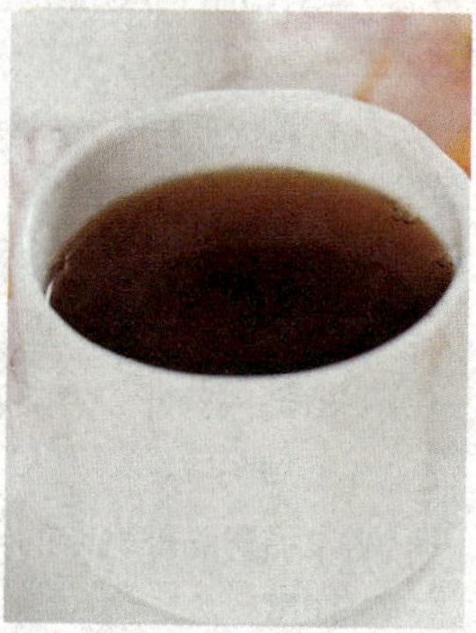

材料：蒲公英15克，王不留行10克，金银花8克，甘草6克。

做法：1 将蒲公英、王不留行、金银花、甘草分别洗净。

2 先将王不留行、甘草放入锅中，加水700毫升，大火煮开。再加入蒲公英、金银花，转小火煮5分钟即可。滤去药渣，留汁饮用。

功效 本品可清热解毒、凉血排脓、疏肝通乳，对炎性乳腺癌患者有一定食疗保健作用。

卵巢早衰

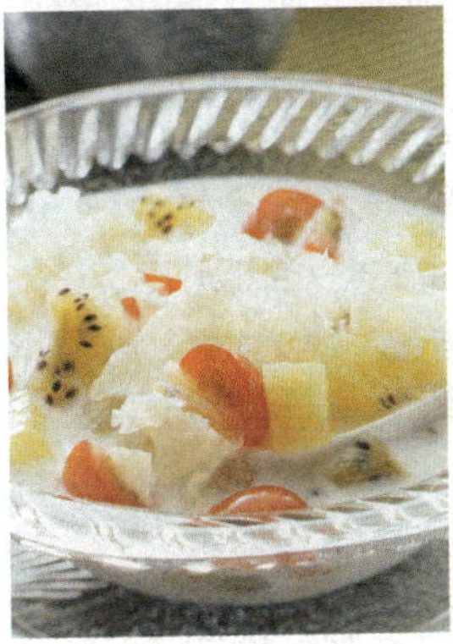

银耳水果牛奶

材料：银耳100克，猕猴桃100克，圣女果20克，牛奶300毫升。

做法：
1. 银耳用清水泡软，去蒂，撕成小朵。
2. 将银耳放入牛奶中，以中小火边煮边搅拌，煮至熟软，熄火待凉后装碗。
3. 圣女果洗净，对切成两半；猕猴桃削皮切丁，一起放入碗中即可。

功效 本饮富含抗氧化物质，有助于延缓衰老。

松茸鸽蛋海参汤

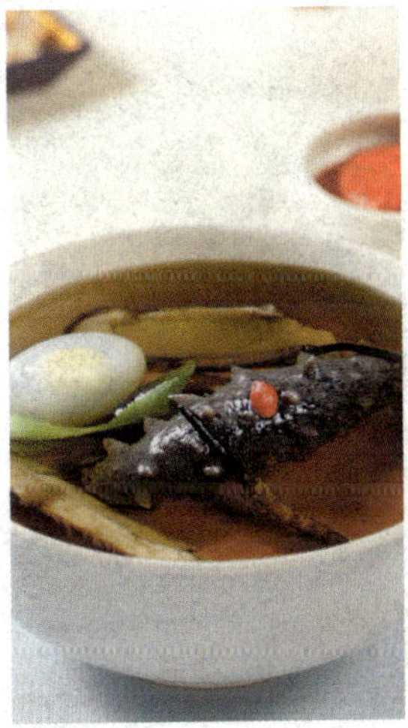

材料：海参20克，松茸20克，鸽蛋、水发虫草花、料酒、盐各适量。

做法：
1. 海参泡发，洗净；松茸洗净后用冷水泡透，浸泡的汤汁留用。
2. 鸽蛋煮熟去壳；将水发虫草花、海参分别入沸水中快速汆烫，捞出。
3. 砂锅洗净，放入鸽蛋、松茸及其浸泡汤汁、料酒、盐，倒入热水煮开后，转小火煲2小时，放入海参、水发虫草花煲30分钟，加盐调味即可。

功效 本品可改善女性精血亏虚等症状。

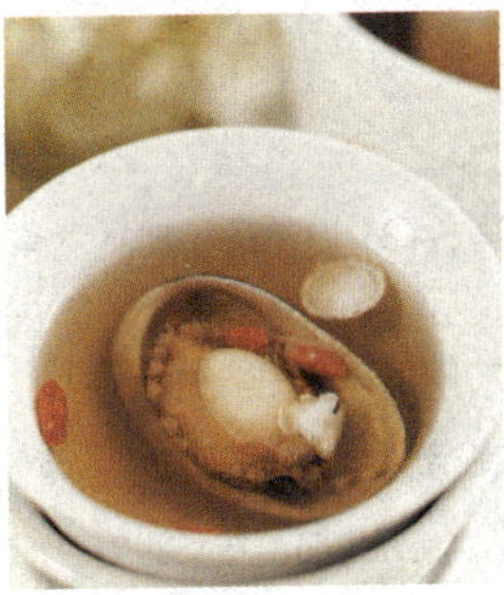

鲍鱼参汤

材料：鲍鱼2个，猪瘦肉150克，人参片12片，枸杞10粒，盐适量。

做法：
1. 将鲍鱼处理好，洗净；猪瘦肉洗净，切小块。
2. 将鲍鱼、猪瘦肉与人参片和枸杞放入炖盅内。
3. 用中火炖1小时，最后放入盐调味即可。

功效 此汤对阴阳俱虚型卵巢早衰有一定的改善效果。

痛经

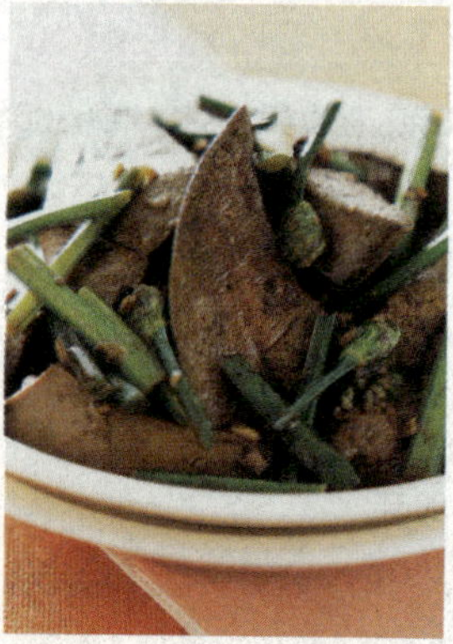

何首乌炒猪肝

材料：何首乌20克，猪肝300克，韭菜花250克，食用油、生淀粉、盐、香油各适量。

做法：1 猪肝切片，入开水中汆烫，捞出沥干。

2 韭菜花切小段；将何首乌放入清水中煮沸，转小火续煮10分钟，滤取药汁与生淀粉混合拌匀。

3 油锅烧热，放入猪肝、韭菜花翻炒片刻，加入盐和香油拌炒均匀，淋上药汁勾芡即可。

功效 本品对肝肾阴虚引起的痛经有较好的补益作用。

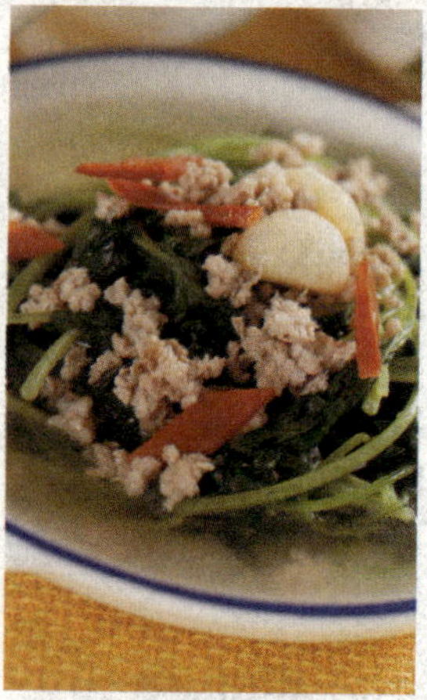

上汤益母草

材料：益母草300克，大蒜10克，猪瘦肉15克，红椒1个，盐5克。

做法：1 益母草去根洗净；大蒜去皮；红椒切块。

2 猪瘦肉剁碎，加少许盐腌5分钟；将益母草放入沸水中汆烫，捞出装盘。

3 油锅烧热，放入猪瘦肉炒香，下入大蒜、红椒、剩余盐，最后将少量热水烧开，淋在益母草上即可。

功效 益母草具有活血化淤、调经止痛的功效；大蒜可解毒、杀菌、增强抵抗力。

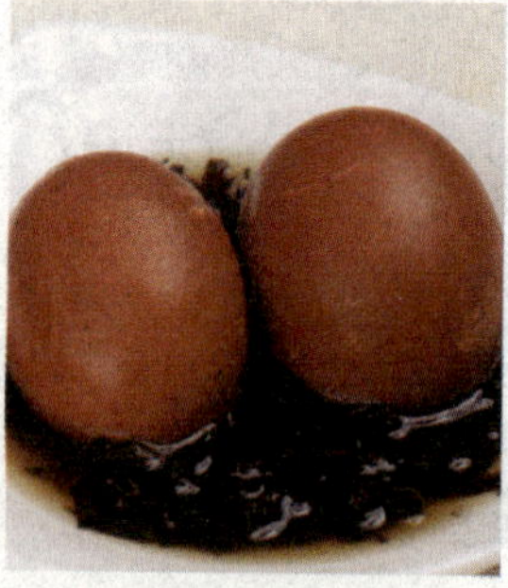

艾叶煮鸡蛋

材料：鸡蛋2个，艾叶10克。

做法：1 鸡蛋用清水冲洗干净；将艾叶洗净，加水熬煮至出色。

2 将洗净的鸡蛋放入艾叶水中一起炖煮约5分钟。

3 待鸡蛋壳变色，将其捞出，剥壳即可食用。

功效 艾叶有理气血、逐寒湿、温经止血、安胎的功效。

闭经

当归熟地烧羊肉

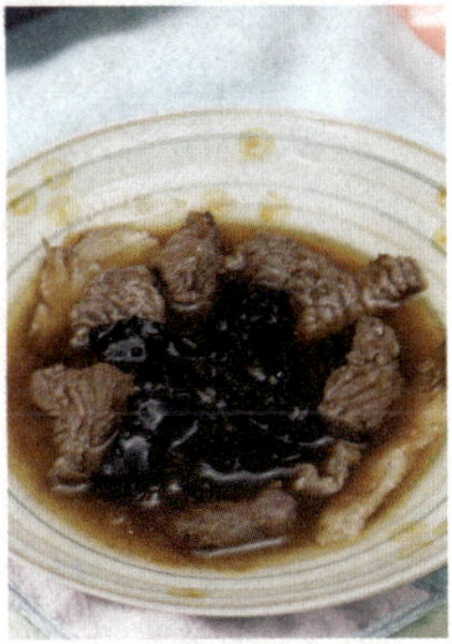

材料：当归、熟地黄各20克，肥羊肉500克，干姜10克，盐、料酒、酱油各适量。

做法：
1. 将羊肉用清水洗去血水，切块，放入砂锅中。
2. 砂锅中加入当归、熟地黄、干姜、酱油、盐、料酒，倒入适量清水，以没过食材为宜。
3. 大火煮沸后，转小火将羊肉煮至熟烂即可。

功效 本品能活血化淤、散寒止痛，可改善月经不调、贫血、腹部冷痛、四肢冰凉、腰膝酸软等症状。

参归枣鸡汤

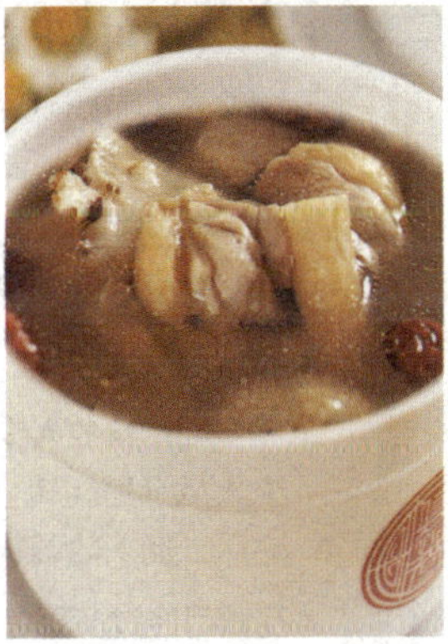

材料：党参15克，当归15克，大枣8枚，鸡腿1只，盐2小匙。

做法：
1. 鸡腿洗净，剁块，放入沸水中汆烫，捞起冲净。
2. 将鸡腿、党参、当归、大枣一起放入锅中，加适量水以大火煮开后，转小火续煮30分钟。
3. 起锅前加盐调味即可。

功效 本品有补血活血、增加血液细胞、防治贫血并调经理带的作用。

玫瑰花益母草茶

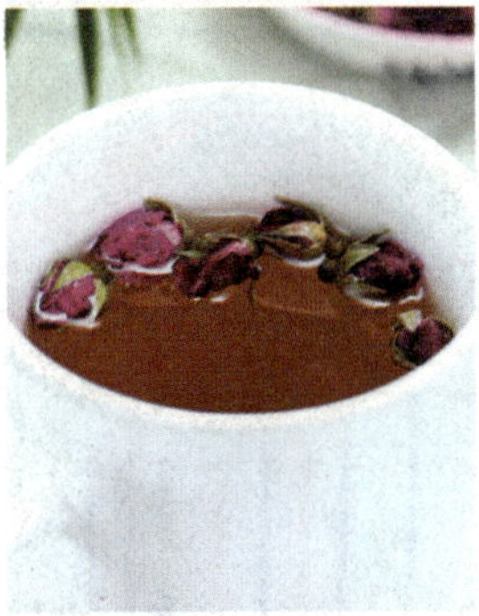

材料：玫瑰花8朵，益母草10克。

做法：
1. 用清水略洗玫瑰花、益母草，去除杂质。
2. 将玫瑰花及益母草放入锅中，加水600毫升，大火煮开后再煮5分钟。
3. 关火后倒入杯中即可饮用。

功效 本品具有疏肝解郁、活血通经的功效对卵巢功能紊乱而致闭经的患者有一定的食疗效果。

月经过多

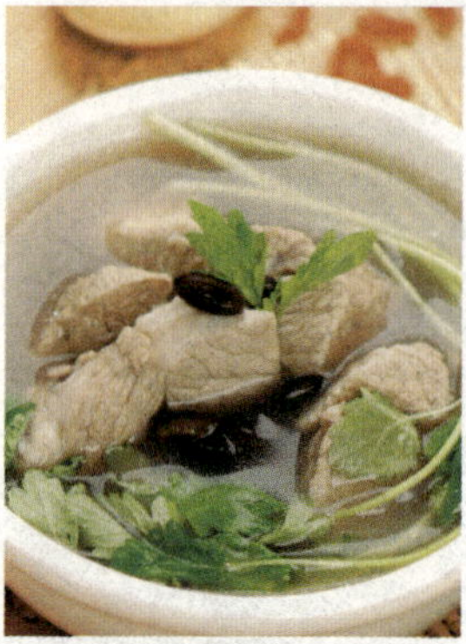

黑豆益母草瘦肉汤

材料：猪瘦肉250克，黑豆50克，薏米30克，益母草20克，枸杞10克，盐5克。

做法：1 猪瘦肉洗净，切件，汆水；黑豆、薏米、枸杞分别洗净，浸泡；益母草洗净。

2 将猪瘦肉、黑豆、薏米一同放入锅中，加入清水慢炖2小时。

3 最后放入益母草、枸杞稍炖，加盐调味即可。

功效 此汤对血热互结型月经过多症患者有食疗作用。

三七当归猪蹄汤

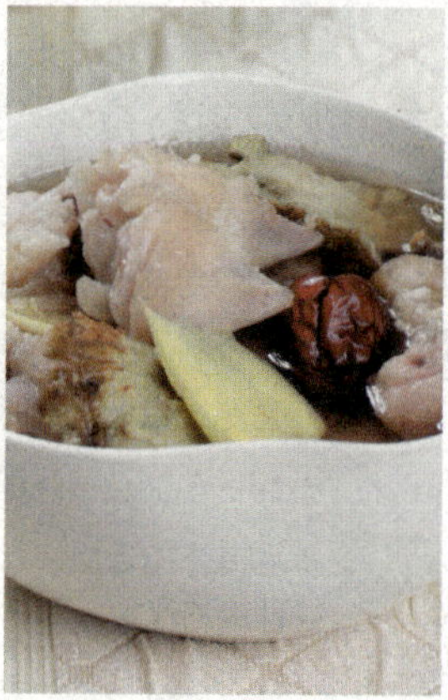

材料：三七20克，当归10克，猪蹄250克，大枣5枚，盐适量。

做法：1 将猪蹄表皮上的毛发去除，处理干净后用清水冲洗，放入沸水锅中煮2分钟后捞出，放凉后剁块。

2 其他用料洗净。

3 将全部用料放入锅内，加清水没过所有食材，大火烧沸后，转小火煮2.5~3小时，待猪蹄熟烂后，加入盐调味即可。

功效 本品对月经过多患者有一定的食疗作用。

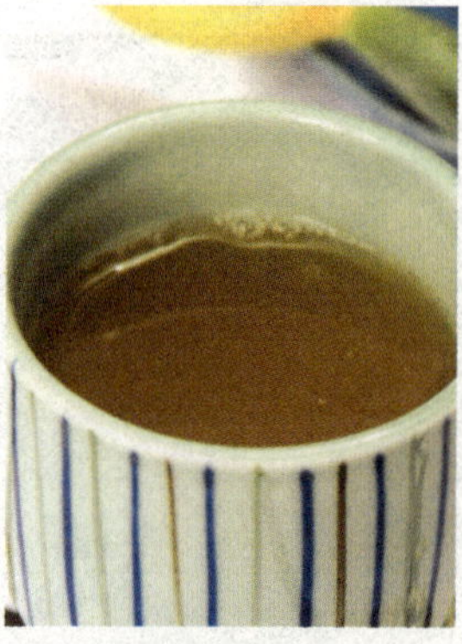

小蓟生地饮

材料：小蓟15克，生地黄20克，金银花10克。

做法：1 先将小蓟、生地黄、金银花均洗净。

2 将小蓟、生地黄放入锅中，加水600毫升，大火煮开后转小火续煮5分钟，再放入金银花，续煮1分钟关火。

3 滤出药汁，即可饮用。

功效 本品既能活血止血，又能清热凉血，对血热妄行引起的月经过多、经期延长等均有很好的疗效。

月经过少

党参薏米板栗蒸土鸡

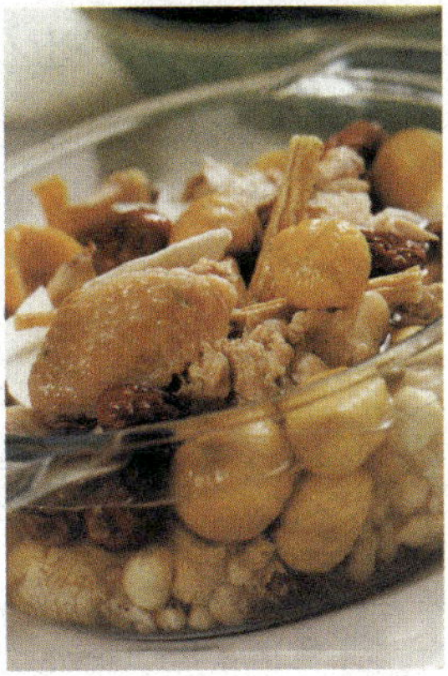

材料：土鸡1只，党参30克，大枣20克，薏米50克，枸杞20克，板栗100克，盐5克。

做法：1 党参洗净切段；大枣泡发；薏米洗净；枸杞去杂质；板栗剥壳，去皮。

2 土鸡宰杀洗净，放入沸水中汆烫，去除血水。

3 将所有的原材料放入钵中，调入盐，用大火蒸约3小时，取出即可食用。

功效 本品可改善气虚经血生化无源引起的经量过少、颜色淡等症状。

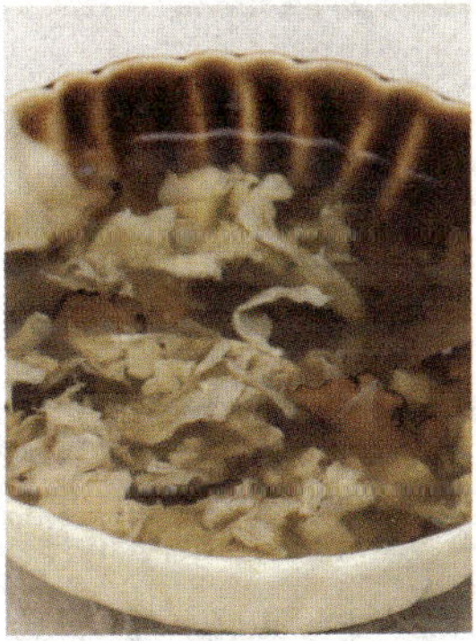

川芎鸡蛋汤

材料：川芎15克，鸡蛋1个，米酒20毫升，盐适量。

做法：1 川芎洗净，放入清水中浸泡约20分钟，泡发。

2 鸡蛋打入碗内，适当放些盐，拌匀。

3 起锅，倒入适量清水，再放入川芎，以大火煮滚后倒入鸡蛋，转小火，蛋熟后加入米酒即可。

功效 此汤具有活血调经的功效。

山楂二皮汤

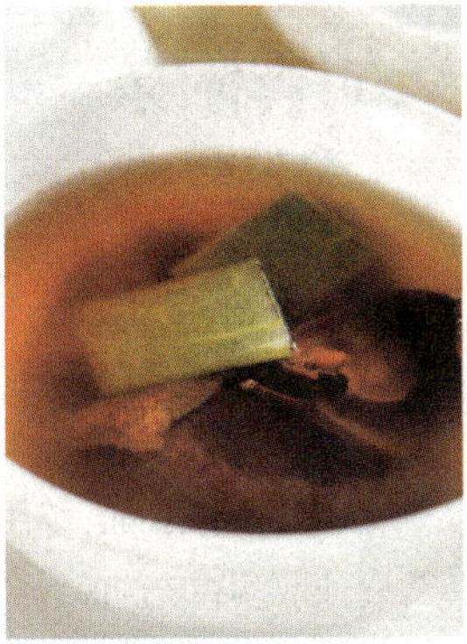

材料：山楂20克，柚子皮15克，陈皮10克，白糖20克。

做法：1 将山楂洗净，切片。

2 陈皮、柚子皮均洗净，切块。

3 锅内加入适量水，放入山楂片、陈皮、柚子皮，小火煎煮15~20分钟，去渣取汁，调入白糖即成。

功效 本品可改善经期腹痛、胸胁胀痛或刺痛、口苦胸闷、食积腹胀等症状。

月经周期紊乱

佛手瓜白芍瘦肉汤

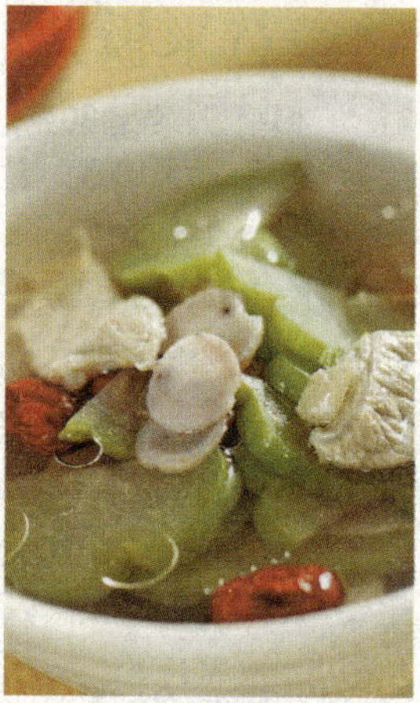

材料：佛手瓜200克，白芍20克，猪瘦肉400克，大枣5枚，盐3克。

做法：1 佛手瓜洗净，切片，汆水。

2 白芍、大枣分别洗净；猪瘦肉洗净，切片，飞水。

3 瓦煲内放入800毫升清水，煮沸后加入以上材料，以大火烧开后，转小火煲2小时，加盐调味即可。

功效 佛手瓜可疏肝解郁、理气和中、活血化淤；白芍可补血、柔肝、止痛。两者合用可增强药效。

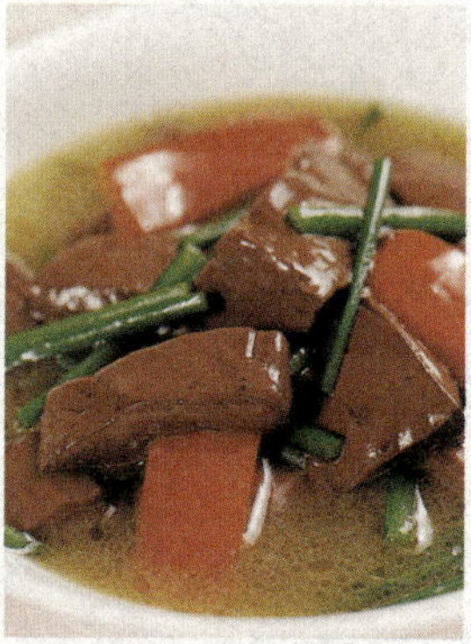

韭菜花炖猪血

材料：韭菜花100克，猪血150克，红椒1个，蒜片10克，豆瓣酱20克，盐5克，上汤200毫升，食用油适量。

做法：1 猪血切块，韭菜花洗净切段，红椒洗净切块。

2 锅中放水并烧开，放入猪血汆烫，捞出沥干。

3 油锅烧热，放入蒜、红椒爆香，加入猪血、上汤及豆瓣酱、盐煮入味，再加入韭菜花即可。

功效 韭菜花具有补肾温阳、健脾和胃的功效；与猪血搭配食用，可加强食疗效果。

柴胡香附茶

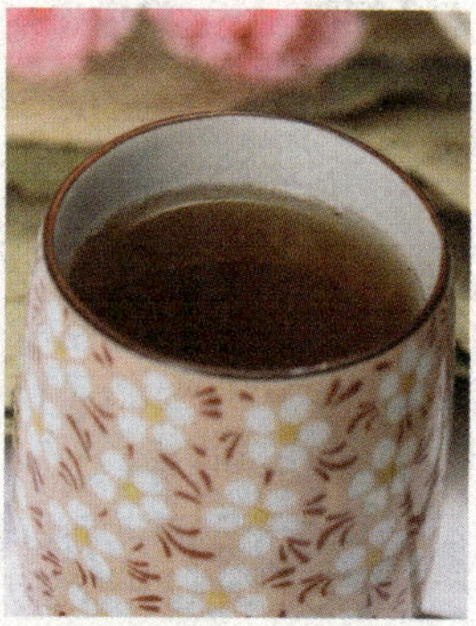

材料：柴胡15克，香附10克，白芍10克，郁金5克。

做法：1 将柴胡、香附、白芍、郁金分别洗净。

2 先将柴胡、白芍、香附放入锅中，加水600毫升，大火煮开后转小火续煮10分钟，再放入郁金，续煮3分钟即可关火。

3 滤除药渣即可饮用。

功效 此饮具有疏肝理气、活血调经的疗效。

先兆流产

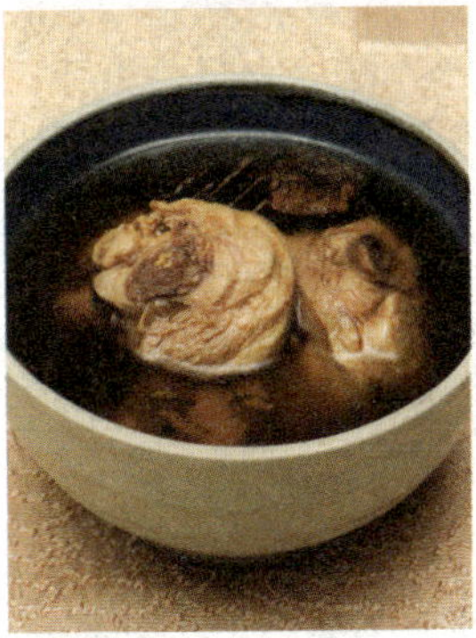

杜仲寄生鸡汤

材料：炒杜仲50克，桑寄生25克，鸡腿1只，盐1小匙。

做法：1 将鸡腿洗净，剁块，在沸水中汆烫，去除血水。将炒杜仲、桑寄生、鸡腿一同放入锅中，加水没过所有材料。剁块，

2 用大火煮沸后，转小火续煮25分钟左右，快要熟时，加入盐调味即可。

功效 本品对肝肾亏虚、下元虚冷引起的妊娠下血、先兆流产或习惯性流产均有疗效。

猪肚炒莲子

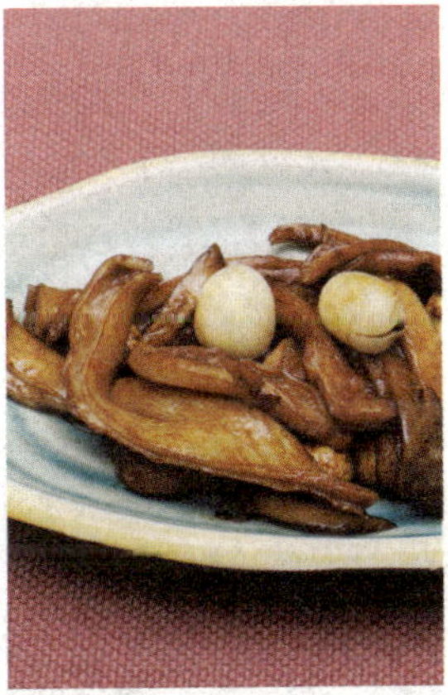

材料：莲子40粒，猪肚1个，食用油、盐、葱丝、姜丝、蒜片各适量。

做法：1 猪肚洗净，刮除残留在猪肚里的余油。

2 莲子洗净，用清水泡发，去除莲子心，装入猪肚内，用线将猪肚的切口缝合。将猪肚莲子放入盘中隔水蒸熟，取出凉凉后切成小块。

3 炒锅放在火上，加入适量油凉，爆香葱、姜、蒜，放入猪肚莲子翻炒片刻，加盐调味即可。

功效 本品可改善气血虚弱引起的妊娠胎动下坠、阴道少量出血、身倦体乏、面色苍白症状。

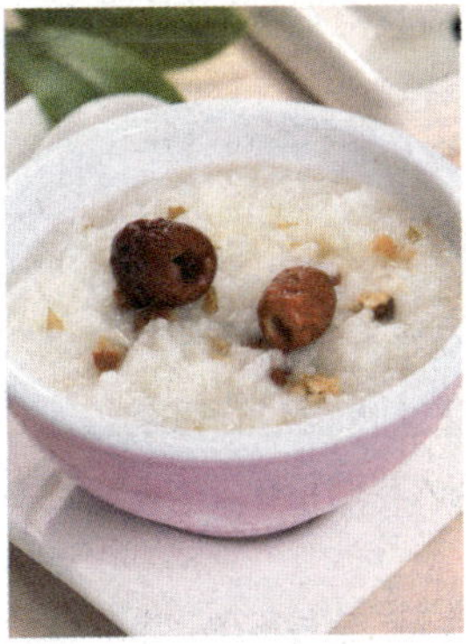

白术大枣粥

材料：大米100克，白术、大枣各适量，白糖4克。

做法：1 大米洗净泡发；大枣、白术均洗净。

2 锅置火上，加入适量清水，放入大米，以大火煮开。

3 再加入白术、大枣煮至粥呈浓稠状，加入白糖搅匀即可。

功效 本品有加强补气安胎之功，对气血亏虚引起的先兆流产患者有较好的食疗效果。

习惯性流产

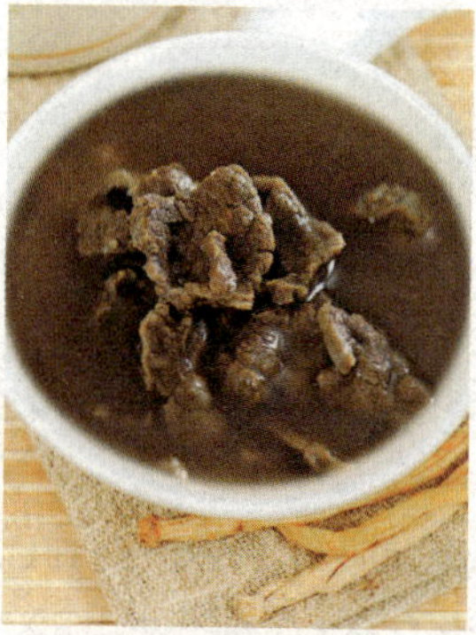

阿胶牛肉汤

材料：阿胶粉15克，牛肉100克，米酒20毫升，生姜10克，红糖适量。

做法：1 牛肉洗净，去筋切片。将牛肉片与生姜、米酒一同放入砂锅中，加适量水，用小火煮30分钟。

2 再加入阿胶粉，并不停地搅拌，至阿胶溶化后加入红糖，搅拌均匀即可。

功效 此汤有健脾和胃、理气安胎之功，对气血亏虚引起的胎动不安、胎漏下血有很好的治疗效果。

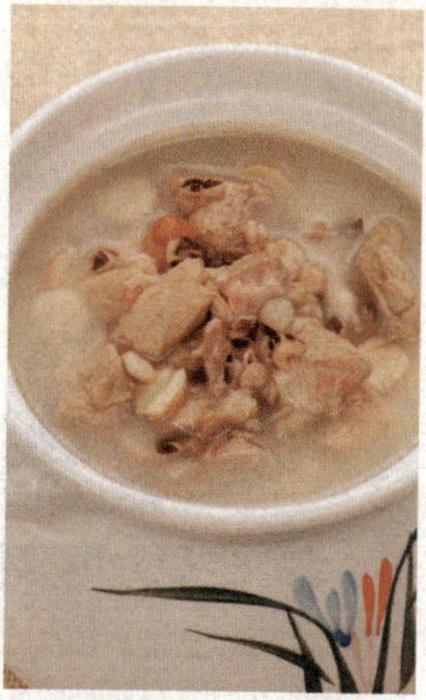

莲子芡实瘦肉粥

材料：猪瘦肉100克，芡实、莲子各适量，盐3克。

做法：1 猪瘦肉洗净，剁块；芡实洗净；莲子泡发，去除莲子心，洗净。

2 热锅注水烧开，将猪瘦肉放入沸水中汆烫，去除血水捞起洗净。

3 把猪瘦肉、芡实、莲子一同放入炖盅内，加入适量清水，大火烧开后，转小火煲煮2小时，加盐调味即可。

功效 本品对气血亏虚引起的习惯性流产有一定的治疗效果。此粥还是一道补肾佳品。

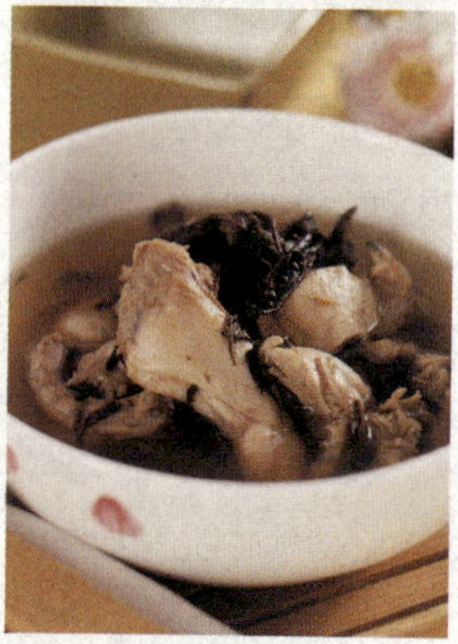

艾叶煮鹌鹑

材料：艾叶30克，菟丝子15克，鹌鹑2只，料酒、盐、香油各适量。

做法：

1 将鹌鹑处理干净；艾叶、菟丝子分别洗净。

2 砂锅中注入适量清水，放入艾叶、菟丝子和鹌鹑。

3 水烧开后，撇去浮沫，加入料酒和盐，小火炖至熟烂，最后淋上香油即可。

功效 本品可辅助治疗小腹冷痛、宫冷不孕等症。

妊娠呕吐

陈皮话梅鸡

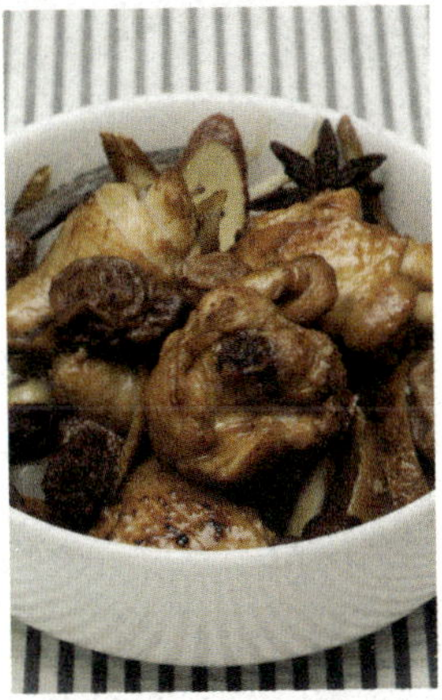

材料：甘草6克，陈皮丝6克，鸡腿90克，酸梅5克，话梅5克，姜10克，食用油、葱、酱油、红糖、盐各适量。

做法：
1. 鸡腿用盐、酱油腌制片刻，入油锅炸至金黄色。
2. 陈皮丝、甘草放入纱布袋内包好；锅内加少量油，将葱、姜、红糖、剩余酱油煮成汤。
3. 蒸碗放入鸡腿、酸梅、话梅、汤汁、纱布袋，加水至九分满，盖上保鲜膜放入蒸笼蒸45分钟后即可食用。

功效 本品对肝胃不和引起的妊娠呕吐有治疗作用。

木瓜炖猪肚

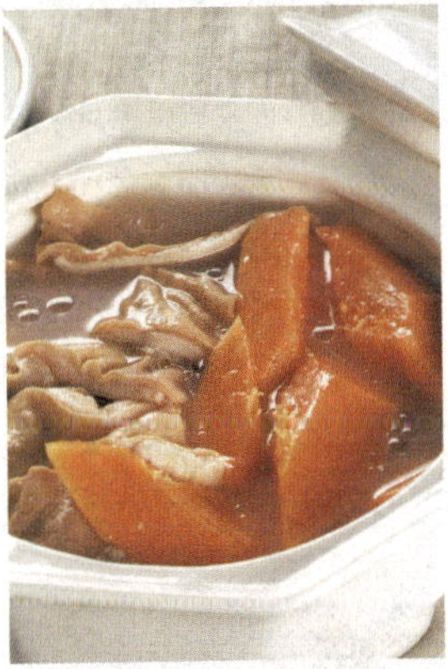

材料：木瓜、猪肚各1个，姜10克，盐、胡椒粉各3克，淀粉5克。

做法：
1. 木瓜去皮、籽，洗净，切条块；猪肚用盐、淀粉腌制片刻，洗净，切条；姜去皮洗净切片。
2. 锅置火上，姜片爆香，加适量水烧开，放入猪肚，汆烫片刻，捞出沥干。
3. 猪肚转入锅中，倒清汤、姜片，大火炖约30分钟，下木瓜炖20分钟，放入盐、胡椒粉调味。

功效 本品对脾胃气虚引起的妊娠呕吐有治疗作用。

生姜牛奶

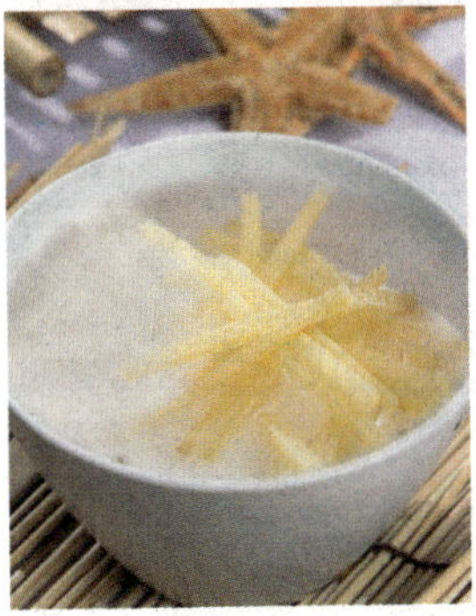

材料：生姜10克，鲜牛奶200毫升，白糖20克。

做法：
1. 生姜洗净，切丝。
2. 将鲜牛奶、生姜丝混合在一起放入锅内。
3. 以大火煮沸，边煮边搅拌，起泡后即可关火，加入白糖搅匀，稍凉即可饮用。

功效 本品主要治疗脾胃虚寒型妊娠反应。

妊娠肿胀

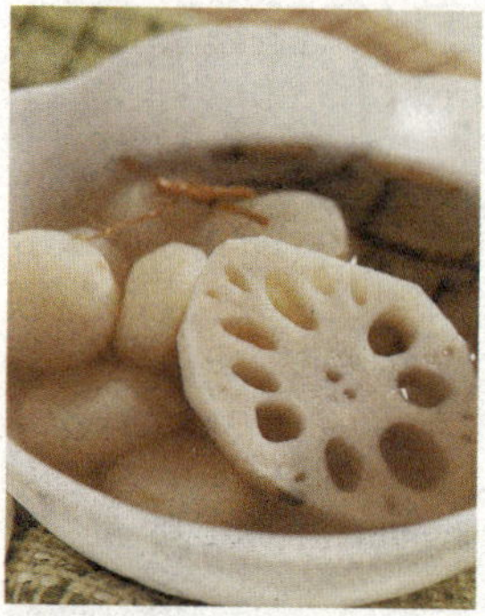

荸荠莲藕茅根汤

材料：白茅根50克，荸荠、莲藕各200克，盐少许。

做法：

1. 将荸荠、莲藕洗净，去皮切块；白茅根洗净，切碎。
2. 锅内加适量水，放入荸荠、莲藕、白茅根，大火烧沸后转小火煮20分钟，加盐调味即可。

功效 本品孕妇食用有助于消除其身体水肿，还能帮助其克服夏热。

茯苓莲子粥

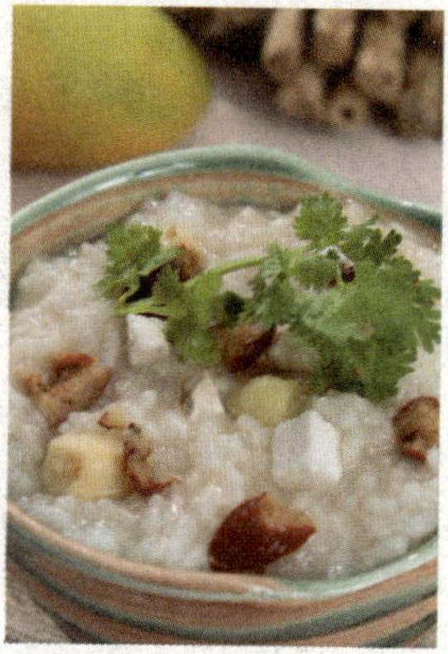

材料：大米100克，茯苓、大枣、莲子各20克，白糖、红糖各适量。

做法：

1. 大米泡发洗净；大枣洗净，切成小块；茯苓洗净；莲子洗净，泡发后去除莲子心。
2. 锅置火上，倒入适量清水，放入大米，以大火煮开。再放入莲子、茯苓、大枣，以小火煮至粥浓稠，加入白糖、红糖拌匀即可。

功效 此粥具有养心安神、增强记忆力、利水消肿的功效，还可健脾止泻。

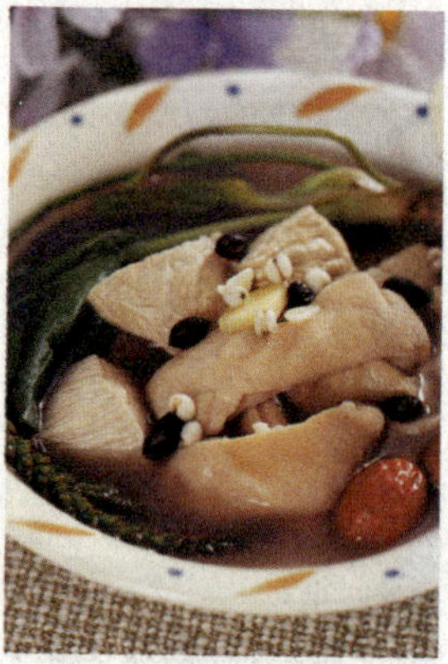

鲜车前草猪肚汤

材料：鲜车前草30克，猪肚130克，薏米、红豆各20克，大枣、生淀粉、盐各适量。

做法：

1. 鲜车前草、薏米、红豆洗净；猪肚外翻，用盐、生淀粉反复搓擦，用清水冲净。
2. 锅中注水烧沸，加猪肚汆至收缩，捞出切片。
3. 将砂煲内注入清水，烧开后加入所有食材，小火煲2.5小时，加盐调味即可。

功效 本品对脾虚湿盛引起的妊娠水肿患者有很好的食疗效果。

妊娠贫血

大枣首乌芝麻粥

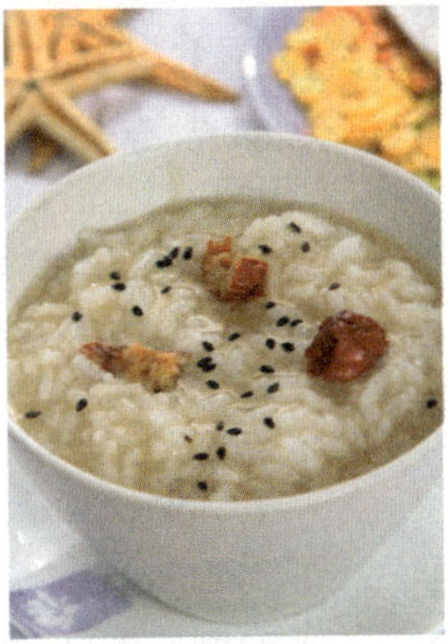

材料：大枣20克，何首乌10克，黑芝麻少许，大米100克，红糖10克。

做法：
1. 何首乌入锅，倒入一碗水熬至半碗，去渣留汁待用；大枣去核，洗净；大米洗净，泡发。
2. 锅置火上，注水，放入大米煮至米粒开花。
3. 倒入何首乌汁，放入大枣、黑芝麻，用小火煮至粥浓稠，放入红糖调匀即可。

功效 大枣、何首乌、黑芝麻均有补益气血的作用，孕妇常食此粥能辅助治疗妊娠贫血。

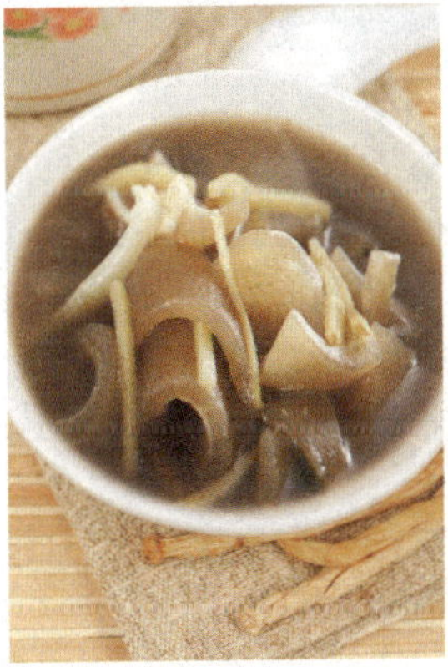

阿胶猪皮汤

材料：阿胶25克，葱白15克，猪皮500克，葱白、盐、姜、料酒各适量。

做法：
1. 将阿胶放入碗内，加入料酒，上蒸笼蒸融化。
2. 把姜洗净切丝；葱白洗净切段；把猪皮洗净放锅内煮透，捞出用刀将猪皮里外刮干净，再切成条。
3. 锅内加2000毫升井水，下猪皮及阿胶、葱白、姜丝、盐，大火烧开，慢火熬30分钟。

功效 阿胶补血安胎，猪皮滋阴益气。两者配伍炖汤食用，对妊娠期气血亏虚有一定的食疗作用。

莲子紫米粥

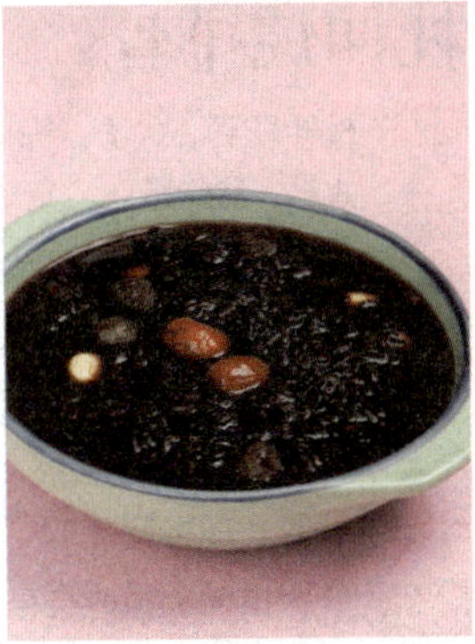

材料：莲子25克，紫米100克，龙眼肉40克，大枣5枚，白糖适量。

做法：
1. 莲子洗净，去除莲子心；紫米洗净后以热水浸泡1小时。大枣洗净，泡发。
2. 砂锅洗净，倒入泡发的紫米，加适量水，用中火煮沸后转小火，再放莲子、大枣、龙眼肉，续煮40～50分钟，直至粥变黏稠，再加白糖调味。

功效 此品对妊娠贫血有较好的治疗效果。

妊娠高血压综合征

山药莲子粥

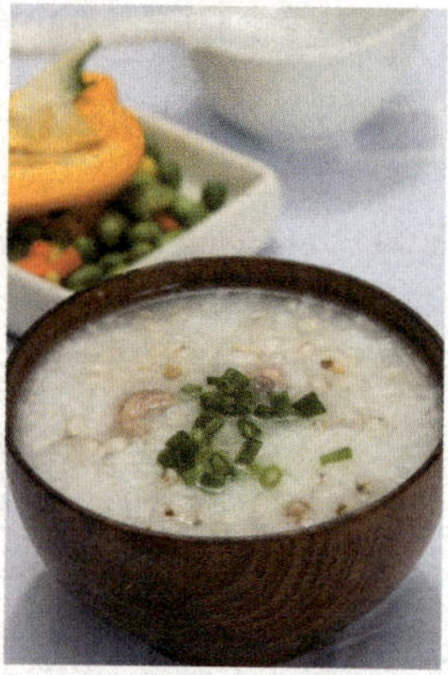

材料：大米60克，薏米30克，山药、麦冬、莲子各适量，冰糖、葱各8克。

做法：1 大米、薏米均洗净泡发；山药、麦冬、莲子均洗净；山药去皮，切成小块；葱洗净，切成葱花。

2 锅置火上，倒入清水，放入大米、薏米煮开，再放入山药、麦冬、莲子同煮。

3 熬至粥浓稠后加入冰糖煮至溶化，撒上葱花。

功效 此品对妊娠高血压综合征具有一定的调节作用。

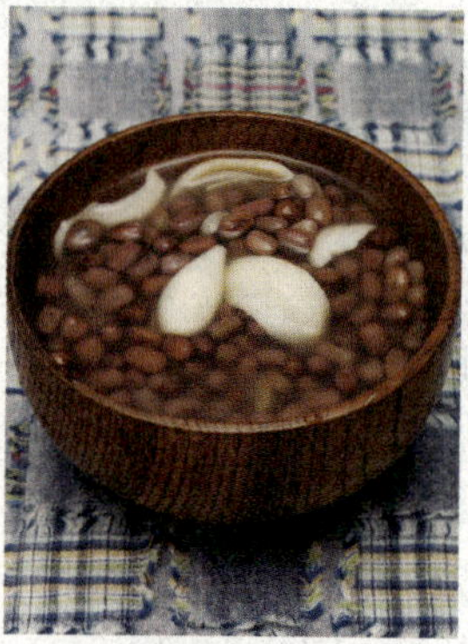

百合红豆甜汤

材料：红豆100克，鲜百合12克，红糖适量。

做法：1 红豆淘净，放入碗中，浸泡3小时；红豆入锅，加适量水煮开，转小火煮至半开。

2 将百合剥瓣，除去花瓣边缘的老硬部分，洗净，加入红豆汤中续煮5分钟，直至汤变黏稠为止。

3 加红糖搅拌均匀即可。

功效 此品可加强降血压的功效。

杜仲炖排骨

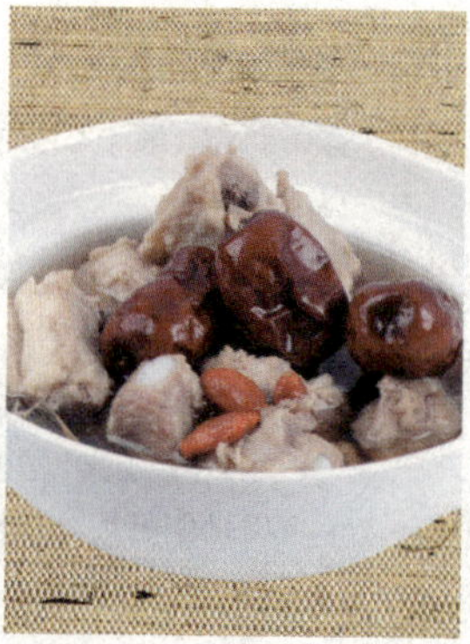

材料：杜仲12克，大枣、枸杞各适量，排骨250克，料酒1大匙，盐少量。

做法：1 排骨斩块，入水汆烫，去除血水和腥味。将杜仲、大枣、枸杞洗净，枸杞和大枣分别泡发。

2 锅置火上，倒入适量清水，将所有食材一同放入砂锅中，炖熬25分钟左右，待汤水快收干时，加盐调味即可。

功效 此饮可加强疏肝理气、活血调经的效果。

妊娠咳嗽

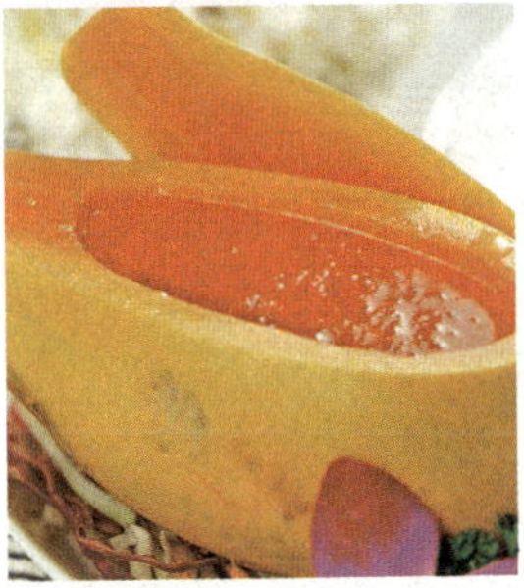

木瓜冰糖炖燕窝

材料：木瓜2个，燕窝100克，冰糖适量。

做法：1 木瓜洗净去皮去籽；燕窝用水发好。

2 锅中水烧开，将木瓜、燕窝一同放入锅中，用小火隔水蒸30分钟。

3 加入冰糖熬至溶化即可出锅。

功效 本品可用于辅助治疗妊娠咳嗽。

川贝酿梨

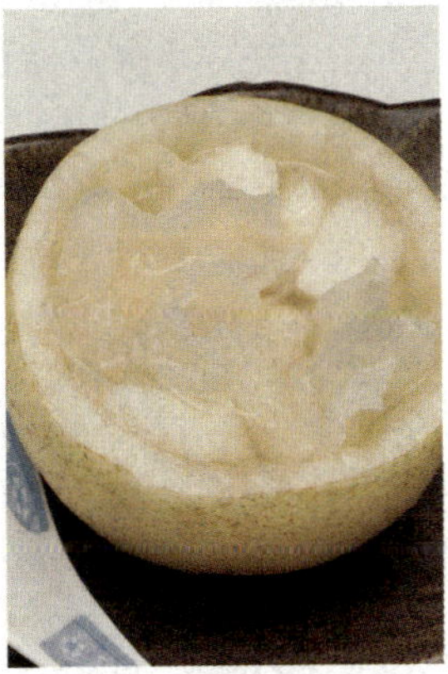

材料：梨1个，川贝母6克，银耳2克。

做法：1 将银耳泡发，去蒂，切成细丝；梨从蒂柄上端平切，挖除中间的核。

2 川贝母洗净，与银耳一起置入梨心，并加满清水，放进碗盅里，再移入蒸锅内，外锅加适量水。约15分钟后，即可蒸熟。

功效 本品将川贝母和梨的优点集聚一处，可养阴润肺，适用于肺热燥咳、阴虚久咳、干咳无痰、咽干舌燥等症。

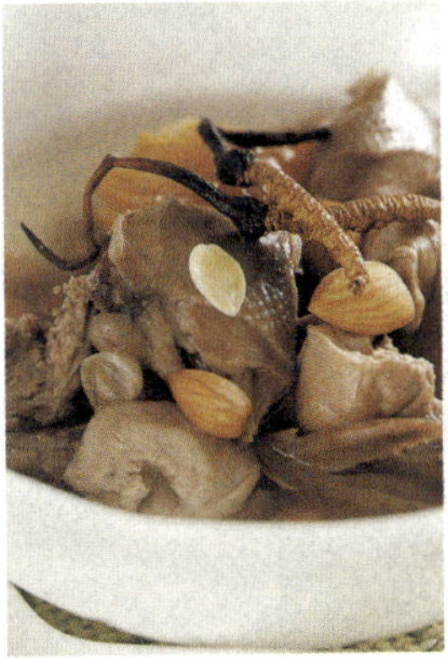

杏仁鹌鹑汤

材料：冬虫夏草2克，杏仁15克，鹌鹑1只，蜜枣3枚，盐5克。

做法：1 冬虫夏草洗净，浸泡；杏仁用温水浸泡，去红皮、杏尖，洗净。

2 鹌鹑去内脏，洗净，汆水，斩件；蜜枣洗净。

3 将以上原材料放入炖盅内，注入沸水，加盖，隔水炖4小时，加盐调味即可。

功效 本品对肺虚或肺肾两虚引起的久咳虚喘均有食疗效果，并有很好的补肾安胎作用。

产后血晕

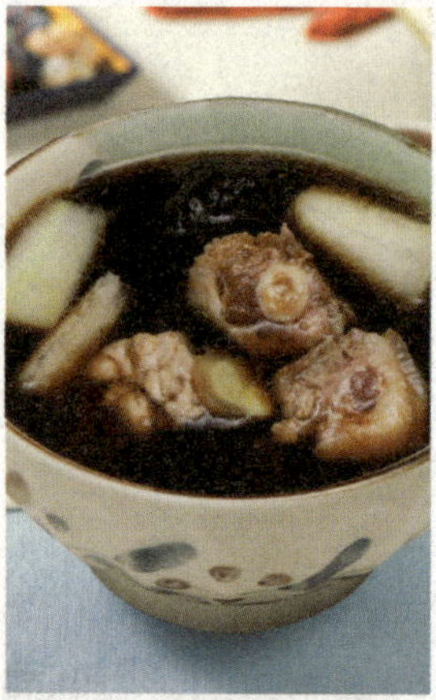

熟地龙骨煲冬瓜

材料：熟地黄50克，猪龙骨300克，冬瓜100克，姜10克，葱15克，盐3克，胡椒粉2克，食用油适量。

做法：1 将所有材料洗净；猪龙骨斩件；冬瓜去皮切小块；葱切段；姜切片。

2 烧油锅，爆香姜片、葱段，放适量清水，大火煮开，放入猪龙骨汆烫，去除血水。

3 砂煲置火上，放入猪龙骨、姜片、熟地黄、冬瓜，小火炖约40分钟，加盐、胡椒粉调味即可。

功效 本品可补肾养血，对肾虚、血虚引起的胎动不安也有疗效。

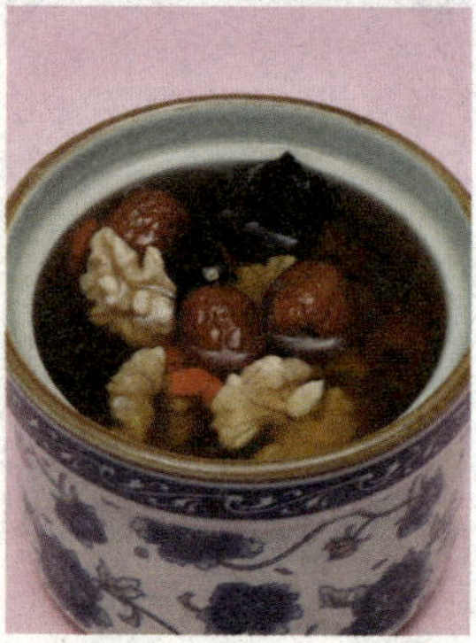

灵芝核桃仁枸杞汤

材料：灵芝30克，核桃仁50克，大枣3枚，冰糖20克，枸杞10克。

做法：1 灵芝切小块；核桃仁用水泡发，撕去黑皮；枸杞洗净泡发。

2 煲中放水，下入灵芝、核桃仁、枸杞、大枣，加盖，煲40分钟。

3 转小火，加入冰糖调味，待冰糖溶化即可。

功效 此品适宜产后血晕恢复期者食用。

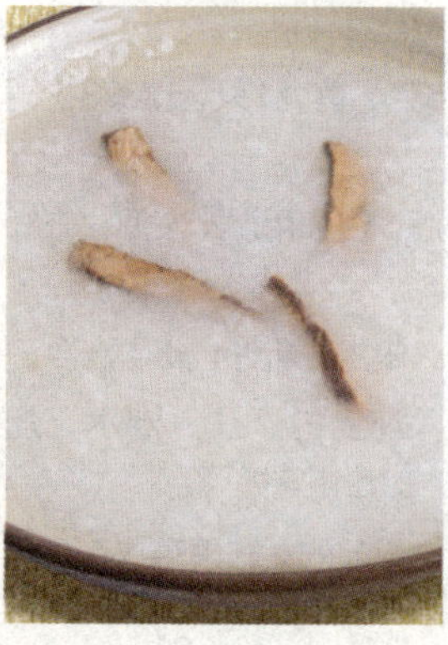

虫草瘦肉粥

材料：冬虫夏草2克，猪瘦肉50克，大米100克，盐适量。

做法：1 先将猪瘦肉用清水洗净，汆去血水，然后切成肉丝；冬虫夏草用清水洗净，并用纱布包好。

2 将大米用清水淘洗干净，然后与装有冬虫夏草的纱布包入锅同煮。

3 煮至七成熟后，再放入切好的猪瘦肉，煮熟后将纱布包取出，加盐调味即可。

功效 本品对产后体虚、血虚等均有疗效。

7 男科疾病食疗

男科疾病与男性生殖系统健康紧密相关。中医认为，肾主生殖，男科疾病多与肾及其他脏腑功能失调有关。男科药膳养生要点在于补肾固精、调理气血、疏通经络。本章针对尿路感染、阳痿、早泄等男科疾病，依据中医理论给出食疗方案，帮助男性通过饮食调理维护生殖健康。

尿路感染

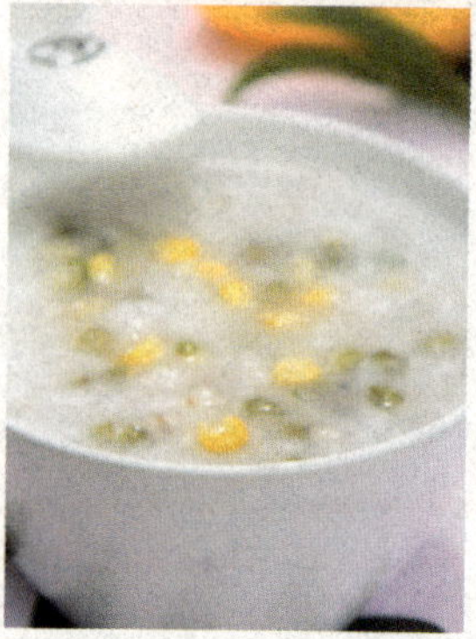

绿豆薏米粥

材料：大米60克，薏米40克，玉米粒、绿豆各30克，盐2克。

做法：1 大米、薏米、绿豆均洗净泡发；玉米粒洗净。

2 锅置火上，倒入适量清水，放入大米、薏米、绿豆，以大火煮至开花。

3 加入玉米粒煮至浓稠状，加入盐拌匀即可。

功效 此粥具有清热解毒、利水消肿的功效，适宜尿路感染患者食用。

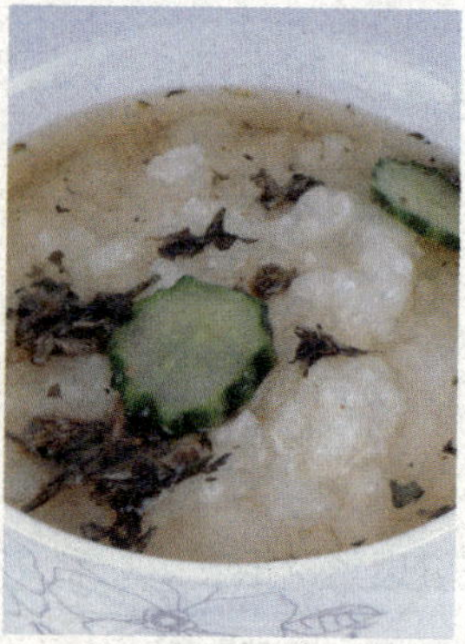

黄瓜蒲公英粥

材料：黄瓜、大米各50克，鲜蒲公英30克。

做法：1 黄瓜洗净，切成薄片；蒲公英洗净，切碎；大米淘洗干净。

2 锅内加适量水煮开，放入大米煮至浓稠状。

3 加入黄瓜片、蒲公英碎略煮片刻即可。

功效 此粥具有清热解暑、利尿消肿之功效。

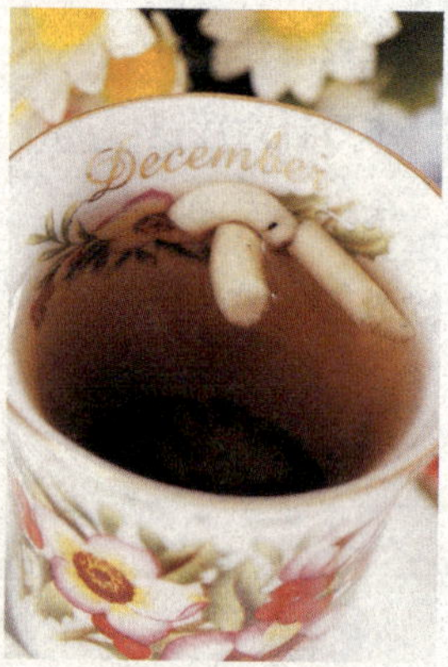

通草车前子茶

材料：通草、车前子、玉米须各5克，白糖15克。

做法：1 将通草、车前子、玉米须洗净，放入锅中，加600毫升水煮茶。

2 大火煮开后，转小火续煮15分钟。

3 最后加入白糖即成。

功效 本品具有清泄湿热、通利小便的功效，适用于尿道炎、尿石症，可缓解小便涩痛、困难、短赤、尿血等症状。

阳痿

三参炖三鞭

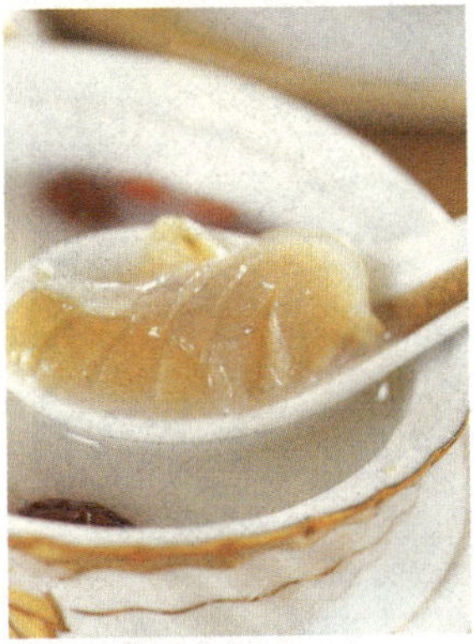

材料：牛鞭、鹿鞭、羊鞭各200克，花旗参、人参、沙参各5克，大枣、枸杞各适量，老母鸡1只，盐5克。

做法：
1. 将牛鞭、鹿鞭、羊鞭均削去尿管，切片。
2. 花旗参、人参、沙参、老母鸡、大枣、枸杞洗净。用小火将老母鸡、“三参”、“三鞭”、大枣、枸杞一起煲3小时，加入盐调味。

功效 此品具有益气补虚、滋阴润燥的功效，可改善阳痿症状。

葱烧海参

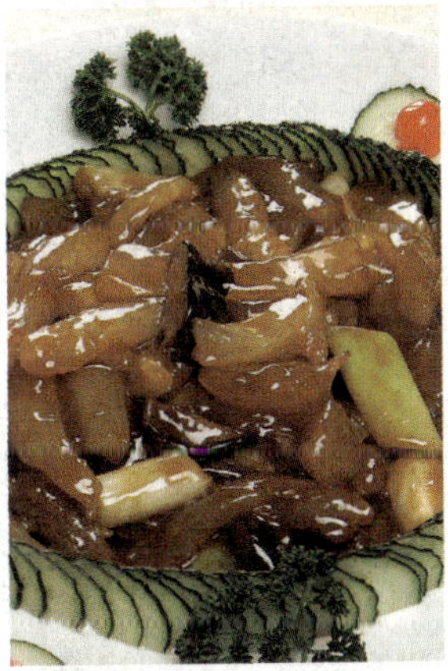

材料：水发海参1个，葱段、黄瓜、圣女果、盐、花椒、料酒、胡椒粉各适量。

做法：
1. 黄瓜洗净，切片；圣女果洗净，对半切；海参洗净切段。
2. 锅中注水烧热，下入海参，加料酒以小火煨20分钟，捞出。
3. 起油锅，下花椒，放葱段、海参、盐、料酒、胡椒粉、水，小火烧至入味，装盘时再用黄瓜、圣女果点缀即可。

功效 此品具有补肾壮阳、遗精养血的功效。

牛鞭汤

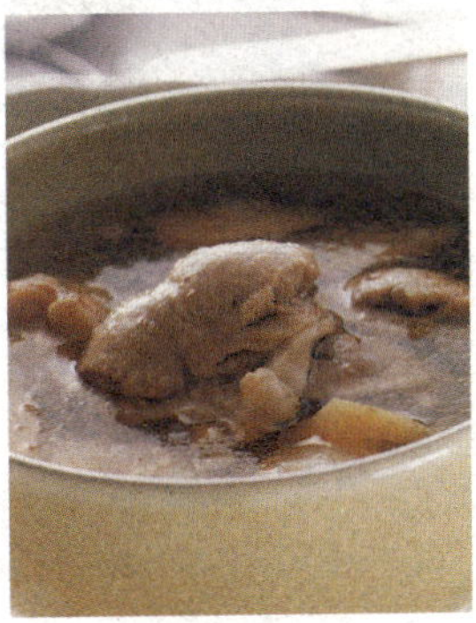

材料：牛鞭1根，姜1块，盐适量。

做法：
1. 牛鞭切段，放入沸水中汆烫，捞出洗净备用；姜洗净，切片。
2. 锅洗净，置于火上，将牛鞭、姜片一同放入锅中，加水没过所有材料，以大火煮开后转小火慢炖约30分钟。加盐调味即可。

功效 此汤适合有因心理紧张引起的阳痿、早泄等症状的患者食用。

异常勃起症

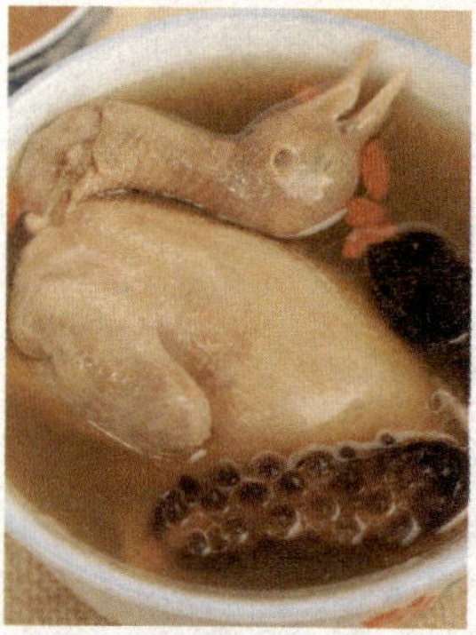

黄精海参炖乳鸽

材料：乳鸽1只，枸杞少许，黄精5克，水发海参100克，盐适量。

做法：
1 乳鸽去毛和内脏，洗净后汆水；黄精、海参分别洗净。
2 将所有材料放入瓦煲内，加水，大火煮沸后，转小火煲2.5小时，用盐调味即可。

功效 此品可治肾虚、益精髓，适宜调理因肾虚而致阴茎异常勃起症。

竹叶地黄粥

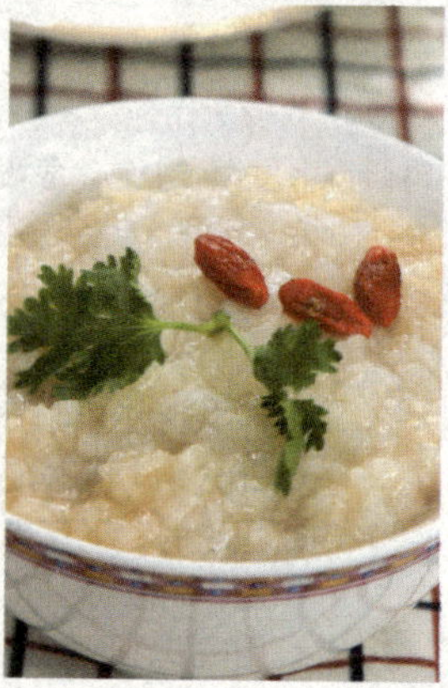

材料：竹叶、生地黄各适量，枸杞10克，大米100克，香菜叶少量，盐2克。

做法：
1 大米洗净泡发；竹叶、生地黄均洗净，加适量清水熬煮，滤出叶渣，取药汁备用；枸杞洗净、泡发。
2 锅置火上，加入适量水，下大米，大火煮开后倒入已经熬煮好的药汁、枸杞。
3 小火煮至粥呈浓稠状，调入盐拌匀，撒入香菜叶即可。

功效 此粥具有滋阴清肝、凉血补血的功效，对肝火旺盛引起的阴茎异常勃起症有很好的疗效。

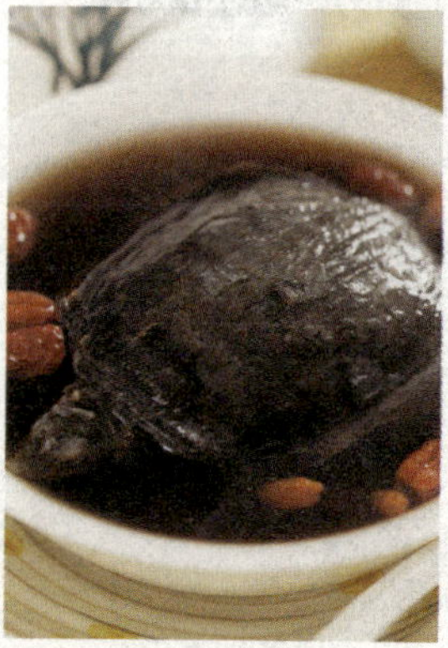

枸杞炖甲鱼

材料：甲鱼250克，枸杞30克，桂枝20克，莪术10克，大枣8枚，盐适量。

做法：
1 甲鱼宰杀后洗净。
2 枸杞、桂枝、莪术、大枣分别洗净。
3 将上述材料一同放入瓦煲内，加适量开水，小火炖2小时，最后加盐调味即可。

功效 本品具有滋阴养血、活血化淤、散结消肿的功效，适合异常勃起症患者食用。

早泄

莲子百合芡实排骨汤

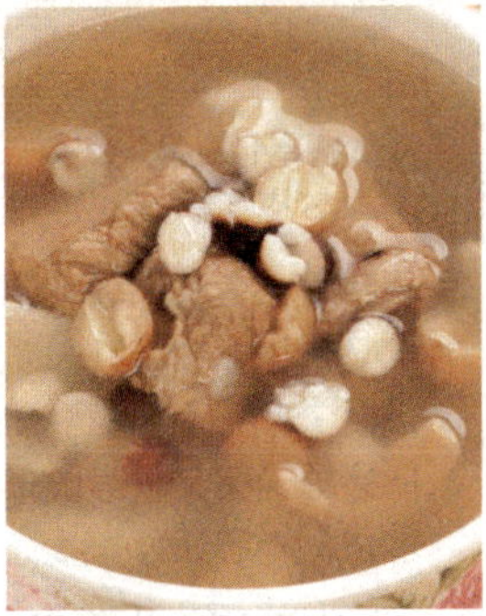

材料：排骨200克，莲子、芡实、百合各适量，盐3克。

做法：
1. 排骨洗净，斩块，汆去血水；莲子泡发，去莲子心，洗净；芡实洗净；百合洗净泡发。
2. 将排骨、莲子、芡实、百合一同放入砂煲内，注入清水，大火煮沸后，转小火煲2小时，加盐调味即可。

功效 此品适宜由肾虚引起的早泄、阳痿患者食用。

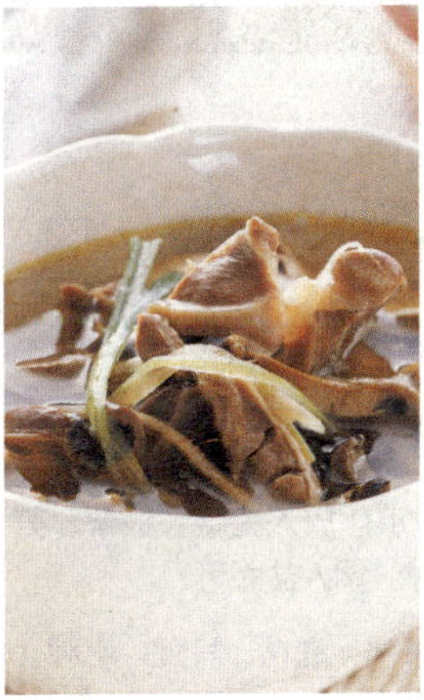

五子鸡杂汤

材料：鸡杂（鸡心、鸡肝、鸡胗）适量，益母草子、蒺藜子、覆盆子、车前子、菟丝子各10克，姜2片，葱1根，盐5克。

做法：
1. 将鸡杂洗净，切片；姜洗净，切丝；葱洗净，切丝；所有药材洗净。
2. 将所有药材放入纱布袋内，然后放入锅中，加水煎药汁。捞起纱布袋丢弃，转中火，放入鸡杂、姜丝、葱丝煮至熟，加盐调味即可。

功效 本品具有益肾固精的功效，适宜有肾虚阳痿、早泄者食用。

枸杞水蛇汤

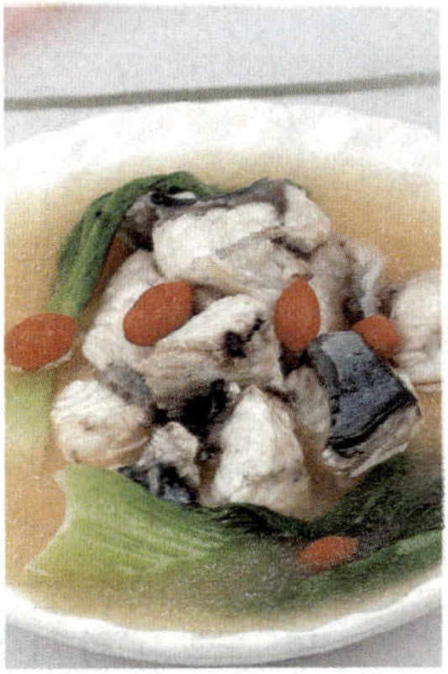

材料：水蛇250克，枸杞30克，油菜10克，高汤适量，盐5克。

做法：
1. 将水蛇洗净切片，汆水；枸杞洗净泡发；油菜洗净。
2. 净锅置火上，倒入高汤，下入水蛇、枸杞，煲至熟时下入油菜稍煮。
3. 加入盐调味即可。

功效 本品能清肝明目、补肾助阳，可治肝肾亏虚、头晕目眩、目视不清、腰膝酸软、阳痿、遗精、早泄、虚劳咳嗽、消渴引饮等症。

遗精

莲子芡实猪尾汤

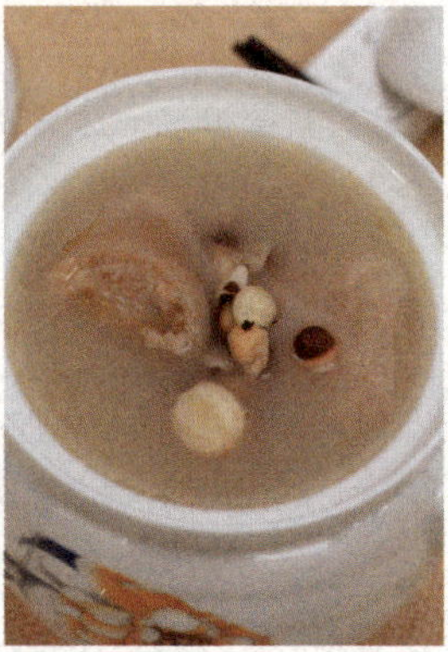

材料：猪尾100克，芡实、莲子各适量，盐3克。

做法：

1. 将猪尾洗净，剁段；芡实洗净；莲子泡发，去除莲子心，洗净。
2. 热锅注水烧开，将猪尾的血水汆尽，捞起洗净。
3. 把猪尾、芡实、莲子一同放入炖盅内，加入适量清水，大火烧开后，转小火煲煮2小时，加盐调味即可。

功效 此汤适宜有由肾虚引起的遗精、早泄、阳痿等症的患者食用。

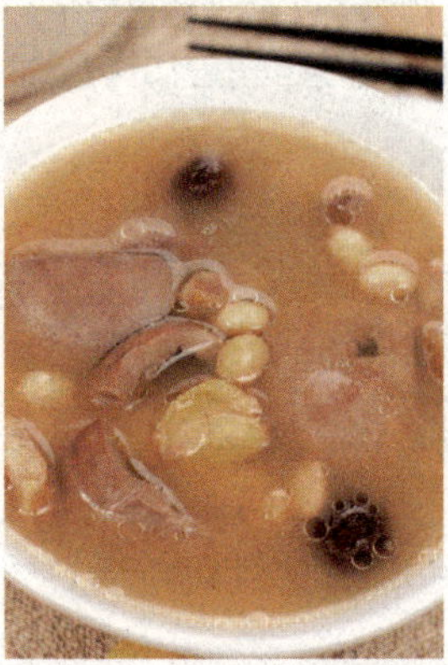

板栗猪腰汤

材料：板栗50克，猪腰100克，大枣、姜各适量，盐1克。

做法：

1. 将猪腰洗净，切开，去除白色筋膜，入沸水汆去表面血水，捞出洗净。
2. 板栗洗净剥开；大枣洗净；姜洗净，去皮切片。
3. 用瓦煲装水，在大火上煮沸后放入猪腰、板栗、姜片、大枣，以小火煲2小时，调入盐即可。

功效 此品对肾虚所致的腰酸痛、遗精、耳聋、水肿、小便不利有很好的疗效。

莲子芡实山药蛋汤

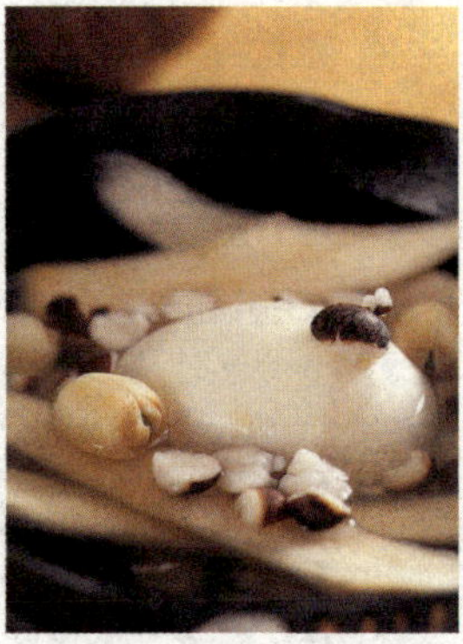

材料：鸡蛋1个，去心莲子、芡实、山药各9克，冰糖适量。

做法：

1. 芡实、山药、莲子分别用清水洗净。
2. 将莲子、芡实、山药放入锅中，加入适量清水熬成药汤。
3. 另起锅，将鸡蛋煮熟后剥壳，入药汤内煮至入味，再加入冰糖即可。

功效 本品具有补脾益肾、固精安神的功效，可治疗遗精、早泄、心悸失眠、烦躁、盗汗等症。

血精

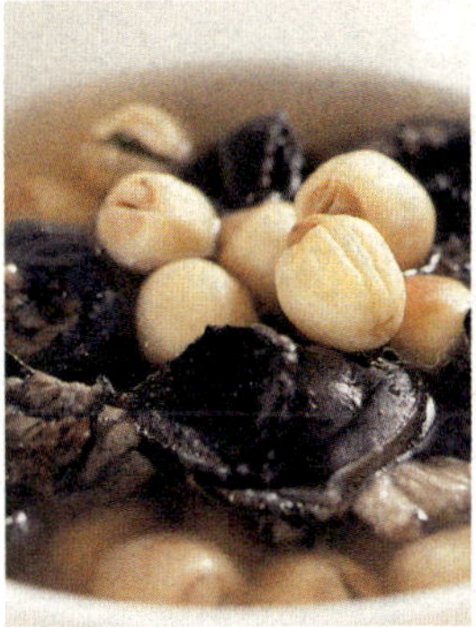

莲子茅根炖乌鸡

材料：萹蓄、土茯苓、茅根各15克，红花8克，莲子50克，乌鸡肉200克，盐适量。

做法：1 将莲子、萹蓄、土茯苓、茅根、红花分别洗净。

2 乌鸡肉洗净，切小块，入沸水中汆烫，去除血水。把上述食材一同放入炖盅内，加适量开水，炖盅加盖，小火隔水炖3小时，加盐调味即可。

功效 此品适宜血精患者。

黑米黑豆莲子粥

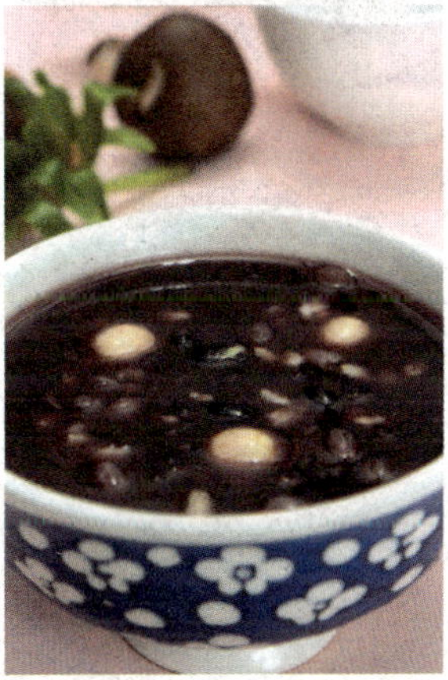

材料：糙米40克，燕麦30克，黑米、黑豆、红豆、莲子各20克，白糖5克。

做法：1 糙米、黑米、黑豆、红豆、燕麦均洗净，泡发；莲子洗净、泡发后，去除莲子心。

2 锅置火上，加入适量清水，放入糙米、黑豆、黑米、红豆、莲子、燕麦开大火煮沸。

3 转小火煮至所有材料烂熟，粥呈浓稠状后，调入白糖拌匀即可。

功效 此粥有补益心脾之功，可辅助治疗气血亏损引起的血精症。

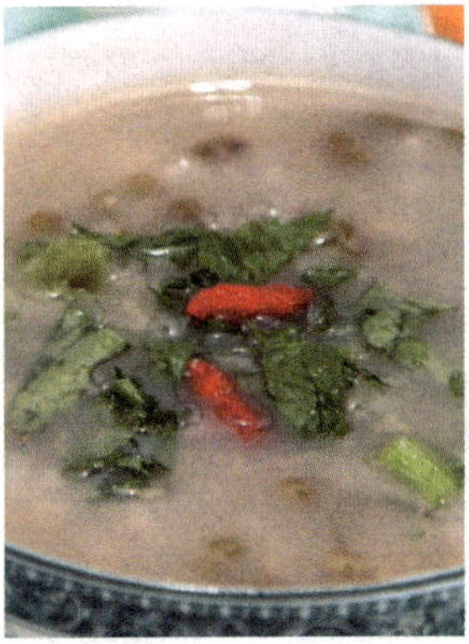

绿豆苋菜枸杞粥

材料：大米、绿豆各40克，苋菜30克，枸杞5克，冰糖10克。

做法：1 大米、绿豆均泡发洗净；苋菜洗净，切碎；枸杞洗净。

2 锅置火上，倒入适量清水，放入大米、绿豆、枸杞煮至开花。

3 待粥煮至浓稠状时，加入苋菜、冰糖稍煮即可。

功效 此粥对血精症患者有很好的食疗效果。

少精无精症

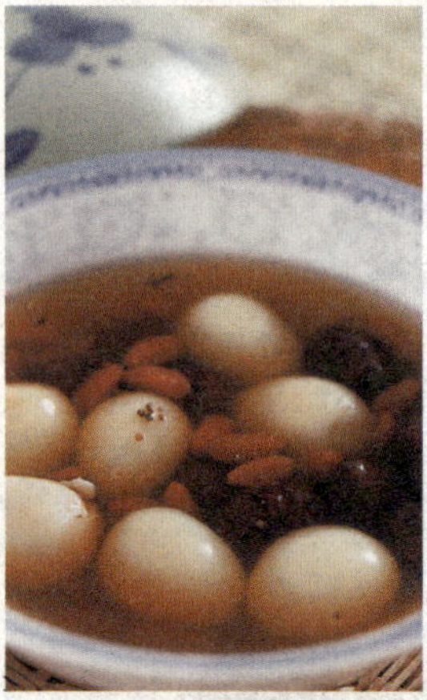

菟丝子煲鹌鹑蛋

材料：菟丝子9克，大枣、枸杞各12克，熟鹌鹑蛋（去壳）400克，料酒1毫升，盐适量。

做法：1 菟丝子洗净，装入纱布袋中，扎紧；大枣及枸杞均洗净。

2 将大枣、枸杞及装有菟丝子的纱布袋放入锅内，加入水煮开。

3 再加入熟鹌鹑蛋，最后加入料酒煮开，改小火继续煮约60分钟，加盐调味即可。

功效 本品可辅助治疗肾虚少精、无精，腰膝酸软，目昏耳鸣，肾虚胎漏等症。

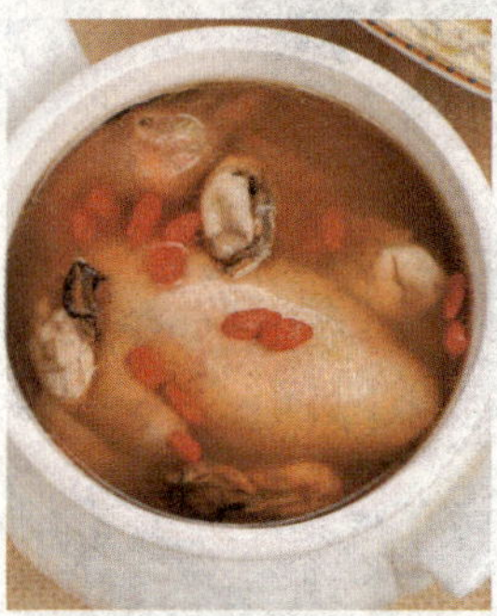

淡菜枸杞煲乳鸽

材料：乳鸽1只，淡菜20克，枸杞适量，盐3克。

做法：1 乳鸽去毛及内脏，洗净；淡菜、枸杞洗净泡发；大枣洗净。锅内加水煮沸，将乳鸽放入水中滚5分钟，捞起。

2 将乳鸽、枸杞放入瓦煲，注入适量水，大火煲沸，放淡菜，改小火煲2小时，加盐调味。

功效 此品对少精、无精症患者有很好的食疗功效。

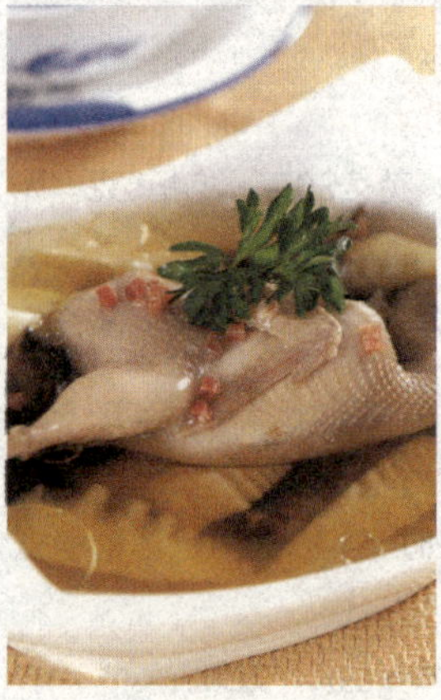

鹌鹑笋菇汤

材料：鹌鹑1只，冬笋20克，水发香菇、金华火腿各10克，葱末、鲜汤各适量，料酒、胡椒粉、盐各少许。

做法：1 鹌鹑洗净去内脏；冬笋、香菇洗净，切块；火腿切末。

2 砂锅置火上，下油烧热，倒入鲜汤，下入除火腿外的其他食材，用大火煮沸。

3 改小火煮60分钟，加火腿末稍煮，加入料酒、盐、葱末、胡椒粉即可。

功效 此汤对身体虚弱、肾精亏虚引起的少精、无精患者有较好的食疗效果。

不射精症

核桃仁生姜粥

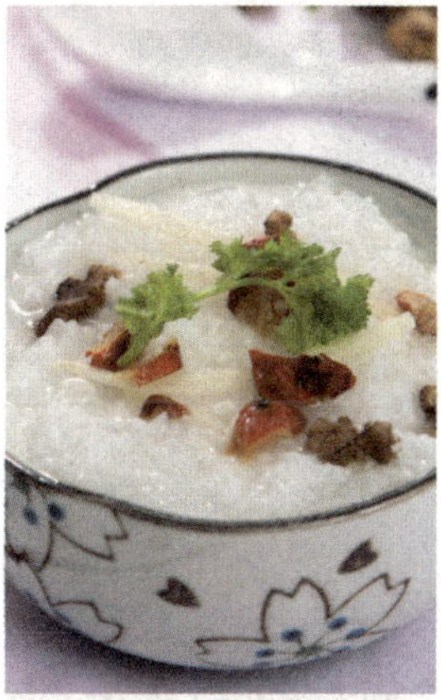

材料：核桃仁15克，生姜5克，大枣10克，糯米80克，盐2克，姜汁适量。

做法：
1. 将糯米置于清水中泡发后洗净；生姜去皮，洗净，切丝；大枣洗净，去核，切片；核桃仁洗净。
2. 锅置火上，倒入清水，放入糯米，大火煮开，再淋入姜汁。最后加入核桃仁、生姜、大枣同煮至浓稠，调入盐拌匀即可。

功效 此粥可辅助治疗肾阳虚衰、腰痛脚弱、小便频数、不射精等症。

莲子山药甜汤

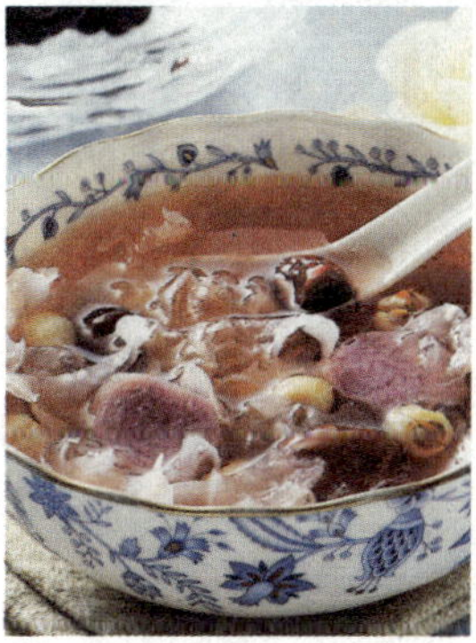

材料：银耳100克，莲子30克，百合30克，大枣6枚，紫山药1小段，冰糖适量。

做法：
1. 银耳洗净，泡发；大枣洗净，划几个刀口；山药去皮，切块备用。
2. 银耳、莲子、百合、大枣同时入锅煮约20分钟，将已去皮切块的山药放入一起煮。
3. 最后放入冰糖（未脱色的冰糖最好）调味即可。

功效 本品适用于脾虚精少所致的不射精症。

灵芝鹌鹑汤

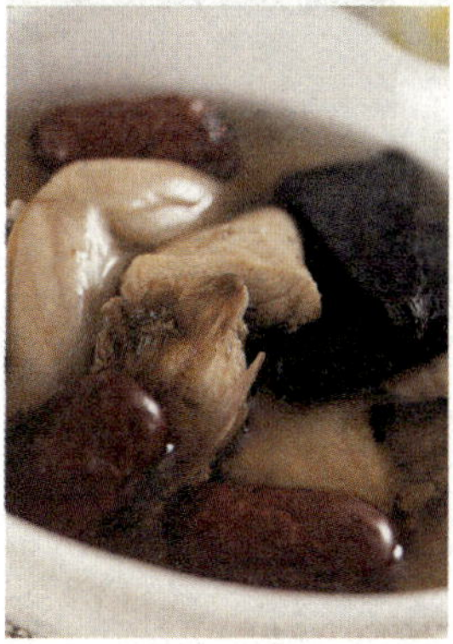

材料：鹌鹑1只，党参20克，灵芝8克，大枣5枚，盐适量。

做法：
1. 灵芝洗净，泡发，撕小片；党参洗净，切薄片；大枣洗净，泡发。
2. 将鹌鹑宰杀，去毛、内脏，洗净后汆水。
3. 炖盅注水，大火烧开，下灵芝、党参、大枣，以大火烧开后，放入鹌鹑，转小火煲煮3小时，加盐调味即可。

功效 此汤对身体虚弱、肾精亏虚引起的少精、无精、不射精患者有较好的食疗效果。

前列腺炎

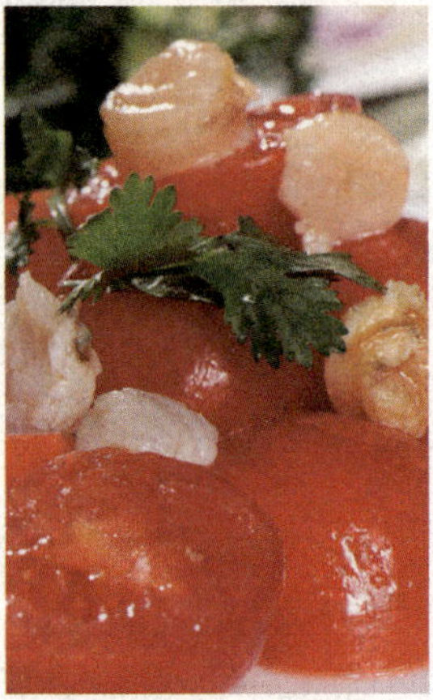

圣女果烩鲜贝

材料：鲜贝200克，圣女果150克，葱段5克，盐3克，高汤、水淀粉各10克。

做法：

1. 鲜贝、圣女果分别洗净；将圣女果切成两半。
2. 炒锅入油，以中火烧至三成热时分别加入鲜贝及圣女果滑炒至熟，捞出沥油。
3. 锅中留少许底油，爆香葱段，放入鲜贝、圣女果翻炒，放入盐、高汤调味，以水淀粉勾芡即可。

功效 鲜贝和圣女果均富含锌，对前列腺炎患者有一定的食疗效果。

白菜薏米粥

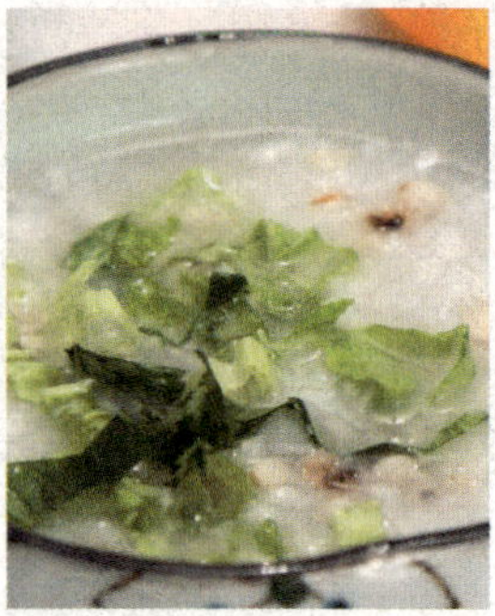

材料：大米、薏米各50克，芹菜、白菜各适量，盐少许。

做法：

1. 大米、薏米均泡发洗净；芹菜、白菜均洗净，切碎。
2. 锅置火上，倒入清水，放入大米、薏米煮至米粒开花。
3. 加入芹菜、白菜煮至粥稠时，调入盐拌匀即可。

功效 本品可清热利水、解毒排脓，前列腺炎患者可经常食用。

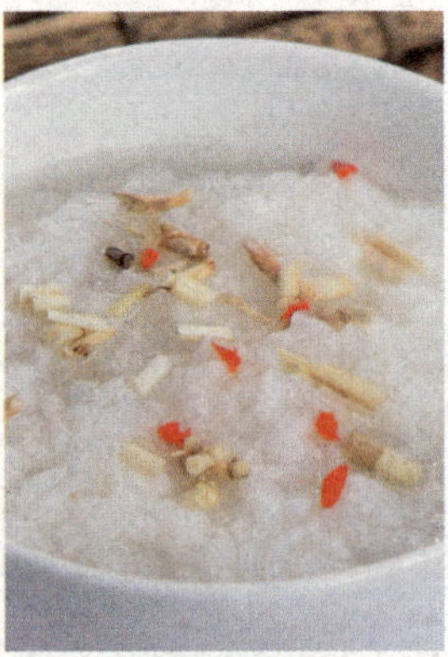

茅根冰糖粥

材料：鲜白茅根适量，大米100克，冰糖10克，枸杞少许。

做法：

1. 大米、枸杞均泡发洗净；白茅根洗净，切段。
2. 锅置火上，倒入清水，放入大米，以大火煮至米粒开花。
3. 加入白茅根、枸杞煮至浓稠状，调入冰糖煮至溶化即可。

功效 白茅根具有清热利尿、凉血止血的功效，与大米熬成粥对尿道炎、前列腺炎患者有的食疗效果。

前列腺增生

玉米须鲫鱼汤

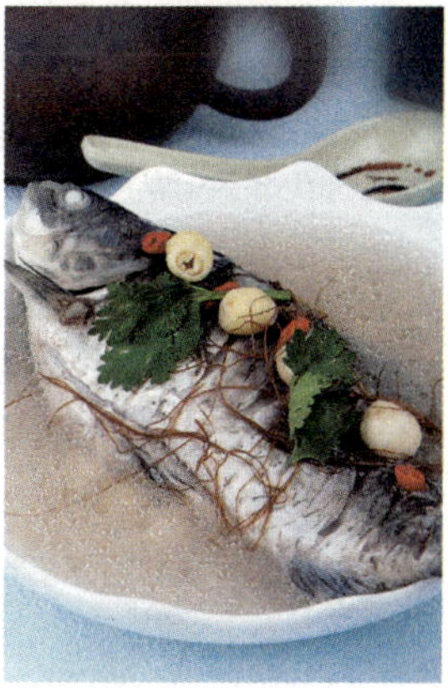

材料：鲫鱼450克，玉米须150克，莲子5克，食用油、盐各适量，葱段、姜片各5克。

做法：

1. 鲫鱼洗净，在鱼身上打上刀花。
2. 玉米须洗净；莲子洗净。
3. 油锅烧热炝香葱段、姜片，下入鲫鱼略煎，加入水、玉米须、莲子煲至熟，调入盐即可。

功效 本品对湿热下注引起的前列腺增生有很好的食疗作用。

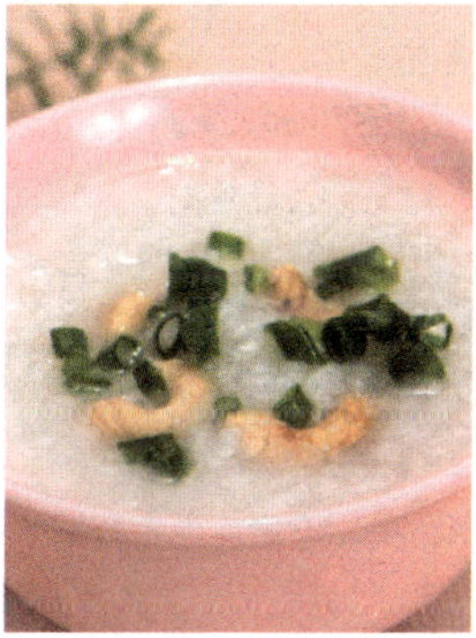

腰果糯米粥

材料：

腰果20克，糯米80克，白糖3克，葱8克。

做法：

1. 糯米泡发洗净；腰果洗净；葱洗净，切葱花。
2. 锅置火上，倒入清水，放入糯米煮至米粒开花。
3. 加入腰果同煮至粥浓稠，调入白糖拌匀，撒上葱花即可。

功效 本品对前列腺增生患者有很好的治疗效用。

西红柿炖棒骨

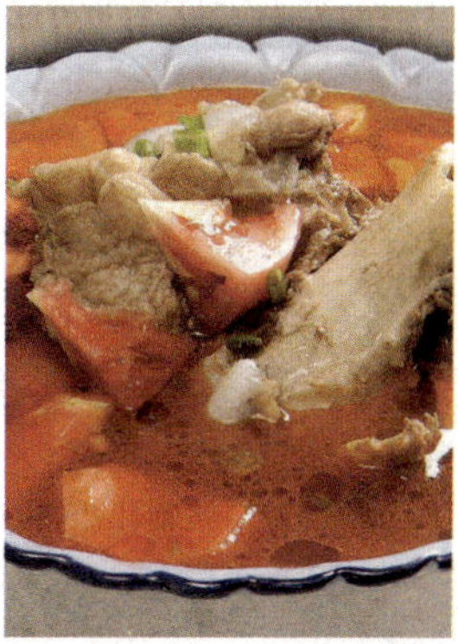

材料：棒骨300克，西红柿100克，盐4克，白糖2克，葱3克。

做法：

1. 棒骨洗净剁块；西红柿洗净切块；葱洗净切碎。
2. 锅中倒少许油烧热，下入西红柿略炒，倒入适量水烧开，下入棒骨煮熟。
3. 加盐和白糖调味，撒上葱末即可。

功效 此品适宜前列腺增生患者食用。

不育症

女贞子鸭汤

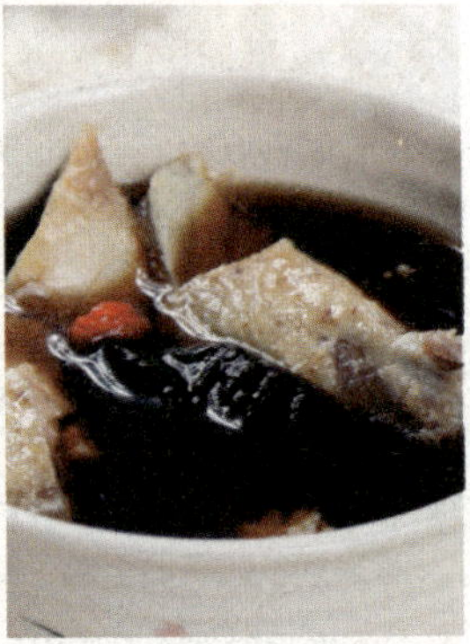

材料：白鸭1只，枸杞15克，熟地黄20克，淮山20克，女贞子30克，牡丹皮10克，泽泻10克，盐适量。

做法：
1. 将白鸭宰杀，去毛及内脏，洗净切块。
2. 将枸杞、熟地黄、淮山、女贞子、牡丹皮、泽泻洗净，与鸭肉同放入锅中，加适量清水，炖至鸭肉熟烂。
3. 最后以盐调味即可。

功效 此品可辅助治疗男性不育症。

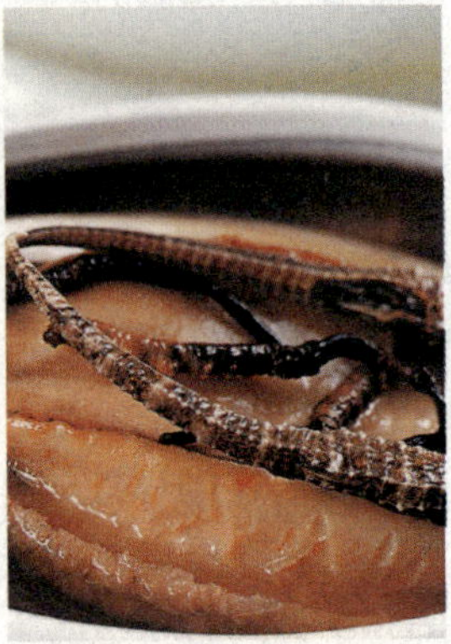

虫草海马四宝汤

材料：鲍鱼1只，海马4只，冬虫夏草2克，鸡500克，猪瘦肉200克，金华火腿30克，盐2克。

做法：
1. 将鲍鱼去肠，洗净；海马用瓦煲煸好。
2. 鸡洗净，斩件；猪瘦肉洗净，切大粒；金华火腿切小粒；将切好的材料分别汆水去血水。
3. 把所有的原材料装入炖盅内炖4小时后，放入盐调味即可。

功效 此汤对肾虚所致的少精、精冷不育症患者有很好的食疗效果。

茸杞大枣鹌鹑汤

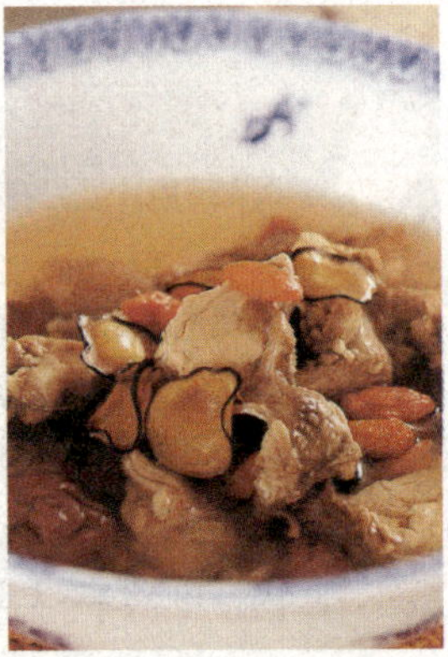

材料：鹿茸3克，枸杞30克，大枣5枚，鹌鹑2只，盐适量。

做法：
1. 将鹿茸、枸杞分别洗净；大枣浸软，洗净，去核。
2. 将鹌鹑宰杀，去毛及内脏，洗净斩大件，汆水。
3. 将以上材料放入炖盅内，加适量清水，隔水以小火炖2小时，加盐调味即可。

功效 此汤适宜阳痿、遗精以及不育症患者食用。

8

四季养生食疗

中医讲究“天人合一”，人体与自然环境相互关联。四季更迭，气候和环境变化影响人体气血、脏腑功能。春季阳气升发，适合养肝；夏季暑热，重在清热解暑；秋季干燥，宜滋阴润燥；冬季寒冷，需补肾温阳。本章依据四季特点，介绍相应养生食疗，指导人们顺应时节调养身体。

春季药膳养生

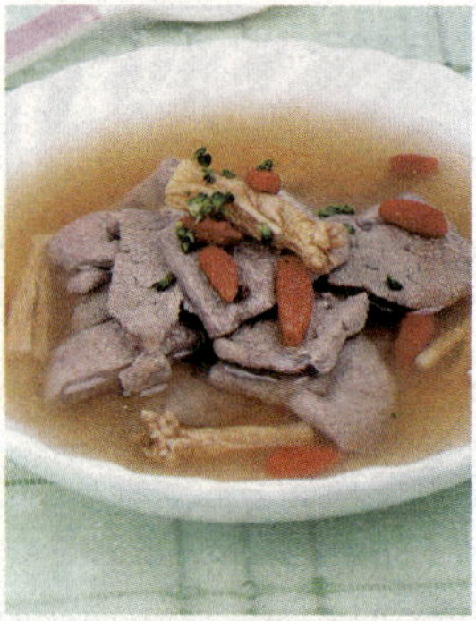

党参枸杞猪肝汤

材料:

党参、枸杞各15克，猪肝200克，盐适量。

做法:

1. 将猪肝洗净切片，汆水；将党参、枸杞用温水洗净。
2. 净锅置火上倒入水，将猪肝、党参、枸杞一同放入锅内煲至熟，加盐调味即可。

功效 本汤具有滋补肝肾、补中益气、明目养血等功效，适合春季食用。

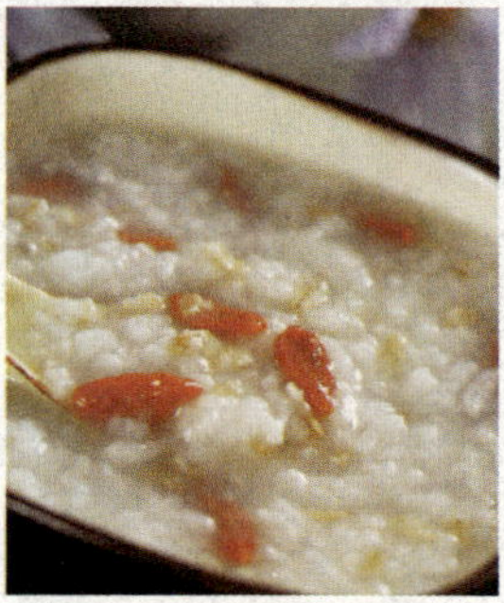

燕麦枸杞粥

材料：燕麦30克，大米100克，枸杞10克，白糖3克。

做法：

1. 将枸杞、燕麦分别洗净泡发。
2. 将燕麦、大米、枸杞一同加水煮30分钟。
3. 待粥浓稠后调入白糖，继续煮至糖溶化即可。

功效 本品可健脾和胃、滋阴补肝肾、解郁安神，还可以改善失眠症状，适合春季食用。

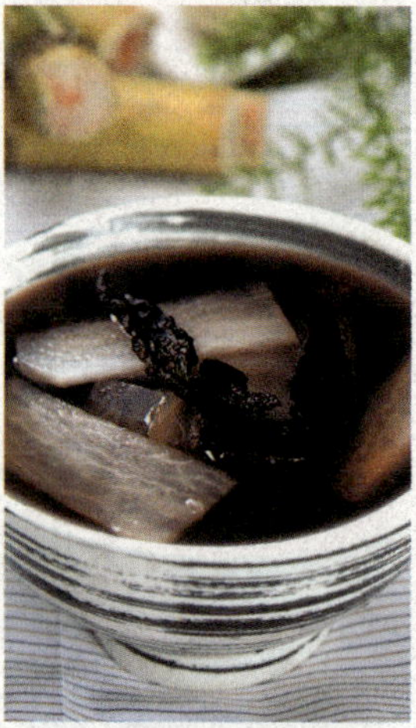

玄参蒸萝卜

材料：白萝卜300克，玄参15克，蜂蜜30克，料酒20毫升。

做法：

1. 白萝卜去皮洗净切薄片；玄参洗净，用料酒浸润备用。
2. 取碗1只，放入2层萝卜，再放入1层玄参，淋上蜂蜜10克，料酒5毫升。
3. 如此放置四层，余下的蜂蜜加冷水20毫升，倒入碗中，大火隔水蒸2小时即可。

功效 此汤不仅能滋阴润肺，还能益气补血，适合春季食用。

雪蛤枸杞甜汤

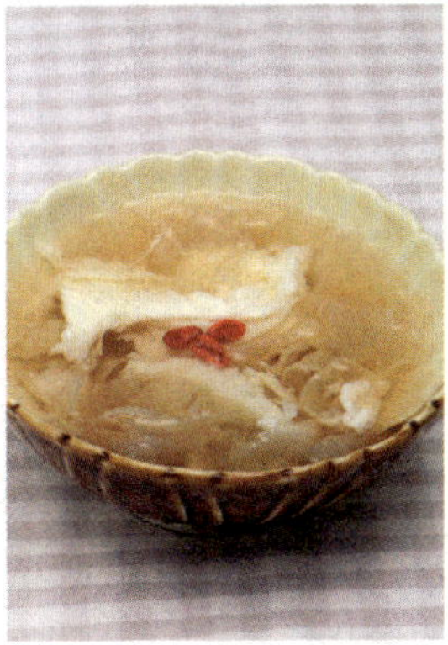

材料：枸杞10克，雪蛤1只，冰糖适量。

做法：

1. 将雪蛤洗净，斩件；枸杞洗净，泡发。
2. 锅中注水烧开，放入雪蛤煮至熟，再加入枸杞煮熟。
3. 最后加入冰糖并搅拌，待冰糖溶化即可。

功效 此汤具有滋阴养肝、润肤明目、生津止渴的功效，是春季的一道滋补佳品。

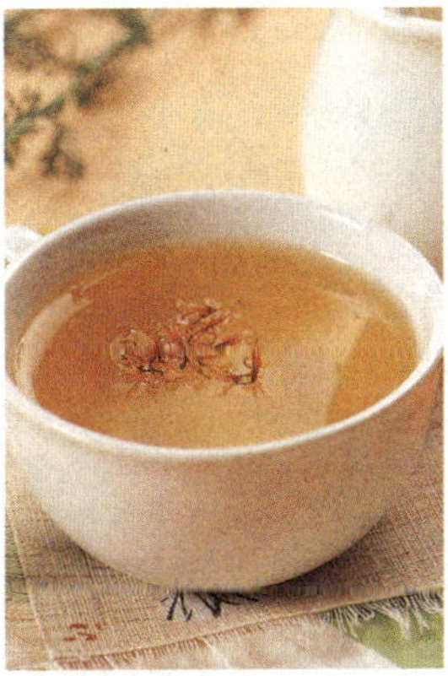

红花绿茶饮

材料：红花5克，绿茶5克，蜂蜜适量。

做法：

1. 将红花、绿茶分别清洗干净，放入杯中。
2. 注入适量沸水冲泡，盖上杯盖。
3. 泡好后，待稍凉，加入少许蜂蜜调味即可。

功效 本茶具有活血化淤、养肝明目、降低血脂的功效。

枸杞淮山女贞子茶

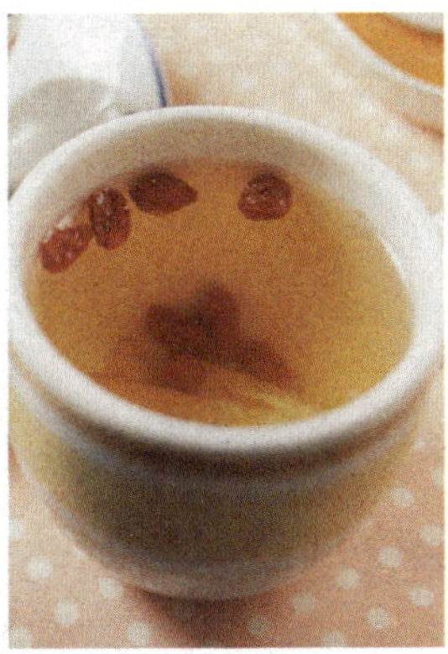

材料：枸杞、淮山、女贞子各10克，冰糖适量。

做法：

1. 枸杞洗净泡发；将淮山、女贞子研碎，连同枸杞一起放入瓦煲中。
2. 加水用小火煎煮10分钟左右即可关火。
3. 加入冰糖并搅拌，待温后即可饮用。

功效 此茶具有养肝明目、滋阴补肾、补气健脾的功效。

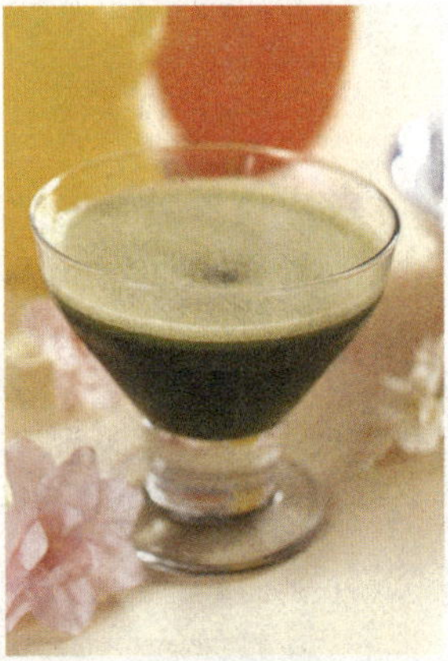

黄花菜菠菜汁

材料：葱白60克，蜂蜜30克，黄花菜、菠菜各60克，冰块70克。

做法：

1. 黄花菜洗净；葱白、菠菜皆洗净，切段。
2. 将黄花菜、菠菜、葱白放入榨汁机中榨成汁。
3. 再将汁水倒入搅拌机中加蜂蜜、凉开水、冰块高速搅打30秒即可。

功效 本品具有行气解郁、养心安神等功效，适合终日郁郁寡欢、心神不宁者饮用。

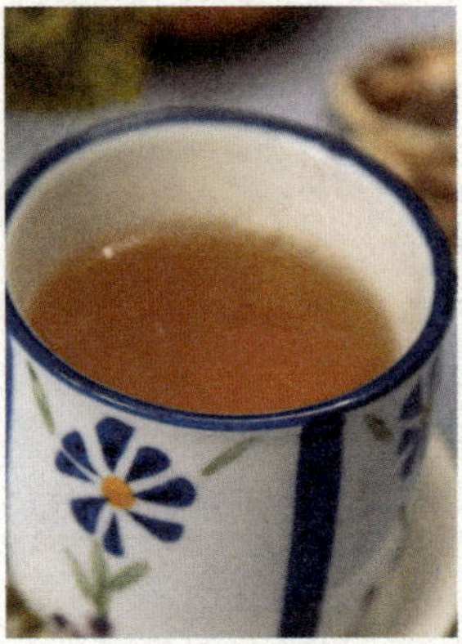

决明子柠檬茶

材料：决明子5克，柠檬半个，蜂蜜适量。

做法：

1. 将决明子洗净；柠檬洗净切片，与决明子一起放入杯中，冲入沸水后加盖闷泡10分钟。
2. 去渣，待茶水稍温后，加入适量蜂蜜调味即可饮用。
3. 可反复冲泡至茶味渐淡。

功效 本品具有疏肝除烦、清肝明目、排毒瘦身的功效。

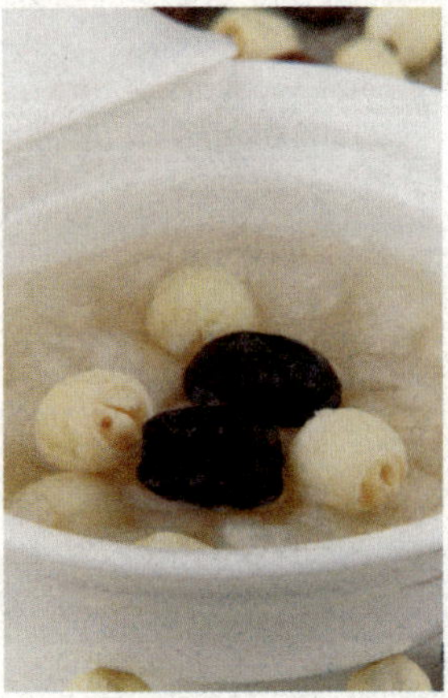

莲子蒸雪蛤

材料：莲子30克，大枣25克，雪蛤200克，淡奶、白糖各20克，椰汁50毫升，冰糖50克。

做法：

1. 将雪蛤洗净泡发；莲子洗净泡发；大枣洗净。
2. 将清水、白糖放入容器中，加入雪蛤上笼蒸5分钟，捞出分装碗中，下莲子、大枣。
3. 锅置火上加水，下椰汁、淡奶、冰糖烧开，盛入装有雪蛤的碗中，移碗入蒸锅内蒸10分钟即可。

功效 本品能滋阴润肺、清热除烦、养心安神。

党参当归鸡汤

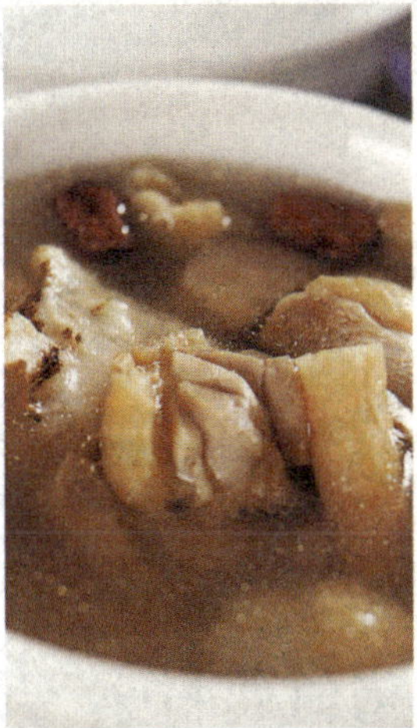

材料：党参、当归各15克，大枣8枚，鸡腿1只，盐2小匙。

做法：

1. 鸡腿剁块，放入沸水中汆烫，捞起冲净；党参、当归、大枣洗净。
2. 鸡肉、党参、当归、大枣一同入锅，加适量水以大火煮开后，转小火续煮30分钟。
3. 起锅前加盐调味即可。

功效 鸡肉是春季进补的佳品，特别适合中老人以及体虚的女性食用。本品还有补血活血、调经理带的作用，适宜月经不调、带下过多者食用。

灵芝大枣兔肉汤

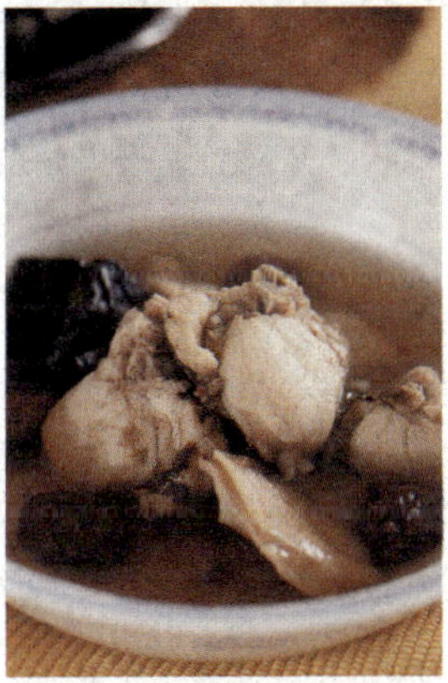

材料：大枣10枚，灵芝6克，兔肉250克，盐适量。

做法：

1. 将大枣浸软，去核，洗净；灵芝洗净，用清水浸泡2小时，取出切小块。
2. 将兔肉洗净，汆水，切小块。
3. 将大枣、灵芝、兔肉放入砂煲内，加适量清水，大火煮沸后转小火煲2小时，加盐调味即可。

功效 本汤具有滋阴养血、补肝益肾、乌发等功效，适合春季食用。

大枣核桃仁乌鸡汤

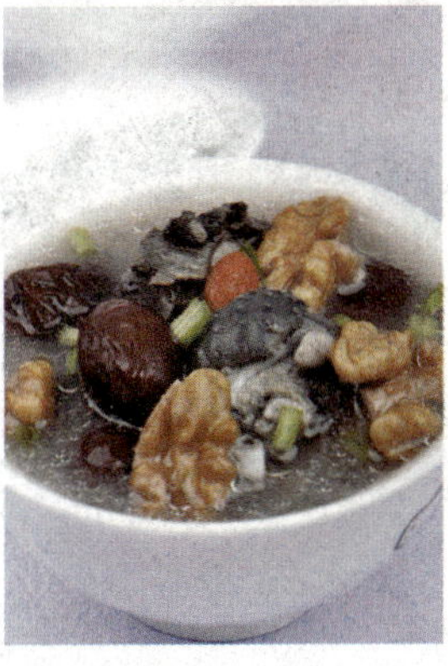

材料：大枣8枚，核桃仁20克，乌鸡250克，盐3克，姜片5克。

做法：

1. 将乌鸡处理干净，斩块，汆水；大枣、核桃仁分别洗净。
2. 净锅加适量水，上火烧开，调入盐、姜片，再下入乌鸡、大枣、核桃仁。
3. 煲至乌鸡熟烂即可。

功效 本品具有补血补肾、安神益智、润肠通便等功效。

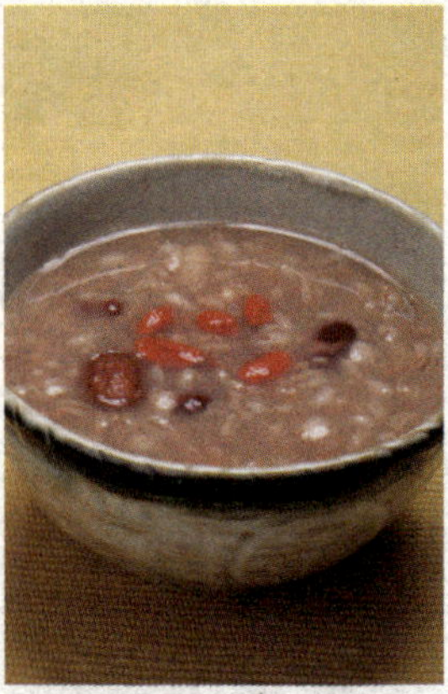

山药八宝羹

材料：山药200克，大枣6枚，龙眼肉、枸杞、芡实、百合、红豆、糯米、白糖各适量。

做法：1 山药洗净去皮，切块；龙眼肉、大枣分别洗净，将枣腹切开去核；红豆、枸杞分别洗净、泡发；芡实、百合分别洗净。

2 糯米淘净，浸泡1小时，倒入锅中，加水适量，待水烧开后，倒入所有材料，转小火煮30分钟，需定时搅拌，直到变黏稠为止。

功效 本品能益气养血、养胃生津、清心安神。

猪血腐竹粥

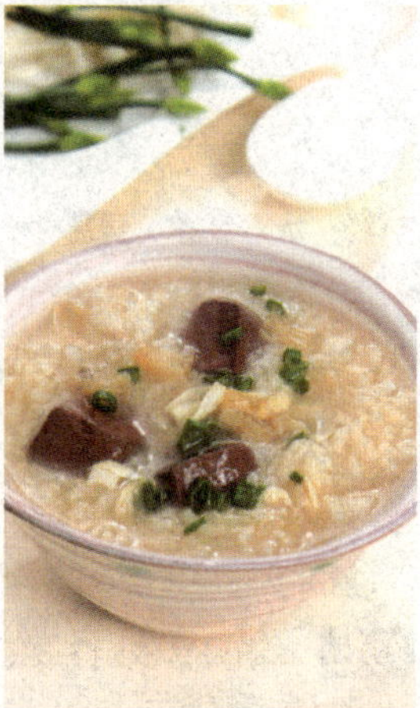

材料：山药30克，猪血100克，腐竹30克，干贝10克，大米120克，葱花、盐各3克。

做法：1 腐竹、干贝分别用温水泡发洗净，腐竹切条，干贝撕碎；猪血洗净，切块；大米淘净；山药洗净去皮，切块。

2 锅中注水，放入大米，大火煮沸后，下入干贝，转中火熬煮至米粒开花。

3 转小火，放入山药、猪血、腐竹，待粥熬至浓稠，加入盐调味，撒上葱花即可。

功效 本粥能补血养胃、益气健脾、益智健脑。

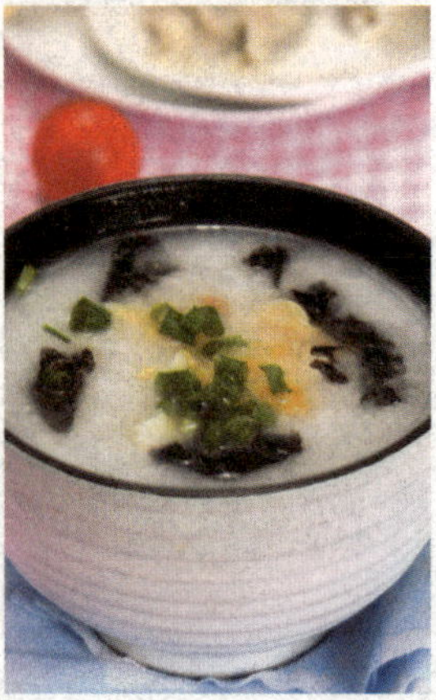

鸡蛋紫菜粥

材料：大米100克，紫菜5克，鸡蛋2个，盐适量，香菜、葱少许。

做法：1 大米洗净，浸泡10分钟；将鸡蛋敲入碗里，搅匀；紫菜撕碎；香菜洗净切碎；葱洗净切成葱花。

2 将大米放入锅中，煮至米粒开花后，将鸡蛋倒入锅中煮开。

3 鸡蛋熟后加入撕碎的紫菜、香菜碎和葱花搅拌均匀，并用盐调味即可。

功效 此粥是春补的佳品。

阿胶龙眼人参粥

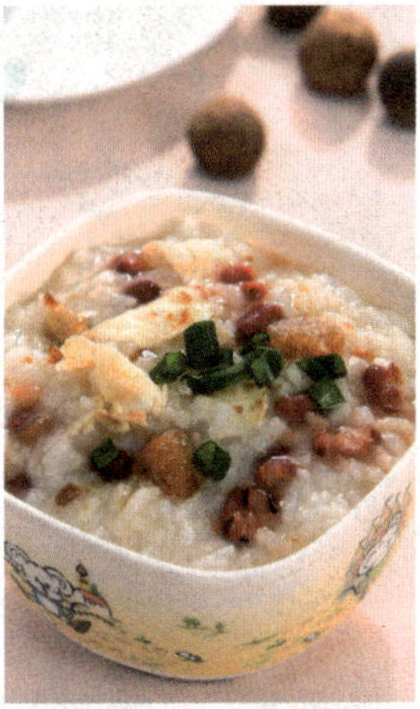

材料：阿胶15克，龙眼肉10颗，人参3克，红豆适量，大米100克，白糖8克。

做法：

1. 大米泡发洗净；人参、龙眼肉洗净；红豆洗净，泡发；阿胶打碎，以小火烊化。
2. 锅置火上，注入适量清水后，放入大米、红豆，用大火煮至米粒开花。
3. 放入人参、龙眼肉，再加入已经烊化的阿胶搅匀，用小火煮至可闻见香味时，放入白糖调味即成。

功效 本粥能补益气血、养阴健脾、安神助眠。

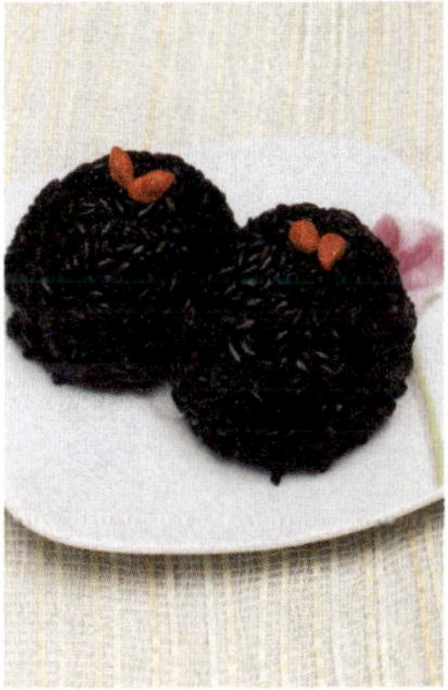

紫米甜饭团

材料：红豆15克，枸杞10克，紫糯米60克，燕麦片3克，萝卜干、罐头玉米粒、素肉松各10克，南瓜子8克，苜蓿芽20克。

做法：

1. 紫糯米、红豆分别洗净，浸泡至软后与燕麦片分别盛入小碗中，放入电锅蒸熟；苜蓿芽洗净，放入沸水中汆烫后放凉。
2. 将蒸熟的紫糯米平铺于耐热保鲜膜上，再将所有材料铺于紫糯米上，包成饭团即可。

功效 本品具有补气养血、健脾养胃的功效。

阿胶黄芪大枣汤

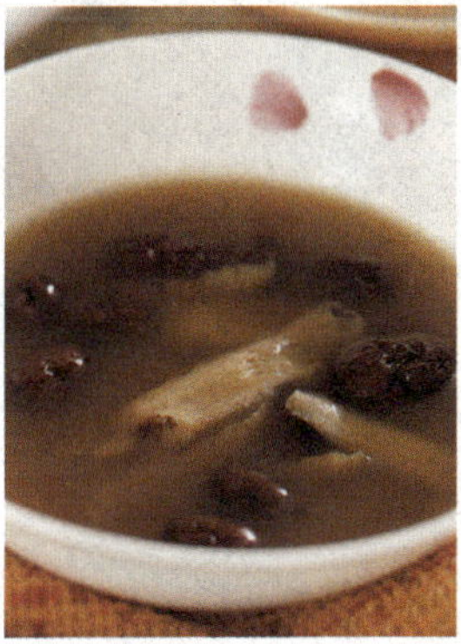

材料：阿胶10克，黄芪18克，大枣10枚。

做法：

1. 将黄芪、大枣分别洗净，阿胶洗净，切成小块。
2. 锅内注入适量清水，大火烧开后，放入黄芪、大枣，小火煮30分钟，再放入阿胶，煮至阿胶溶化，滤渣喝汤。

功效 本品可滋阴补血、补气健脾，还可改善贫血症状，有一定的安胎作用，适合春季食用。

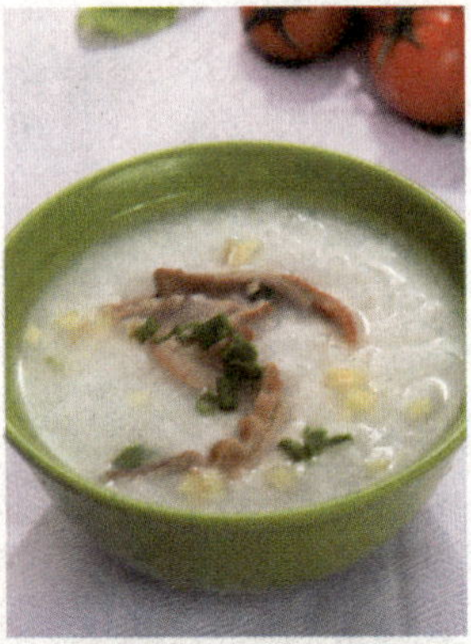

生姜猪肚粥

材料：生姜30克，猪肚120克，大米80克，盐3克，料酒5毫升，葱花适量。

做法：
1. 生姜洗净，去皮，切末；大米淘净，浸泡半小时；猪肚洗净，切条，用少许盐、料酒腌制。
2. 锅中注水，放入大米，以大火烧沸，下入腌好的猪肚、姜末，转中火熬煮至米粒开花。
3. 改小火熬至粥浓稠，加盐调味，撒上葱花即可。

功效 此粥可温暖脾胃、益气补虚。

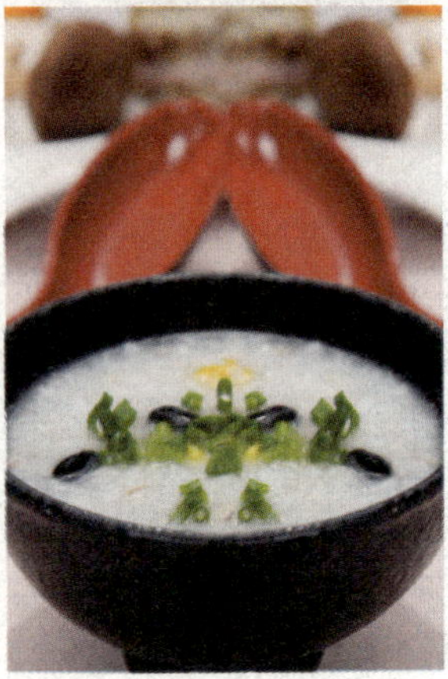

山药黑豆粥

材料：山药30克，薏米30克，大米60克，黑豆、玉米粒各适量，盐2克，葱8克。

做法：
1. 大米、薏米、黑豆均泡发洗净；山药、玉米粒均洗净，再将山药切丁；葱洗净，切成葱花。
2. 锅置火上，倒入清水，放入大米、薏米、黑豆、玉米粒，用大火煮至米开花。
3. 再加入山药丁续煮至粥浓稠，调入盐拌匀，撒上葱花即可。

功效 此粥可健脾益胃、消食化积。

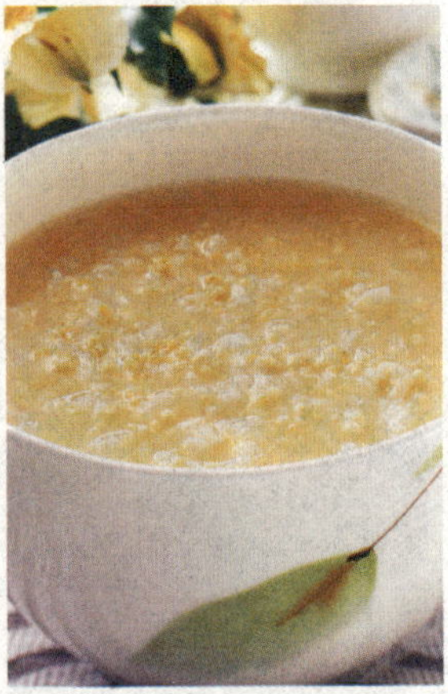

薏米小米羹

材料：薏米20克，小米90克，玉米糁40克，糯米30克，白糖少许。

做法：
1. 薏米、小米、糯米均洗净，浸泡15分钟。
2. 将薏米、小米、糯米一同放入锅中，加适量清水，大火煮开后，转小火熬30分钟。
3. 再下入玉米糁熬煮至熟，最后加入白糖调味即可。

功效 本品具有健脾和胃、助消化的功效，适合食欲不振、食少便稀者食用。

玉米党参羹

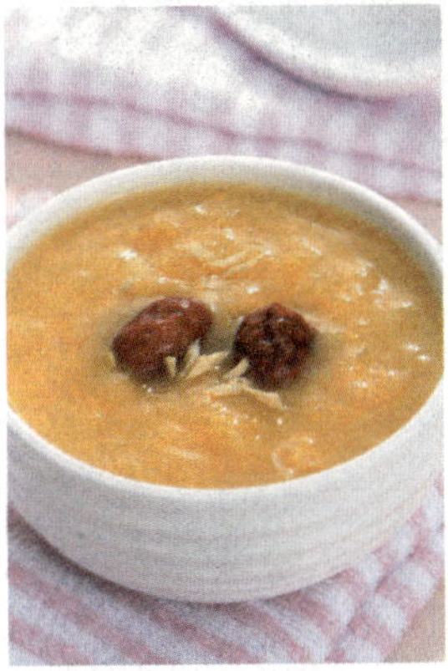

材料：党参15克，大枣20克，玉米糁120克，冰糖8克。

做法：

1. 大枣去核洗净；党参洗净、润透，切成小段。
2. 锅置火上，注入清水，放入玉米糁煮沸后，再下入大枣和党参（注意：下入玉米糁之后要不断用勺子搅拌，防止糊锅）。
3. 煮至浓稠闻到香味时，放入冰糖调味即可食用。

功效 本品能益气补虚、健脾和胃，可辅助治疗脾肺虚弱、气短心悸、食少便溏等症。

黑芝麻山药糊

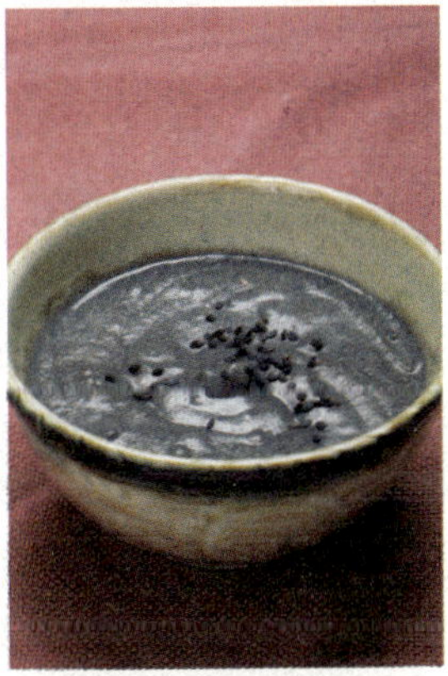

材料：山药150克，何首乌30克，黑芝麻250克，白糖适量。

做法：

1. 先将黑芝麻、山药、何首乌均洗净、沥干，分别放入搅拌器内打成粉末。
2. 再将三种粉末一同盛入碗内，加入开水搅拌成糊状。
3. 最后调入白糖，搅匀即可。

功效 本品能健脾和胃、滋阴补肾，适合春季进补。常吃此品还有乌发、预防脱发的功效。

山药五宝甜汤

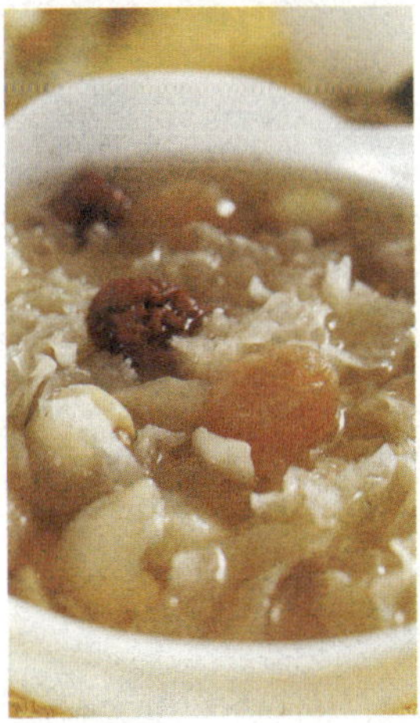

材料：山药200克，莲子150克，百合10克，龙眼肉15克，大枣8枚，银耳15克，冰糖80克。

做法：

1. 山药削皮，洗净，切段；银耳泡发，去蒂，撕成小朵。
2. 莲子泡发洗净；百合用清水泡发洗净；龙眼肉、大枣洗净。
3. 将以上材料一同放入煲中，加入适量清水，中火煲45分钟，放入冰糖，转小火煮至冰糖溶化即可。

功效 本汤有补气健脾、养心安神、生津止渴的作用。

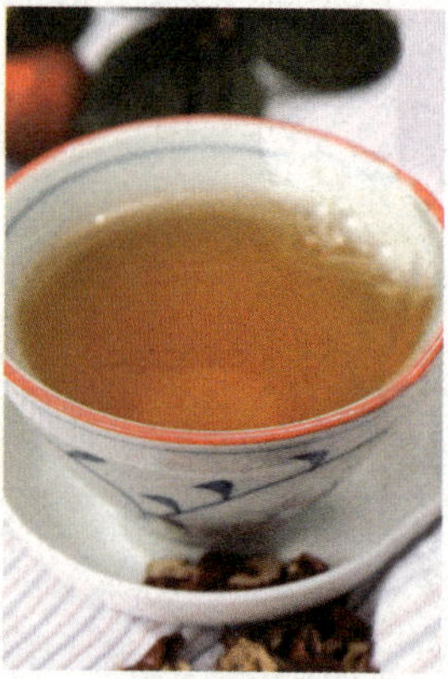

麦芽茶

材料：炒麦芽6克，山楂5克。

做法：

1. 将炒麦芽、山楂洗净，放入杯中，冲入沸水后加盖闷泡10分钟。
2. 去渣，待茶水稍温后即可饮用。
3. 可反复冲泡至茶味渐淡。

功效 本品具有行气健脾、开胃消食的作用，可辅助治疗食积胃胀等症。

陈皮姜茶

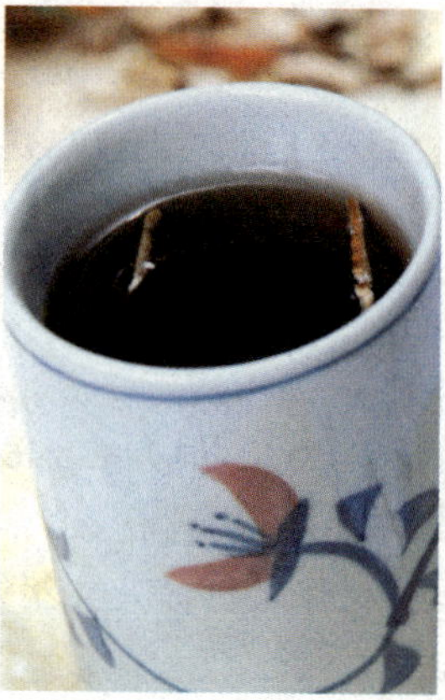

材料：陈皮20克，甘草5克，生姜片8克，茶叶5克。

做法：

1. 将陈皮、甘草、茶叶洗净，与生姜片一同放入杯中，冲入沸水后加盖闷泡10分钟。
2. 去渣，待茶水稍温后即可饮用。
3. 可反复冲泡至茶味渐淡。

功效 本品具有行气健脾、消食积、疏肝解郁等功效。

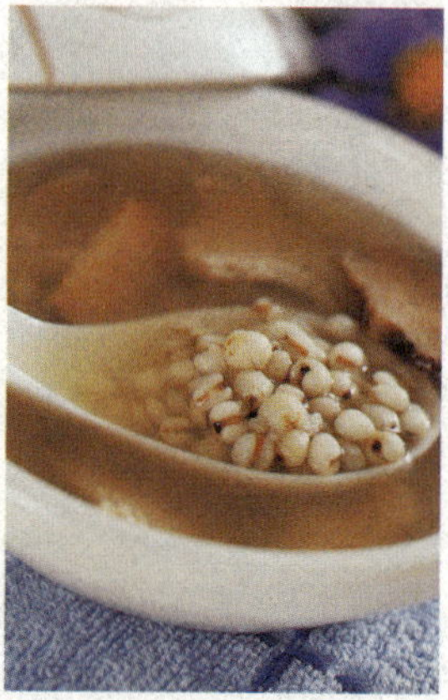

泽泻薏米瘦肉汤

材料：泽泻30克，薏米20克，盐4克，猪瘦肉60克。

做法：

1. 将猪瘦肉洗净，切片；泽泻、薏米洗净。
2. 把上述材料一同放入锅内，加入适量清水，大火煮沸后，转小火煲1～2小时即可关火。
3. 挑出泽泻，加盐调味即可。

功效 此汤可健脾化湿、利尿通淋，适宜高脂血症、肥胖、糖尿病患者食用。

砂仁豆芽瘦肉汤

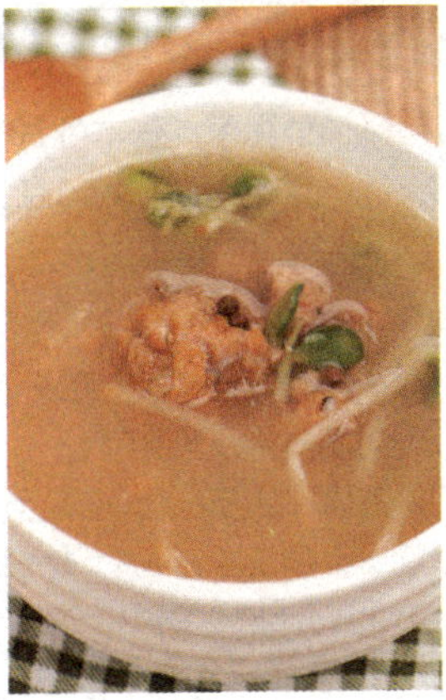

材料：砂仁8克，猪瘦肉220克，水发香菇100克，胡萝卜35克，黄豆芽30克，盐6克。

做法：

1. 将猪瘦肉洗净切块；水发香菇洗净切片；胡萝卜去皮洗净，切块；黄豆芽洗净备用。
2. 净锅置火上倒入水，调入盐，先下入猪瘦肉、水发香菇、胡萝卜、黄豆芽，煲至熟。
3. 再将砂仁放入锅内，煮5分钟即可关火。

功效 此汤有化湿行气、健脾止泻、利尿通淋的作用。

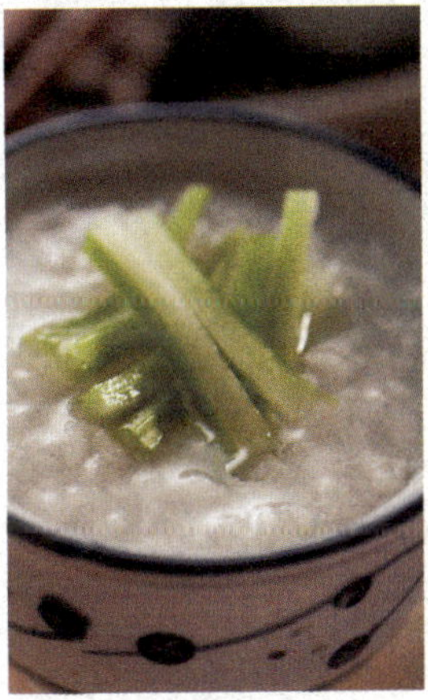

芹菜粥

材料：大米250克，芹菜120克，盐少许。

做法：

1. 将大米用清水洗净，放入锅中熬至半熟。
2. 芹菜洗净，切碎末，放入粥中煮熟，再加少许盐调味即可。

功效 春季既是芹菜大量上市的季节，又是肝火头痛和高血压病的高发时期，食用芹菜粥可清肝火、降血压、止晕。

芹菜根甘草汤

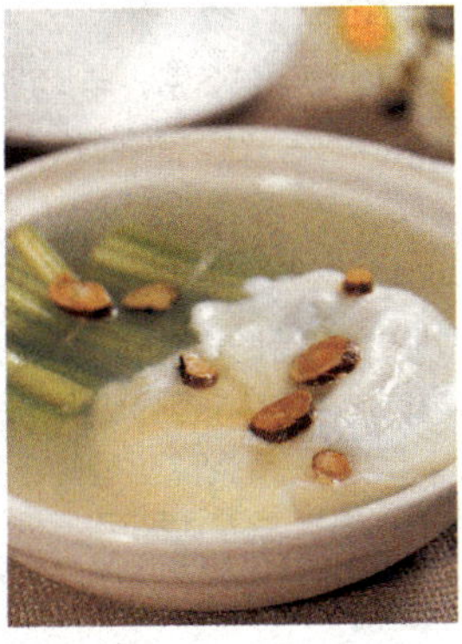

材料：甘草15克，芹菜根40克，鸡蛋1个，盐2克。

做法：

1. 芹菜根洗净，切段；甘草洗净。
2. 将芹菜根、甘草放入锅中，加入400毫升水，煎至200毫升。
3. 继续烧开，打入鸡蛋，加入盐搅匀，趁热服用。

功效 本品具有健脾渗湿、清热排脓、利水消肿的功效。

苍术鱼腥草蔬菜汤

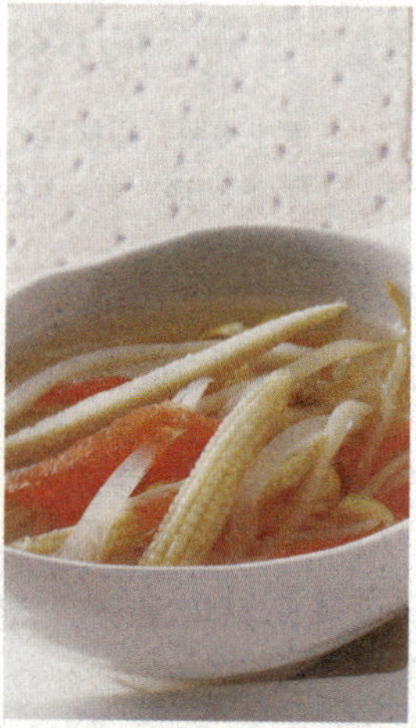

材料：鱼腥草、苍术各10克，薏米20克，白萝卜200克，西红柿250克，玉米笋100克，绿豆芽15克，盐适量。

做法：

1. 将鱼腥草、苍术、薏米洗净后与清水一同置入锅中，以小火煮沸，滤取药汁。
2. 白萝卜去皮，洗净，刨丝；西红柿去蒂，洗净，切片；玉米笋洗净，切片；绿豆芽洗净。
3. 将药汁放入锅中，加入全部蔬菜煮熟，放入盐调味即可。

功效 此汤能健脾祛湿、利尿通淋、清热排脓。

草果草鱼汤

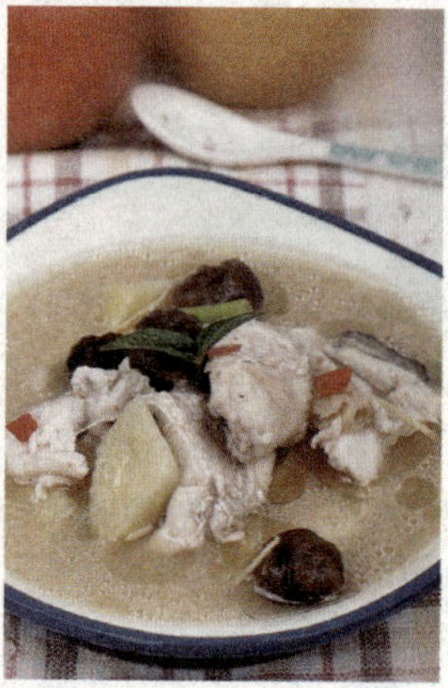

材料：草果10克，草鱼300克，龙眼肉50克，花生油30毫升，盐少许，葱段、姜片、胡椒粉各3克，高汤适量。

做法：

1. 将草鱼洗净，切块；草果洗净，去皮、核，切块；龙眼肉洗净。
2. 净锅置火上倒入花生油，将葱段、姜末爆香，下入草鱼微煎，倒入高汤，调入盐、胡椒粉。
3. 再下入草果、龙眼肉煲至熟即可。

功效 此汤能健脾养血、祛湿利尿、降压降糖。

羊肉草果豌豆粥

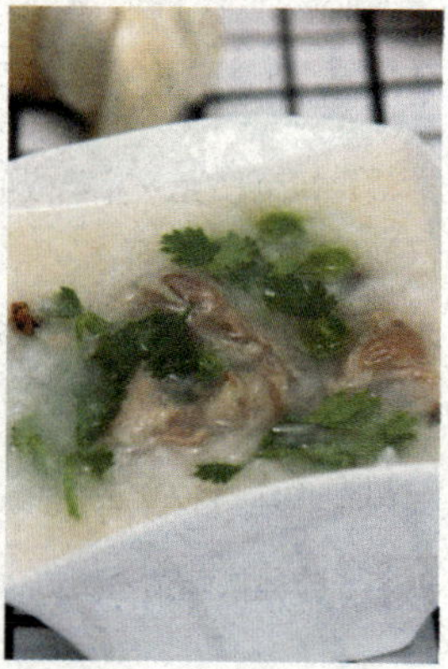

材料：草果15克，羊肉100克，豌豆50克，大米80克，盐、生姜汁、香菜段各适量。

做法：

1. 将草果、豌豆分别洗净；羊肉洗净，切片；大米淘净，用清水浸泡。
2. 大米放入锅中，加适量清水，大火煮开，下入羊肉、草果、豌豆，转中火熬煮。
3. 待粥熬出香味，加入盐、生姜汁调味，撒上香菜段即可。

功效 本粥有燥湿散寒、温补脾胃、止呕吐的作用。

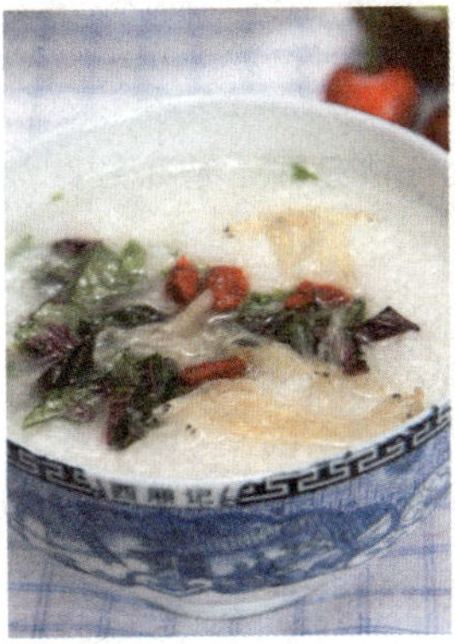

银鱼苋菜粥

材料：枸杞15克，小银鱼50克，苋菜100克，稠粥1碗，盐3克，料酒、香油、胡椒粉各适量。

做法：

1. 小银鱼洗净，用料酒腌渍去腥；苋菜洗净；枸杞洗净。
2. 锅置火上，放入小银鱼，加适量清水煮熟。
3. 倒入稠粥烧开后，放入枸杞、苋菜稍煮，最后加盐、香油、胡椒粉调味便可。

功效 本粥具有除湿健脾、利水消肿、强化骨骼的作用。

海带土豆条炖瘦肉

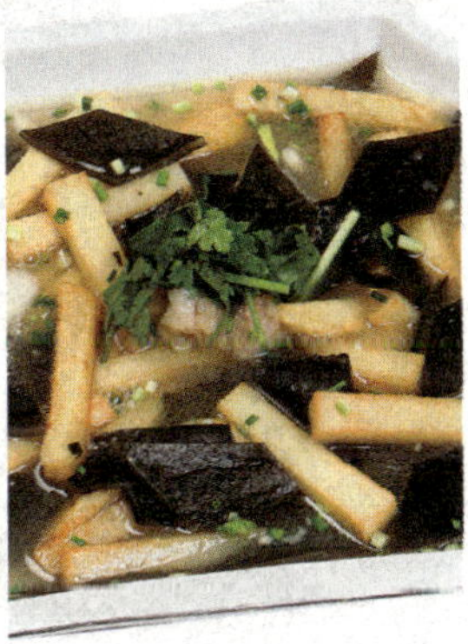

材料：猪瘦肉100克，海带、土豆各150克，香菜少许，盐3克，葱5克，食用油、料酒、高汤各适量。

做法：

1. 将猪瘦肉洗净，切块，加少许盐、料酒腌制；海带泡发洗净，切片；土豆去皮洗净，切条；香菜洗净，备用；葱洗净，切成葱花。
2. 锅下油烧热，放入土豆炸至五成熟，再放入海带、猪瘦肉，加盐，倒入高汤，炖煮至熟，最后撒上葱花、香菜即可。

功效 本品清淡、味鲜，具有很高的营养价值。海带、土豆、猪瘦肉结合在一起，能补充人体所需的维生素、矿物质，非常适合春季食用。

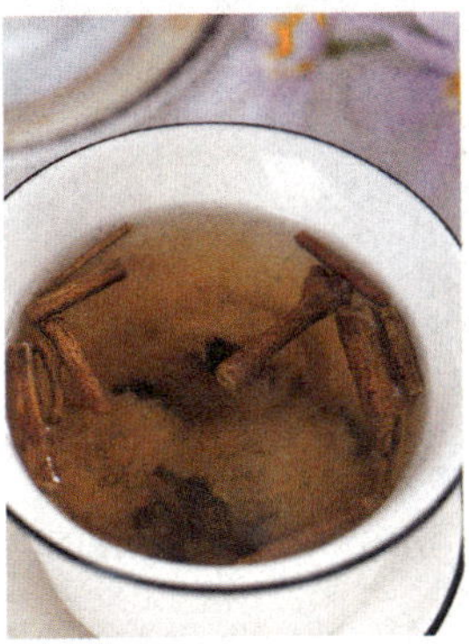

藿香菊花茶

材料：藿香、菊花各5克，冰糖适量。

做法：

1. 将藿香、菊花分别清洗干净备用。
2. 将藿香、菊花放入锅中，加入适量清水煎煮。
3. 煎好后放入冰糖搅匀即可饮用。

功效 此茶具有化湿运脾、清热解毒、清肝明目的功效，适合春季饮用。

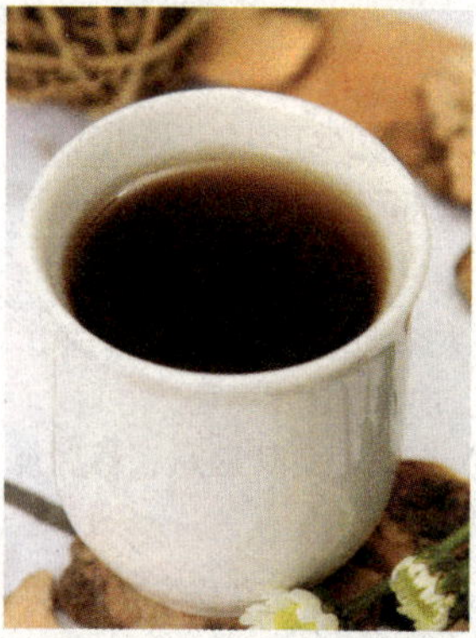

乌龙茯苓茶

材料：茯苓、莱菔子各3克，乌龙茶5克，普洱茶2克。

做法：

1. 将茯苓、莱菔子、乌龙茶、普洱茶分别洗净备用。
2. 将以上材料放入杯中，加入300毫升开水冲泡。
3. 盖上杯盖闷3分钟即可饮用。

功效 此茶具有健脾化湿、消食化积、排毒瘦身等作用，适合春季饮用。

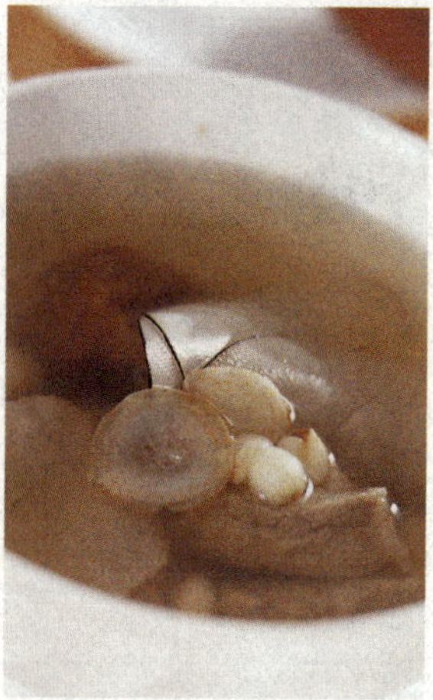

西洋参瘦肉汤

材料：海底椰150克，西洋参、川贝母各10克，猪瘦肉400克，蜜枣2颗，盐5克。

做法：

1. 将海底椰、西洋参、川贝母分别洗净备用。
2. 猪瘦肉洗净切块，汆水。
3. 将海底椰、西洋参、川贝母、猪瘦肉、蜜枣一同放入煲内，注入适量沸水，加盖煲4小时，最后加盐调味即可。

功效 此汤具有清热化痰、润喉止咳、滋阴补虚等功效，适合春季食用。

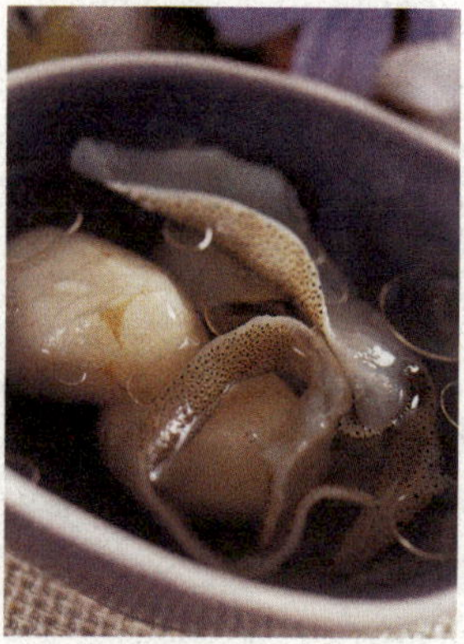

荸荠海蜇汤

材料：玉竹5克，荸荠200克，海蜇皮100克，盐适量。

做法：

1. 将玉竹、荸荠、海蜇皮分别洗净备用。
2. 将玉竹、荸荠、海蜇皮下入锅中，加水煮熟。
3. 最后加入盐调味即可。

功效 此汤具有滋阴润肺、清热利尿、生津止渴的功效，适合春季食用。

夏季药膳养生

生地乌鸡汤

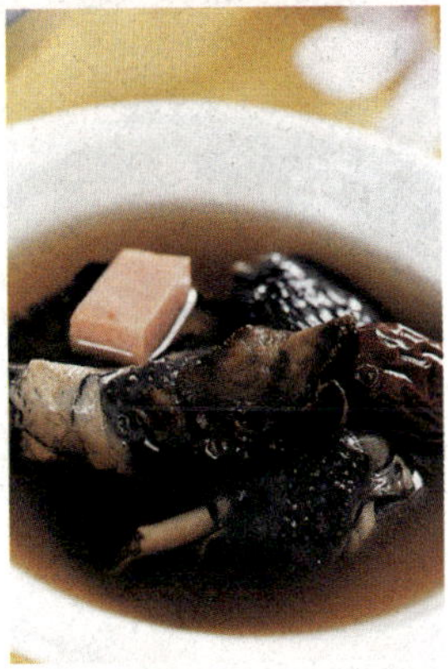

材料：生地黄10克，大枣10枚，乌鸡1只，午餐肉100克，姜、葱、盐、料酒各适量，骨头汤2500毫升。

做法：1 将生地黄浸泡5小时，取出洗净后切成薄片；大枣洗净，泡发；午餐肉切片。乌鸡去内脏及爪尖，切成块，入开水汆去血水。

2 将骨头汤倒入锅中，放入生地黄、大枣、乌鸡块、午餐肉、姜、葱、料酒，待乌鸡熟后加盐调味即可。

功效 本汤具有滋阴补肾、养血添精、凉血补血的作用。

山楂粥

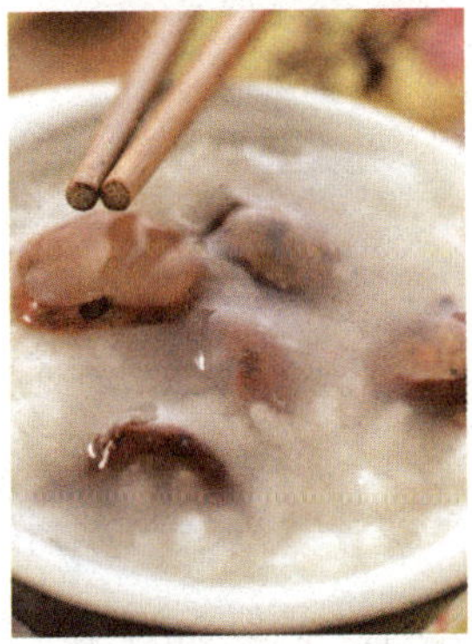

材料：干山楂30克，大米100克，白糖适量。

做法：1 大米洗净，用清水浸泡1小时；干山楂用温水泡软，去核，切片

2 锅中注水，大火烧开，倒入大米和山楂熬煮，边煮边搅拌，待米开花后，转小火继续慢熬至粥黏稠，加入适量的白糖调味，待白糖溶化即可。

功效 此粥能调节血压、保护心血管健康。

苦瓜炖蛤蜊

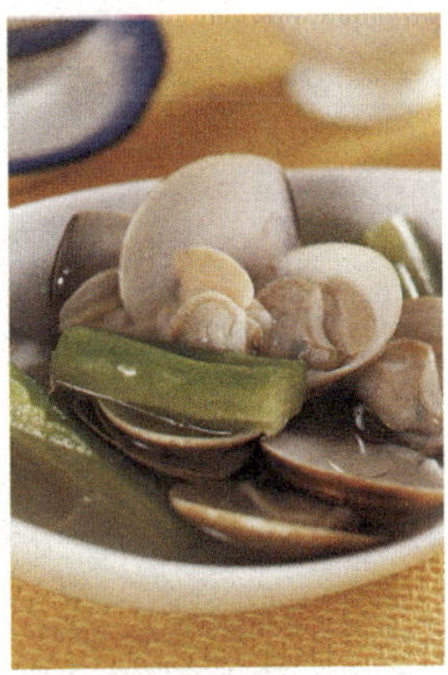

材料：北沙参10克，苦瓜300克，蛤蜊250克，姜、蒜各10克，盐5克。

做法：1 苦瓜洗净，剖开去子，切成长条；姜、蒜洗净切片；北沙参洗净。

2 锅中加水烧开，下入蛤蜊煮至开壳后，捞出，冲水洗净。再将蛤蜊、苦瓜、北沙参一同放入锅中，加适量清水，以大火炖30分钟至熟后，加入姜、蒜、盐调味即可。

功效 本品能滋阴养心、生津止渴、清热泻火。

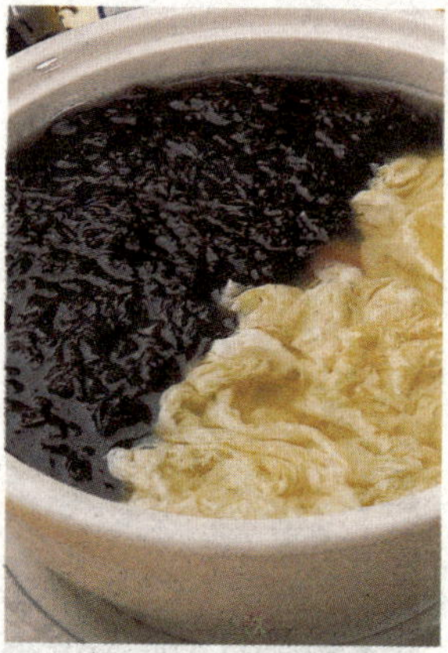

蛋花西红柿紫菜汤

材料：百合15克，紫菜100克，西红柿50克，鸡蛋2个，盐3克。

做法：
1. 将紫菜泡发，洗净；百合洗净；西红柿洗净，切块；鸡蛋打散。
2. 锅置于火上，注适量清水烧至沸时，放入紫菜、百合、西红柿煮熟。
3. 将鸡蛋倒入锅中，煮成蛋花，加盐调味即可。

功效 本品具有滋养心阴、清热生津、养颜润肤的功效。

百合生地粥

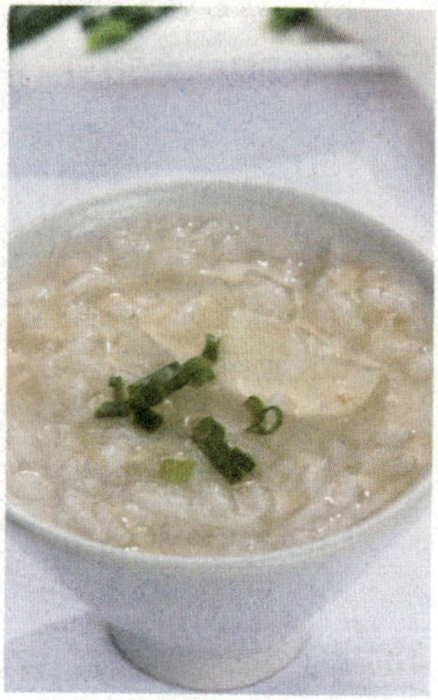

材料：百合15克，生地黄5克，大米100克，盐2克，葱5克。

做法：
1. 大米洗净；百合洗净；生地黄入锅，倒入600毫升水熬至300毫升，去渣取药汁备用；葱洗净，切成葱花。
2. 锅置火上，注入清水，放入大米，用大火煮至米粒开花。
3. 放入百合，倒入药汁，用小火煮至粥成，最后撒上葱花，加入盐调味即可。

功效 此粥能清热凉血、滋阴养心、润燥通便。

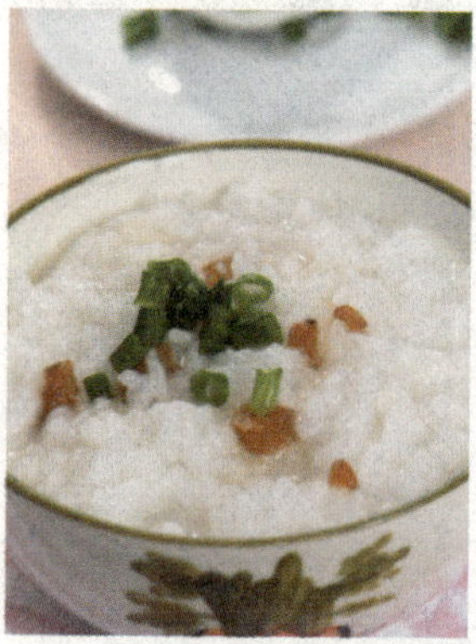

天冬甜粥

材料：天冬25克，大米100克，白糖3克，葱花5克。

做法：
1. 大米泡发，洗净；天冬洗净。
2. 锅置火上，倒入清水，放入大米，以大火煮开。
3. 加入天冬，转小火煮至粥浓稠，撒上葱花，加入白糖拌匀即可。

功效 此粥具有养阴清热、生津止渴、润肺补肾的功效。

莲子红米粥

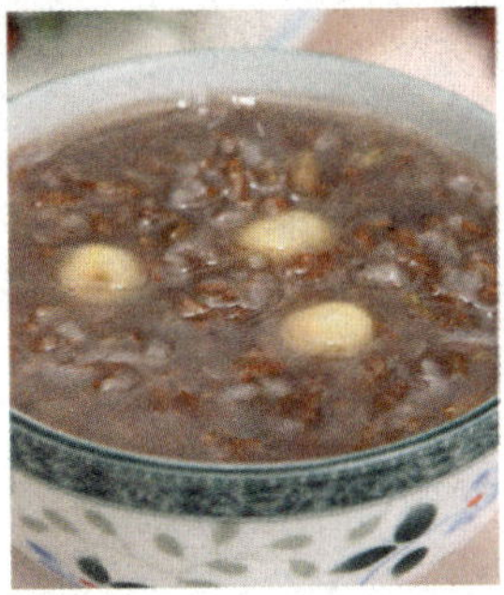

材料：莲子40克，红米80克，红糖10克。

做法：1 红米泡发洗净；莲子洗净。

2 锅置火上，倒入清水，放入红米、莲子煮至米粒开花。

3 加入红糖煮至粥浓稠即可。

功效 此粥具有养心安神、固精止带、补脾止泻等功效。

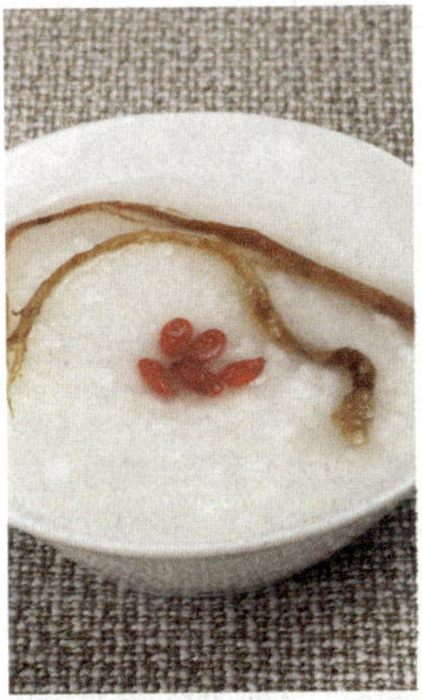

石斛麦冬洋参粥

材料：西洋参5克，麦冬10克，石斛20克，枸杞5克，大米70克，冰糖50克。

做法：1 将西洋参洗净，研磨成粉末；麦冬、石斛分别洗净，放入纱布袋内，扎紧袋口；枸杞洗净，泡软；大米洗净。

2 锅中倒入适量清水，将大米与枸杞、药材包一同放入锅中，以大火煮沸后，转小火续煮至黏稠。

3 捞起药材包，加入冰糖调味即可。

功效 此品可养阴生津、润肺清心。

绿豆炖鲫鱼

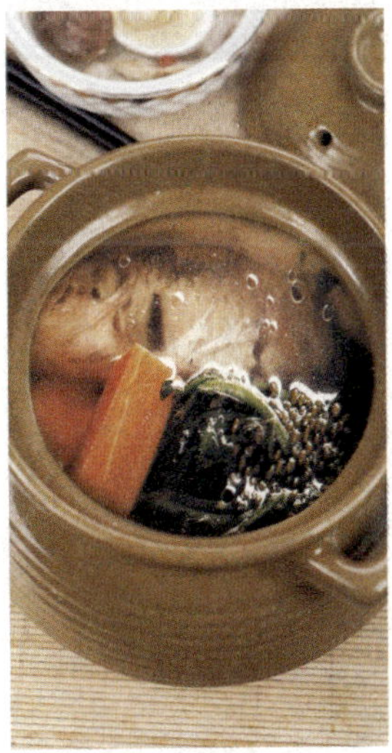

材料：绿豆50克，鲫鱼1条，西洋菜150克，胡萝卜100克，姜10克，盐、高汤、胡椒粉、香油各适量。

做法：1 胡萝卜去皮洗净切片；鲫鱼刮去鱼磷，去内脏、鳃，洗净；西洋菜择洗干净；姜去皮切片；绿豆提前泡好备用。

2 净锅加入适量食用油烧热，放入鲫鱼煎至两面呈金黄色时捞出。

3 砂煲置火上，将绿豆、鲫鱼、姜片、胡萝卜一同放入煲内，倒入高汤，大火炖约40分钟，放入西洋菜稍煮，加入盐、胡椒粉调味，淋上香油即可。

功效 绿豆味甘，性寒，清热解毒，适合夏季食用。

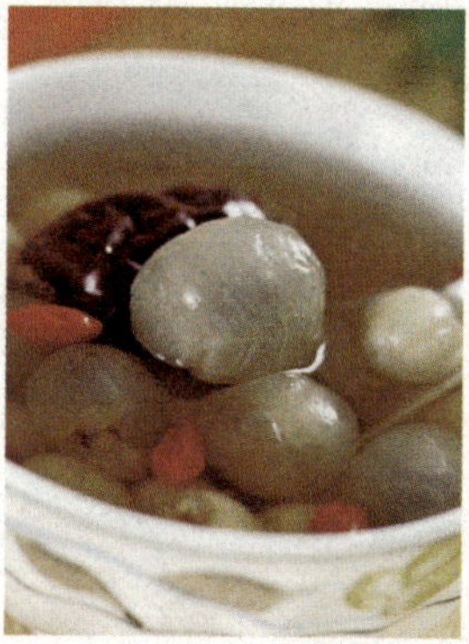

龙眼莲子羹

材料：龙眼肉20克，枸杞10克，莲子50克，白糖10克。

做法：

1. 将莲子洗净，泡发；枸杞、龙眼肉均洗净。
2. 锅置火上，注入清水，放入莲子煮沸后，下入枸杞、龙眼肉。
3. 煮熟后放入白糖调味即可。

功效 本品具有补血养心、安神除烦、涩精止泻等功效，适合夏季烦热不安者食用。

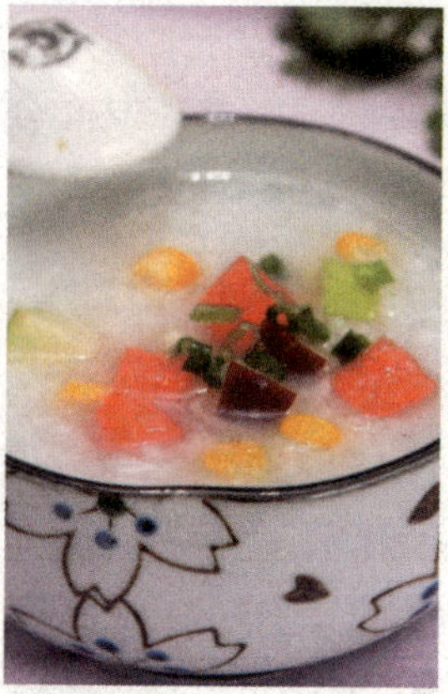

黄瓜绿豆粥

材料：黄瓜1根，绿豆40克，大米150克。

做法：

1. 将黄瓜和绿豆分别洗净，黄瓜切成丝，绿豆泡发，大米淘洗干净。
2. 锅中放水，放入大米，以大火煮至半熟时，放入黄瓜和绿豆，转小火熬煮成粥，待绿豆烂熟时即可食用。

功效 黄瓜、绿豆均为清热解暑的佳品，与大米同煮成粥，能清热解毒，消肿利水，对缓解暑热烦渴、水肿有很好的效果。

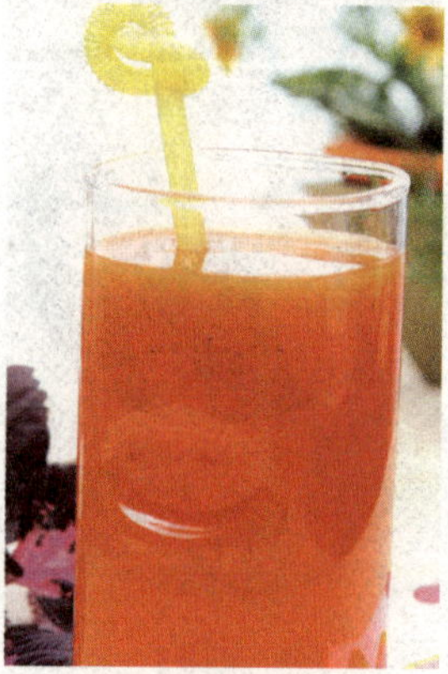

莲藕胡萝卜汁

材料：

蜂蜜15克，莲藕80克，生姜2克，胡萝卜120克。

做法：

1. 将莲藕和胡萝卜分别洗净，去皮，切成适当大小的块；生姜洗净，切块。
2. 将莲藕、胡萝卜、生姜、蜂蜜一同放入榨汁机内，加入适量冰水一起搅打成汁，滤出果肉后即可饮用。

功效 本品具有养心安神、清凉解暑、利尿通淋等功效。

西瓜牛奶

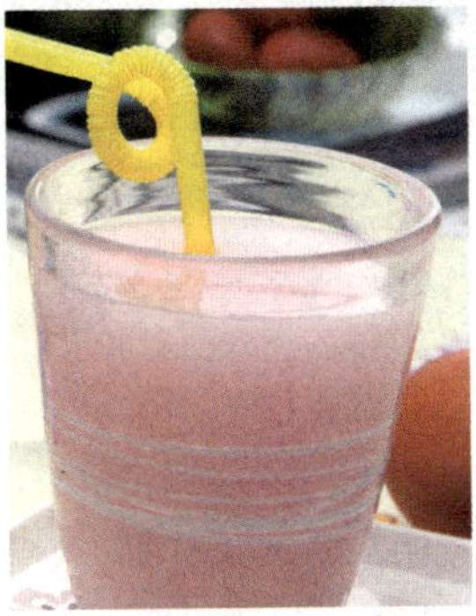

材料：蜂蜜30克，西瓜80克，牛奶150毫升。

做法：

1. 将西瓜去皮，取果肉，去子，切小块，放入榨汁机内。
2. 将牛奶放入榨汁机内，加入水、蜂蜜搅打均匀即可。

功效 本品具有养心安神、清热利尿、美白护肤的功效。

洋葱炒芦笋

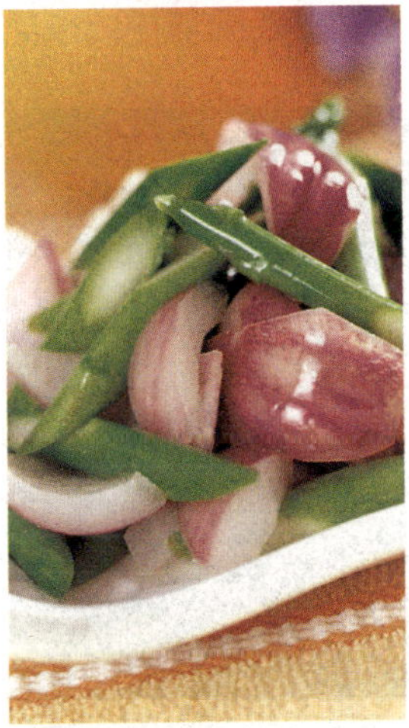

材料：洋葱150克，芦笋200克，盐3克。

做法：

1. 芦笋用清水洗净，切成斜段；洋葱用清水洗净，切片。
2. 锅洗净，置于火上，注入适量清水，以大火烧开，下入芦笋段稍汆后捞出沥干。
3. 锅中加适量油烧热，下入洋葱爆炒出香味后，再下入芦笋稍炒，加入盐炒匀即可。

功效 本品具有发汗散热、利尿的功效，对夏季汗出不畅患者有一定的食疗作用。

红糖西瓜饮

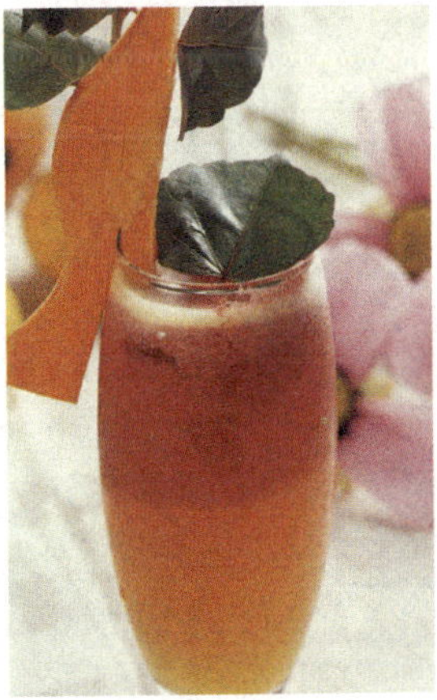

材料：西瓜200克，橙子100克，红糖50克。

做法：

1. 将橙子洗净，切片；西瓜洗净，去皮，取西瓜肉。
2. 将红糖用开水冲开，搅拌均匀。
3. 将橙子和西瓜肉一同放入榨汁机内榨汁，倒入杯中；兑入红糖水，按分层法轻轻注入杯中，加上装饰即可。

功效 西瓜、橙子均是清热防暑的佳品，红糖有益气补虚的功效。三者合用，既可防暑，又可避免因暑热汗出过多导致的体虚。

乌梅生姜汤

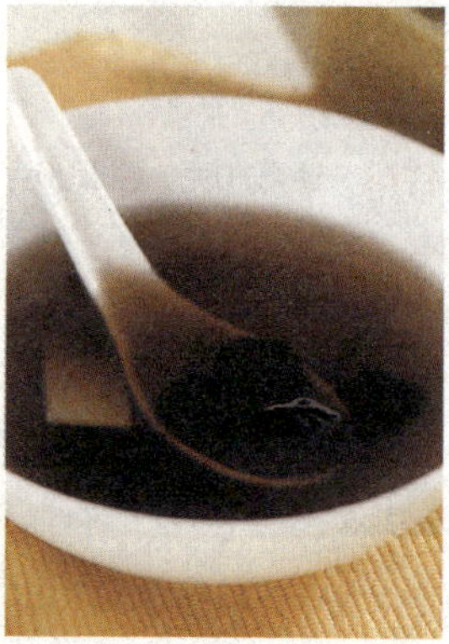

材料：生姜20克，乌梅30克，白糖适量。

做法：

1. 将乌梅洗净；生姜洗净，切片。
2. 砂锅内加入适量清水，放入乌梅、姜片，大火烧沸后，转小火续煮20分钟。
3. 最后加入白糖调味即成。

功效 本汤具有补虚益气、滋阴敛汗、润肤黑发的功效。

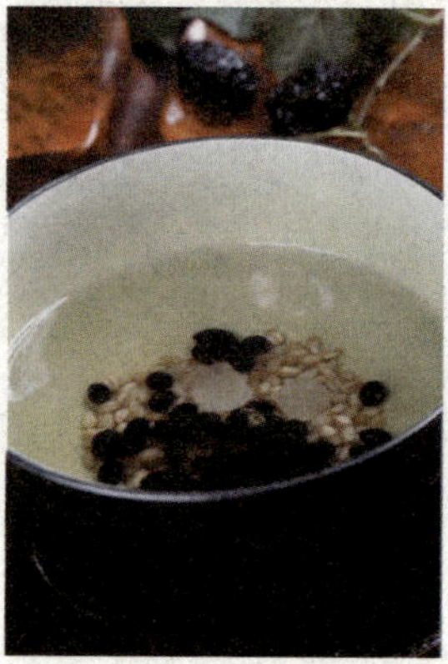

浮小麦黑豆茶

材料：黑豆、浮小麦各30克，莲子、黑枣各7颗，冰糖少许。

做法：

1. 将黑豆、浮小麦、莲子、黑枣均洗净，放入锅中，加水1000毫升，大火煮开后，转小火煲至熟烂。
2. 调入冰糖搅拌溶化即可。

功效 浮小麦是敛阴固汗的常用药，莲子、黑豆可滋阴补肾，黑枣可益气补血，因此此茶可改善夏季出汗过多所致的阴虚、气虚症状。

太子参大枣茶

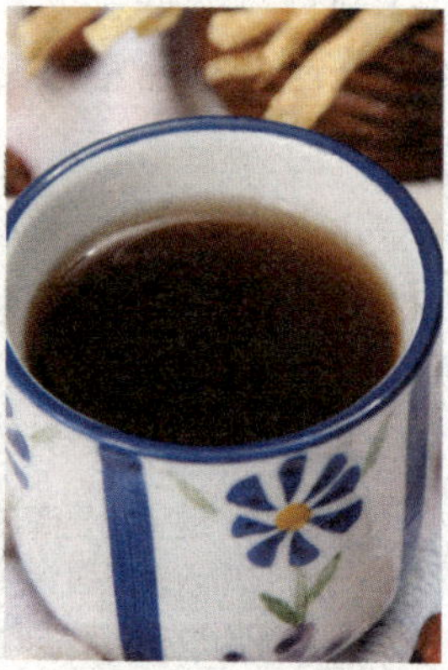

材料：大枣5枚，太子参6克，茶叶3克。

做法：

1. 将太子参、大枣、茶叶洗净。
2. 将太子参、大枣放入锅中，加适量水，煮15分钟。
3. 放入茶叶泡开即可。

功效 本品具有益气补血、敛汗固表的功效，适宜气虚型自汗、盗汗患者饮用。

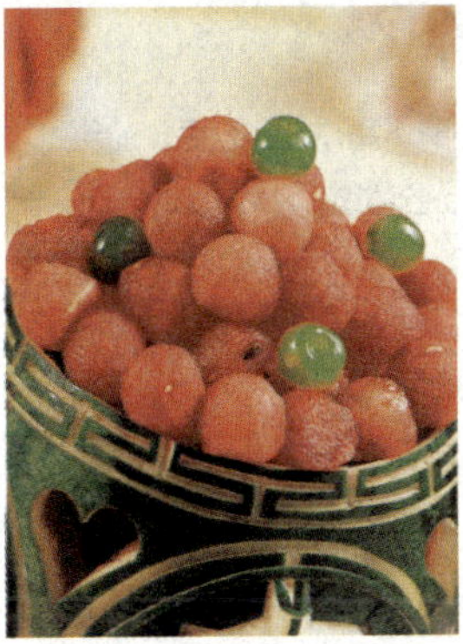

西瓜盅

材料：西瓜1个，糖少许。

做法：

1 西瓜洗净，从中间一分为二。

2 将一半西瓜皮边上刻上精美图案，瓜肉取出用挖球器制成圆球形。

3 将瓜肉调入少许糖，放入西瓜盅内即可。

功效 本品不仅能清热祛暑、利尿解毒，还能辅助治疗咽喉肿痛、消渴口干、口舌生疮等症。

西瓜绿豆鹌鹑汤

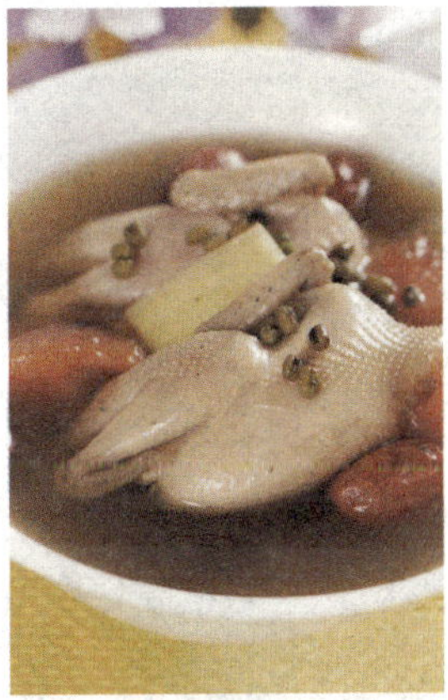

材料：西瓜500克，绿豆50克，鹌鹑450克，生姜10克，盐5克。

做法：

1 鹌鹑去毛、内脏，洗净；生姜去皮，切片。

2 西瓜连皮洗净，切成块状；绿豆洗净，清水浸泡1小时。

3 将适量清水倒入瓦煲内，煮沸后加入以上材料，大火煲滚后，改用小火煲2小时，加盐调味即可。

功效 本品可清热祛暑，对暑热烦渴、头痛目赤、口舌生疮、水肿尿少患者有很好的调养作用。

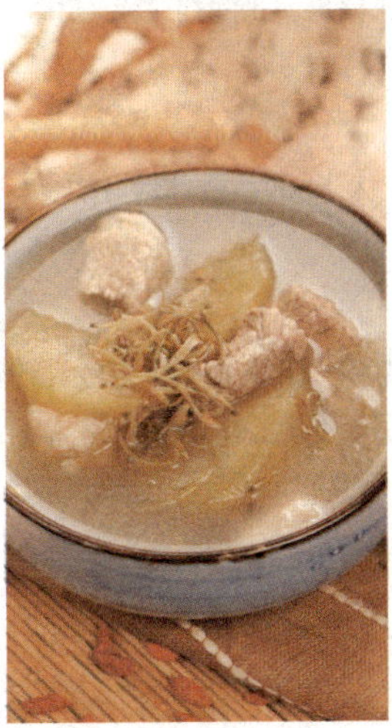

雪莲金银花煲瘦肉

材料：猪瘦肉300克，天山雪莲、金银花各10克，干贝、山药各适量，盐5克。

做法：

1 猪瘦肉洗净，切块；天山雪莲、金银花、干贝洗净；山药洗净，去皮，切块。

2 将猪瘦肉放入沸水中汆水，取出洗净。

3 将猪瘦肉、天山雪莲、金银花、干贝、山药一同放入锅中，加入清水用小火炖2小时，最后放入盐调味即可。

功效 本品可清热解毒、滋阴补虚，适合夏季食用，既能清热防暑，又能增强抵抗力、预防各种流行性疾病。

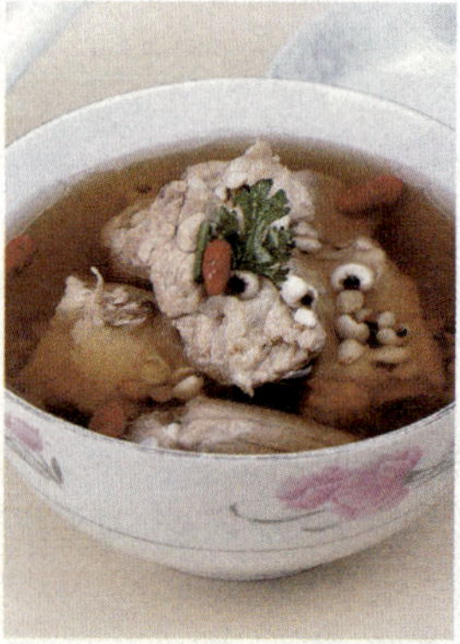

沙葛薏米猪骨汤

材料：薏米、沙葛、枸杞各适量，猪排骨300克，盐5克，葱花3克，食用油、高汤各适量。

做法：

1. 猪排骨洗净，切块，汆水；薏米浸泡，洗净；沙葛洗净，去皮，切滚刀块；枸杞洗净。
2. 炒锅置火上倒油，将葱炝香，倒入高汤，调入盐。
3. 下入猪排骨、薏米、沙葛、枸杞煲至熟即可。

功效 本品具有清热祛暑、滋阴止渴、健脾清肝的功效。

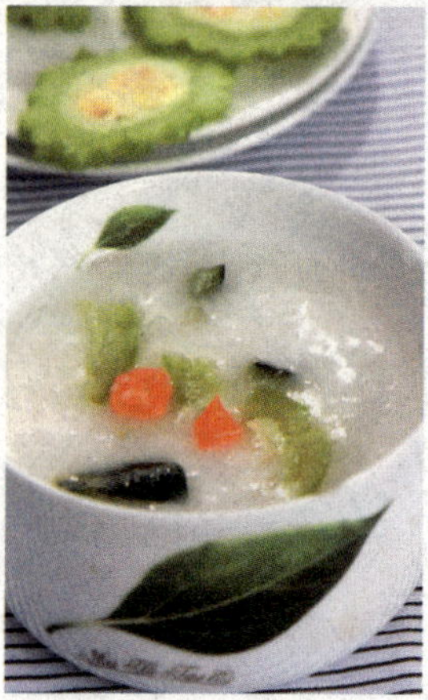

双瓜萝卜粥

材料：知母8克，黄瓜、苦瓜、胡萝卜各适量，大米100克，冰糖8克。

做法：

1. 大米洗净，浸泡半小时；黄瓜、苦瓜分别洗净，切小块；胡萝卜洗净去皮，切丁；知母洗净。
2. 锅置火上，注入清水后，放入大米煮至米粒开花。
3. 再放入黄瓜、苦瓜、胡萝卜、知母转小火煮至粥成，最后放入冰糖，煮至溶化即可。

功效 此粥能清热祛暑、泻火解毒、止渴利尿。

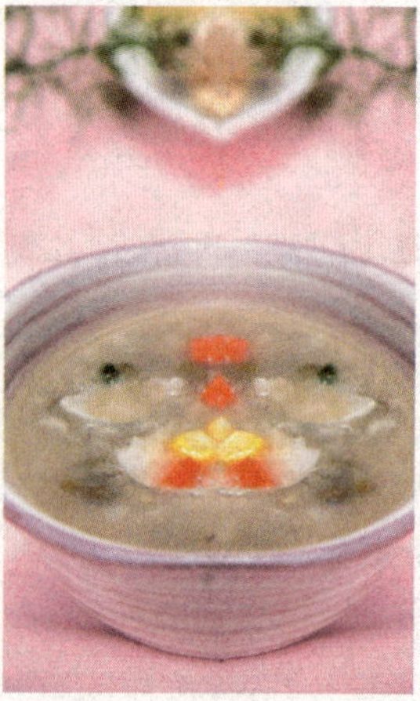

绿豆玉米粥

材料：绿豆40克，百合15克，大米50克，玉米粒、胡萝卜各适量，白糖4克。

做法：

1. 大米、绿豆分别泡发，洗净；胡萝卜洗净去皮，切丁；玉米粒洗净；百合洗净，切片。
2. 锅置火上，倒入清水，放入大米、绿豆煮至开花。
3. 加入胡萝卜、玉米、百合煮至浓稠状后，调入白糖拌匀即可。

功效 此粥有清热祛暑、泻火解毒、降低血脂等功效。

荸荠薏米粥

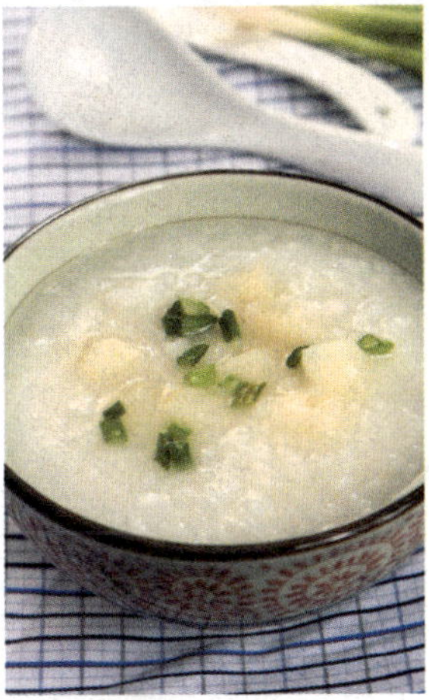

材料：薏米20克，荸荠90克，大米90克，白糖6克，葱少许。

做法：
1. 荸荠去皮，洗净，切块；薏米、大米分别洗净，泡发；葱洗净，切成葱花。
2. 锅置火上，注水后，放入薏米、大米用大火煮至米粒开花。
3. 再放入荸荠，转小火煮至粥浓稠时，加入白糖调味，撒上葱花即可。

功效 此粥具有清热止渴、利湿化痰、降血压的功效。

莲藕柿子汁

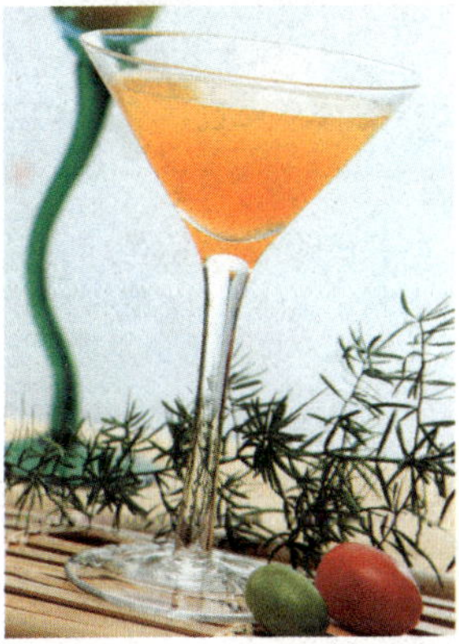

材料：蜂蜜1小勺，莲藕30克，柿子90克。

做法：
1. 将莲藕和柿子洗净，去皮，分别切成大小适当的块。
2. 将莲藕、柿子一同放入榨汁机内，与300毫升冰水一起搅打成汁，滤出果肉。
3. 最后加蜂蜜调匀即可。

功效 本品具有清热解暑、凉血利尿、生津止渴的功效。

南瓜绿豆汤

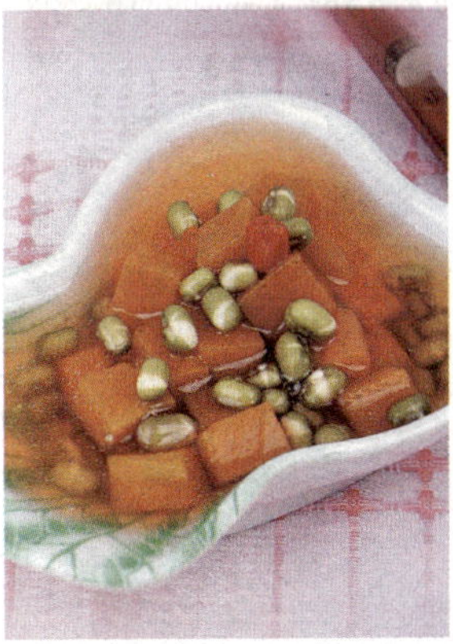

材料：绿豆100克，南瓜350克，冰糖少许。

做法：
1. 将南瓜去皮、子，洗净，切丁；绿豆淘洗干净，用清水浸泡。
2. 净锅置火上倒入水，下入南瓜、绿豆烧开。
3. 调入冰糖煲至熟即可。

功效 本品具有清热解暑、利尿通淋、降压降脂等功效。

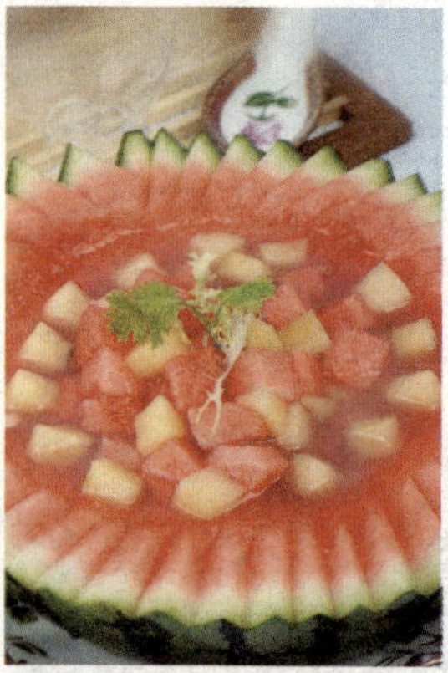

葛根西瓜汤

材料：葛根粉10克，西瓜250克，苹果100克，白糖50克。

做法：

1. 将西瓜、苹果分别洗净，去皮，切小丁。
2. 净锅置火上倒入水，调入白糖烧沸。
3. 加入西瓜丁、苹果丁略煮，用葛根粉勾芡即可。

功效 本品具有清热解暑、生津止渴、泻火除烦等功效。

黄瓜蜜饮

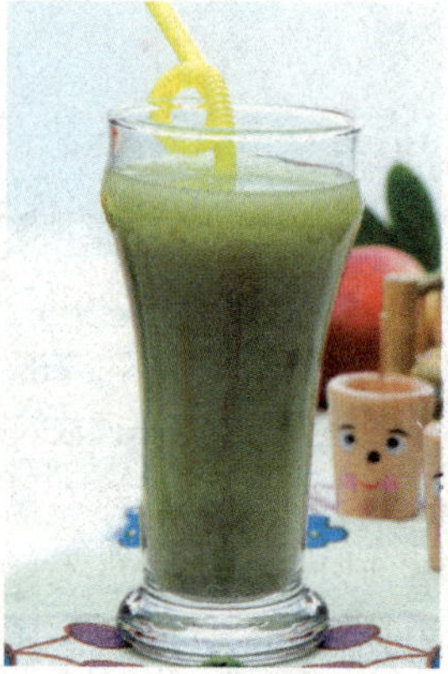

材料：蜂蜜适量，黄瓜100克。

做法：

1. 将黄瓜洗净，切丝。
2. 将黄瓜丝、150毫升冷开水一同放入榨汁机中，搅拌成汁。
3. 加入蜂蜜，搅拌均匀即可。

功效 本品具有消暑解渴、清热除烦、美白养颜等功效。

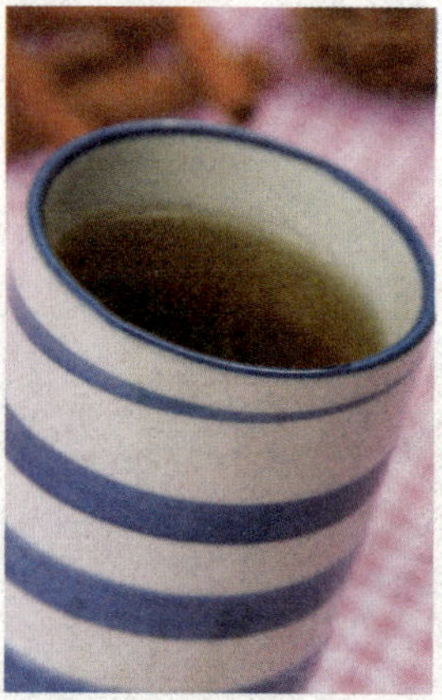

荷叶甘草茶

材料：鲜荷叶100克，甘草5克，白糖少许。

做法：

1. 先将鲜荷叶洗净，切碎；甘草洗净。
2. 然后将鲜荷叶、甘草放入水中同煮10余分钟。
3. 最后滤去荷叶渣，加适量白糖搅匀即可。

功效 本品具有消暑解渴、清心安神、排毒瘦身等功效。

葛根猪肉汤

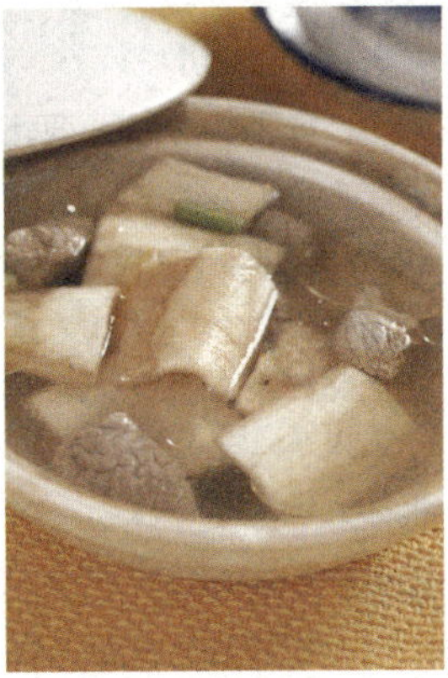

材料：葛根40克，猪肉250克，盐、葱花、胡椒粉、香油各适量。

做法：

1. 将猪肉洗净，切成四方小块；葛根洗净。
2. 锅中加水烧开，下入猪肉块汆去血水。
3. 将猪肉放入砂锅，煮熟后再加入葛根、盐、葱花、香油等，稍煮片刻，最后撒上胡椒粉即成。

功效 本品具有解表退热、发汗泻火、生津止渴、开胃下食的功效。

葛根银鱼汤

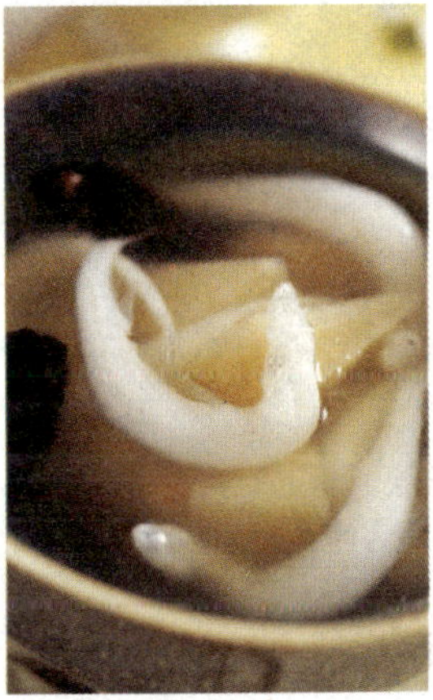

材料：葛根500克，银鱼200克，大枣7枚，生姜4片，食用油、盐各适量。

做法：

1. 将葛根去皮，切大块；大枣洗净，去核。
2. 银鱼洗净，沥水；起油锅，爆香姜，下银鱼煎至表面微黄，取出。
3. 把葛根、银鱼、姜、大枣一同放入锅内，加适量清水，以大火煮沸后，转小火续煲2小时，汤成后加盐调味即可。

功效 此汤具有清热解肌、祛除湿炎、发汗泻火的作用。

牛蒡肉汤

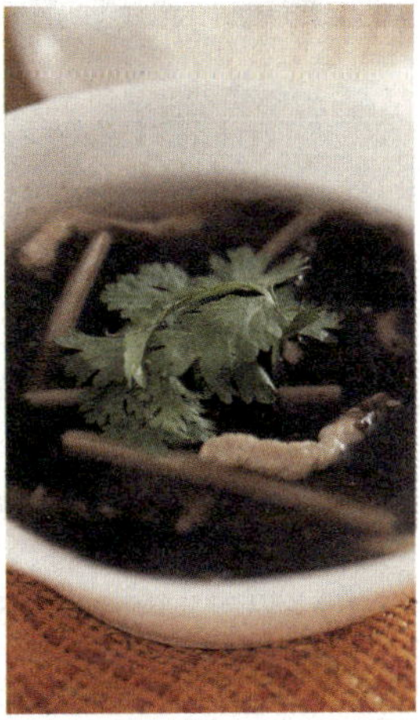

材料：牛蒡根300克，猪里脊肉150克，紫菜50克，香菜25克，盐、料酒、淀粉、香油各适量。

做法：

1. 将牛蒡根洗净去皮，切成细丝。
2. 猪里脊洗净切成肉丝，加入盐、料酒和淀粉拌匀；紫菜用清水泡开；香菜洗净，切末。
3. 锅置火上，放入适量清水和牛蒡丝烧沸，加入盐和肉丝再烧沸，撇去浮沫，转小火继续煮至熟，加入紫菜煮沸，撒入香菜，淋入香油即可。

功效 本品可清热解毒、泻火发汗。

葛根荷叶牛蛙汤

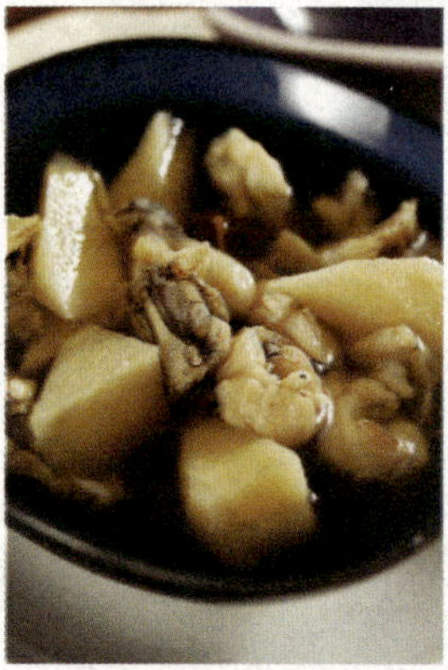

材料：鲜葛根120克，荷叶15克，牛蛙250克，盐5克。

做法：

1. 将牛蛙洗净，切小块；葛根去皮，洗净，切块；荷叶洗净切丝。
2. 把葛根、荷叶、牛蛙一同放入煲内，加适量清水，以大火煮沸后，转小火续煮1小时。
3. 加入盐调味即可。

功效 本品具有清热泻火、发汗解肌、利尿降压、安神助眠等功效。

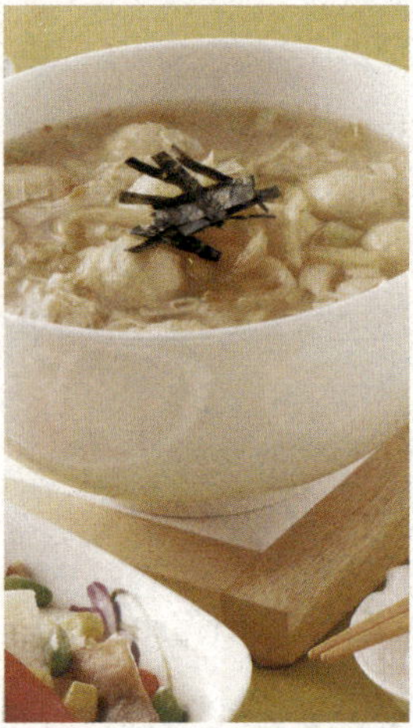

豆皮鳕鱼丸汤

材料：紫苏8克，茯苓10克，知母10克，嫩豆皮35克，鳕鱼丸115克，榨菜15克，海苔丝1大匙，盐1小匙。

做法：

1. 将嫩豆皮洗净，切片；榨菜洗净，切末；紫苏、茯苓、知母分别洗净。
2. 锅中加入清水，将紫苏、茯苓、知母放入锅中，以小火煮沸，5分钟后关火滤汁；将药汁置于锅中加热，放入鳕鱼丸煮沸。
3. 再加入嫩豆皮、榨菜末、海苔丝煮熟，放入盐拌匀即可。

功效 此汤能健脾理气、发汗解表、滋阴生津。

萝卜洋葱菠菜粥

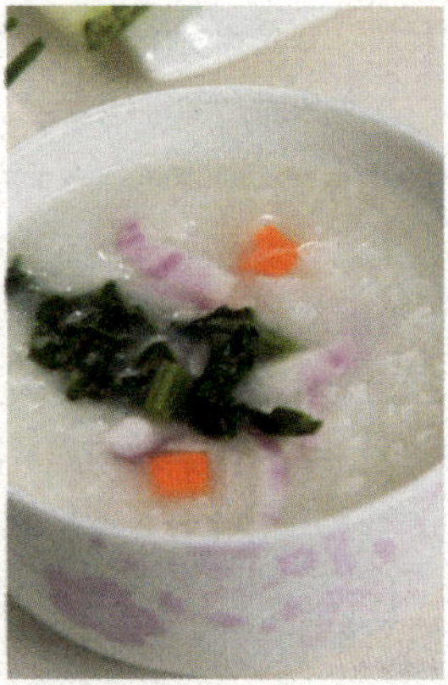

材料：薄荷叶3克，胡萝卜、洋葱、菠菜各20克，大米100克，盐3克。

做法：

1. 胡萝卜洗净去皮，切丁；洋葱洗净，切条；薄荷、菠菜洗净，切成小段；大米洗净，浸泡1小时后捞出沥干。
2. 锅置火上，注入适量清水后，放入大米用大火煮至米粒开花，再放入胡萝卜丁、洋葱条。转小火煮至粥成，再下入薄荷叶、菠菜稍煮，最后放入盐调味，即可食用。

功效 本粥能发汗解表、增进食欲、促进消化。

鸭肉粥

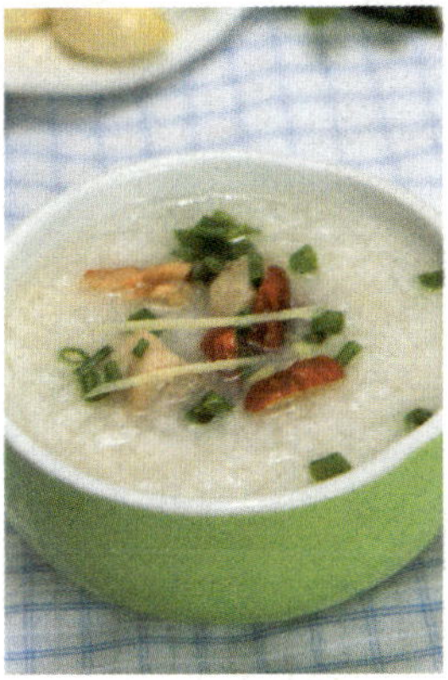

材料：大米150克，鸭肉100克，盐4克，姜丝3克，大枣5颗，葱花适量。

做法：1 将大枣洗净，去核，切成小块；大米淘净，泡好；鸭肉洗净，切成块，入锅加盐、姜丝煲好。

2 将大米放入锅内，加入适量清水以大火煮沸，下入大枣后转中火熬煮至米粒开花。

3 鸭肉连汁倒入锅中，小火熬煮成粥，撒入葱花即可。

功效 鸭肉粥具有补脑益智、滋阴养胃、利水消肿的作用，能缓解夏季食欲不振、心火烦热等暑热症状。

大蒜洋葱粥

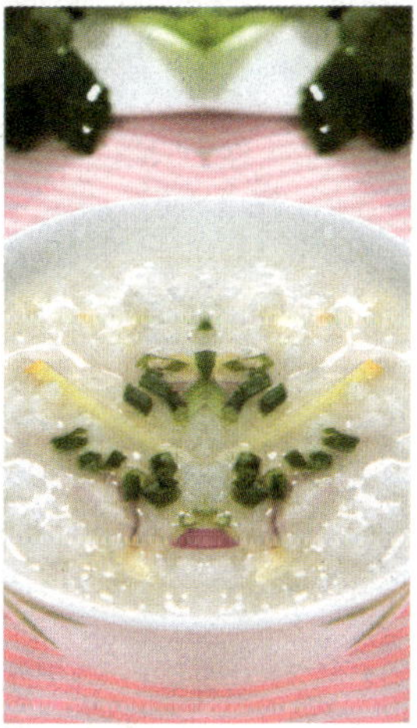

材料：薄荷叶3克，大蒜、洋葱各15克，大米90克，盐2克，葱、生姜各少许。

做法：

1 将大蒜去皮洗净，切成块；洋葱、生姜分别洗净，切成丝；大米洗净，浸泡；葱成洗净，切葱花；薄荷叶洗净。

2 把锅置于火上，注水后，放入大米用大火煮至米粒绽开，放入大蒜、洋葱、姜丝、薄荷叶。

3 用小火煮至粥成，加入盐调味，撒上葱花即可。

功效 本粥具有发汗解表、降压排毒、温暖脾胃的作用。

牛蒡芹菜汁

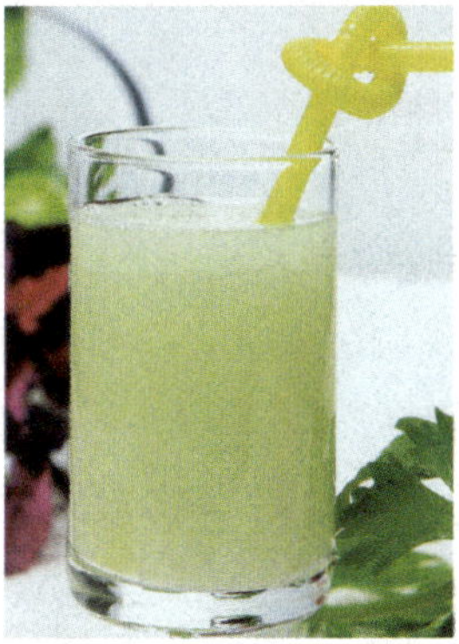

材料：牛蒡250克，蜂蜜少许，芹菜50克。

做法：

1 将牛蒡洗净，去皮，切成块；将芹菜洗净，去叶，切成段。

2 将牛蒡、芹菜与200毫升冷开水一起放入榨汁机中。

3 榨汁后，加入蜂蜜，拌匀即可饮用。

功效 本品具有泻火发汗、清热解表、排毒瘦身的功效。

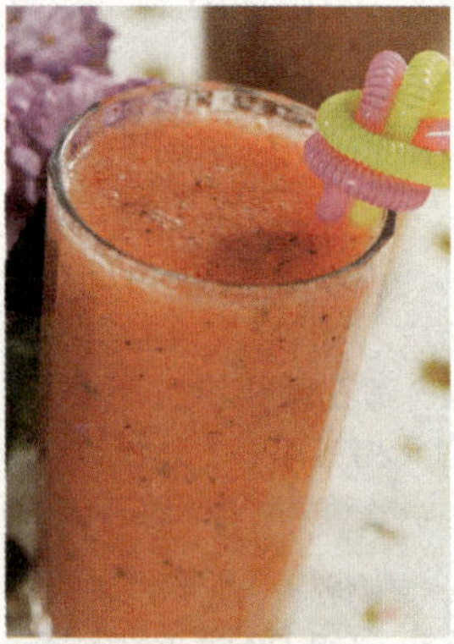

洋葱鲜果汁

材料：山楂5颗，洋葱70克，草莓50克，柠檬半个。

做法：

1. 将洋葱洗净，切成细丝；草莓去蒂，清洗干净。
2. 将柠檬洗净，切成片；山楂洗净，切开，去核。
3. 将洋葱、山楂、柠檬、草莓倒入搅拌机内搅打成汁即可。

功效 本品具有发汗泻火、健脾消食、美白养颜等功效。

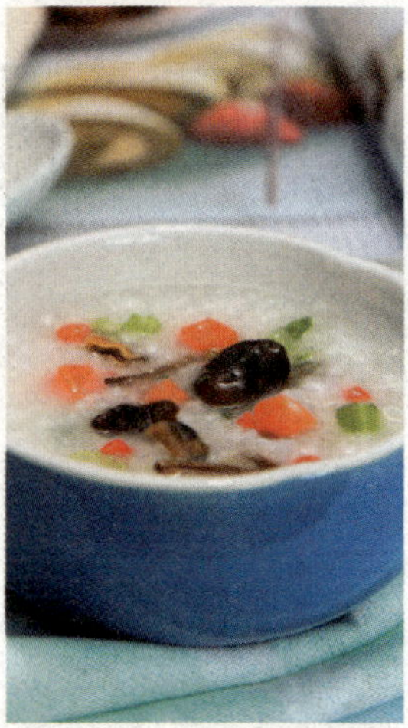

淡菜三蔬粥

材料：桑叶5克，大米80克，淡菜、西芹、胡萝卜、红椒各10克，盐3克。

做法：

1. 将大米淘洗干净，用清水浸泡；淡菜用温水泡发；西芹、胡萝卜、红椒分别洗净后切成丁。
2. 把锅置于火上，注入适量清水，放入大米煮至五成熟。
3. 放入淡菜、桑叶、西芹、胡萝卜、红椒煮至浓稠，加盐调匀便可。

功效 本汤羹具有清热解表、泻火发汗、健脾养胃的作用，适合在夏季食用。

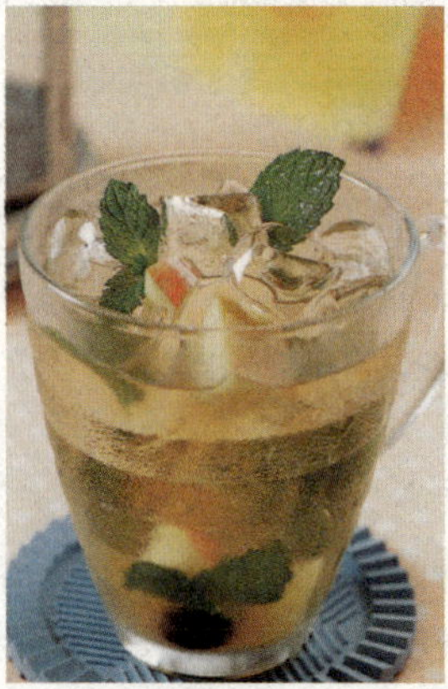

薄荷冰糖茶

材料：薄荷3克，茶叶10克，冰糖适量。

做法：

1. 将茶叶、薄荷分别洗净，放在杯中。
2. 加入适量热开水冲泡，加盖闷10分钟。
3. 将冰糖放入，调匀即可饮用。

功效 本品具有清热利咽、发汗泻火、解表散热的功效。

秋季药膳养生

桔梗苦瓜

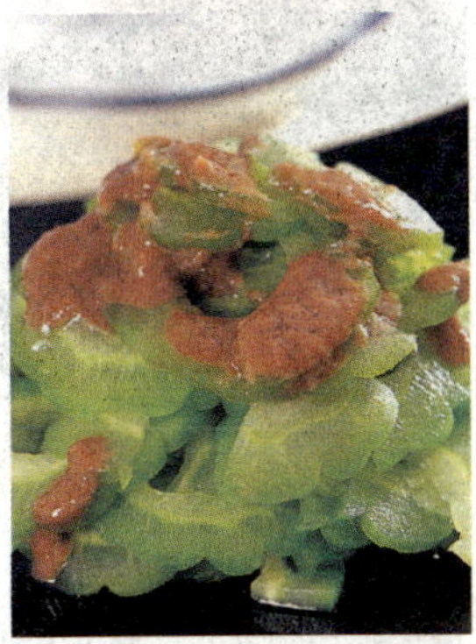

材料：玉竹10克，桔梗6克，苦瓜200克，花生粉1茶匙，山葵少许，酱油适量。

做法：
1. 将苦瓜洗净，对切，去子，切薄片，泡入冰水中，冷藏10分钟。
2. 将玉竹、桔梗分别洗净后打成粉末。
3. 将玉竹、桔梗粉、花生粉、山葵、酱油拌匀，淋在苦瓜上即可。

功效 本品具有清肺润燥、止咳化痰、生津止渴的功效。

银耳雪梨煲鸭

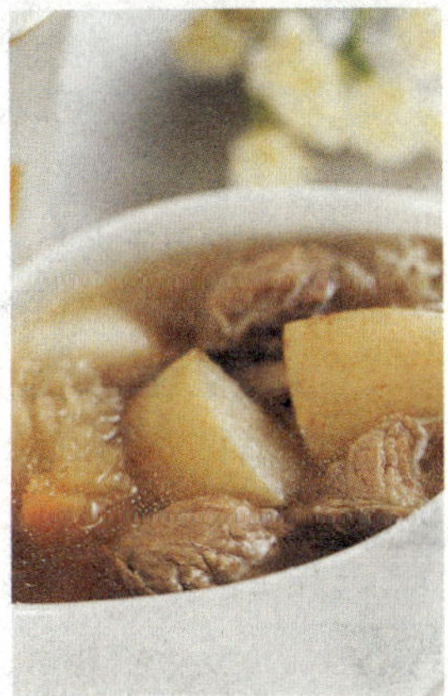

材料：银耳30克，老鸭300克，雪梨1个，盐5克，姜片、盐各适量。

做法：
1. 将老鸭斩件，洗净；雪梨洗净，去皮切块；银耳泡发后切小朵；生姜洗净，去皮切片。
2. 鸭块稍汆去血水，捞出。将鸭块、雪梨块、银耳、姜片一同装入碗内，加入适量清水，放入锅中炖40分钟后调入盐。

功效 本品具有清肺润燥、生津止渴的作用，适合秋季食用。此外，本品还能降低血压。

青橄榄炖鸭

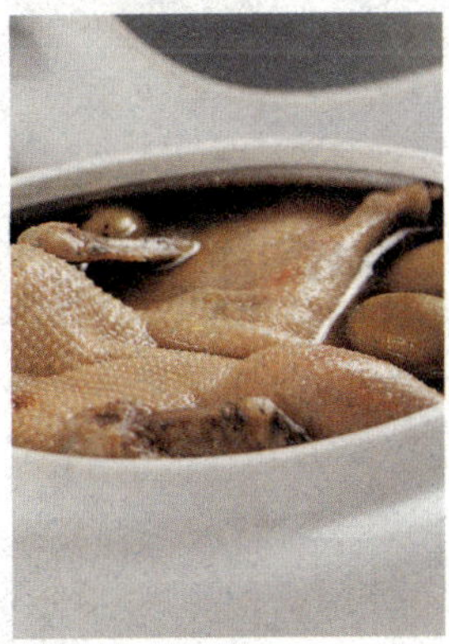

材料：青橄榄8粒，鸭1只，猪腰肉250克，火腿30克，料酒3毫升，生姜2片，盐2克。

做法：
1. 将鸭处理干净，在背部开刀；猪腰肉和火腿都洗净切成粒状。
2. 将猪腰肉、鸭汆水去除血污，洗净后将火腿、青橄榄、生姜、料酒，装入盅内炖4小时。
3. 在炖好的汤中加入盐调味即可。

功效 本品能清热利咽、生津止渴、润肺止咳。

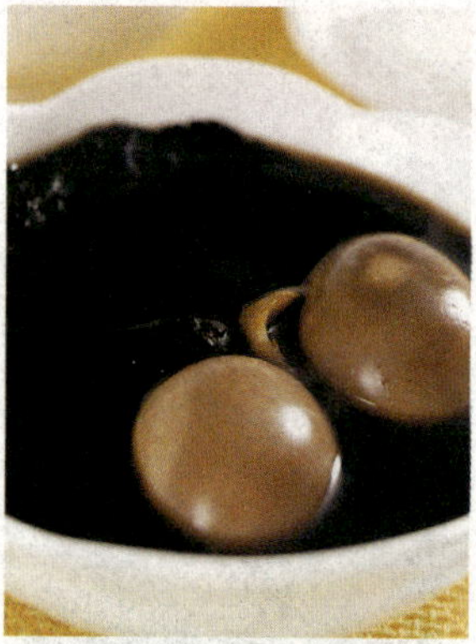

熟地百合鸡蛋汤

材料：百合、熟地黄各50克，鸡蛋2个，蜂蜜适量。

做法：

1. 将熟地黄、百合洗净；鸡蛋煮熟后剥壳。
2. 置锅于火上，将熟地黄、百合、鸡蛋一起放入锅内，加适量的水煮15分钟。
3. 晾至温热后再调入蜂蜜即可。

功效 此汤有养阴润肺、清心安神的作用，秋季食用可治疗阴虚久咳、虚烦惊悸、失眠多梦等症。

百合南瓜粥

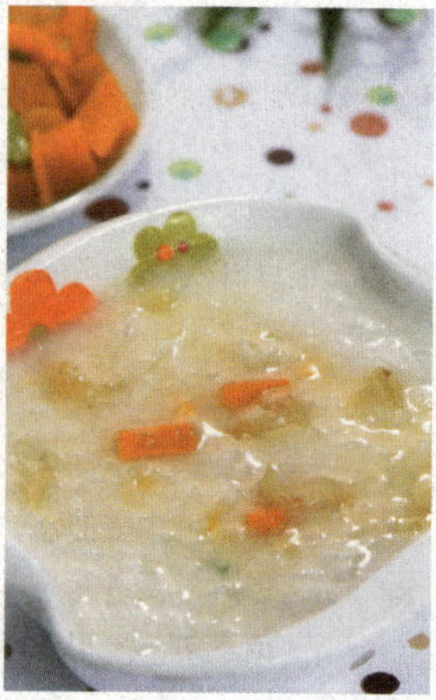

材料：百合20克，南瓜20克，大米90克，盐2克。

做法：

1. 将大米洗净，浸泡半小时后捞起沥干；南瓜去皮洗净，切成小块；百合洗净，削去边缘黑色部分。
2. 将锅置于火上，注入清水，放入大米、南瓜，用大火煮至米粒开花。
3. 再放入百合，改用小火煮至粥浓稠时，调入盐拌匀即可。

功效 本粥具有清火润肺、养心安神、润肠通便的作用。

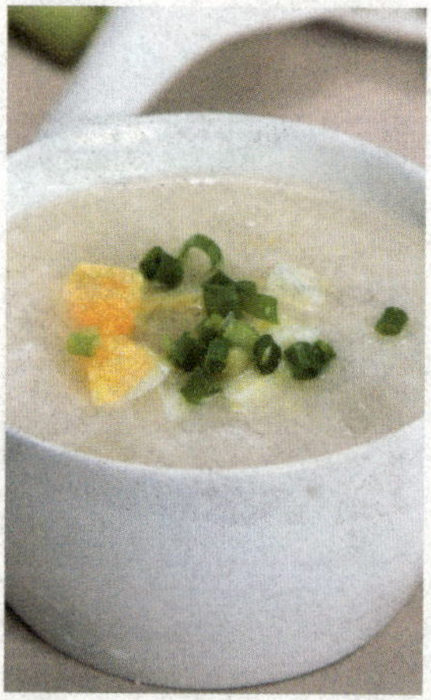

白梨鸡蛋糯米粥

材料：蜂蜜15克，白梨50克，鸡蛋1个，糯米80克，葱花少许。

做法：

1. 将糯米洗净，用清水浸泡；白梨洗净，切小块；鸡蛋煮熟，切小块。
2. 将锅置于火上，注入适量清水，放入糯米煮至七成熟。
3. 在锅中放入白梨煮至米粒开花，再放入鸡蛋，加蜂蜜调匀，撒上葱花即可。

功效 此粥具有清热润肺、生津止渴、止咳的作用。

百合葡萄干粥

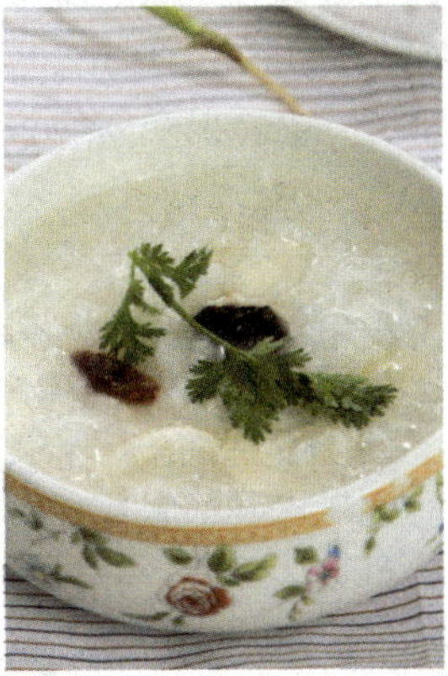

材料：百合30克，葡萄干20克，大米100克，白糖6克。

做法：

1. 将大米泡发洗净；葡萄干、百合分别洗净。
2. 把锅置于火上，注入适量水后，放入大米，用大火煮至米粒绽开。
3. 在锅中放入葡萄干、百合，改用小火煮至粥浓稠时，加入白糖调味即可。

功效 此粥具有补肝肾、益气血、润肺燥、生津液、利小便的功效。

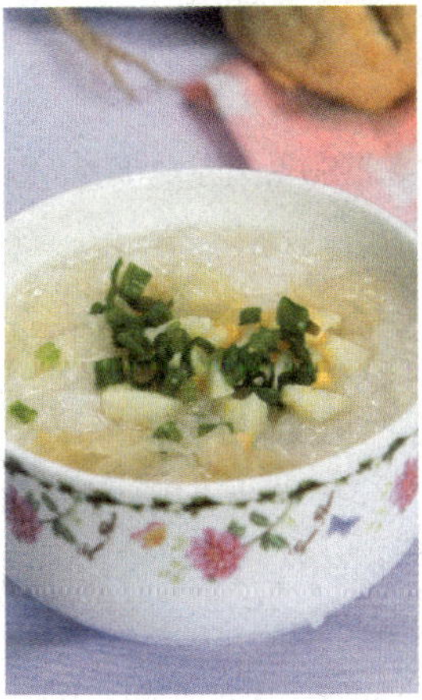

鸭蛋银耳粥

材料：银耳20克，鸭蛋1个，大米80克，白糖5克，香油、米醋、葱花各适量。

做法：

1. 将大米淘洗干净，放入清水中浸泡；鸭蛋煮熟后切小块；银耳泡发后洗净，撕成小朵。
2. 将锅置于火上，注入适量清水，放入大米煮至五成熟。
3. 放入银耳，煮至粥将成时，放入鸭蛋，加白糖、香油、米醋煮至粥稠，撒上葱花即可。

功效 此品可润肺生津、和中益气，适合秋季食用。

莲子百合黑豆汤

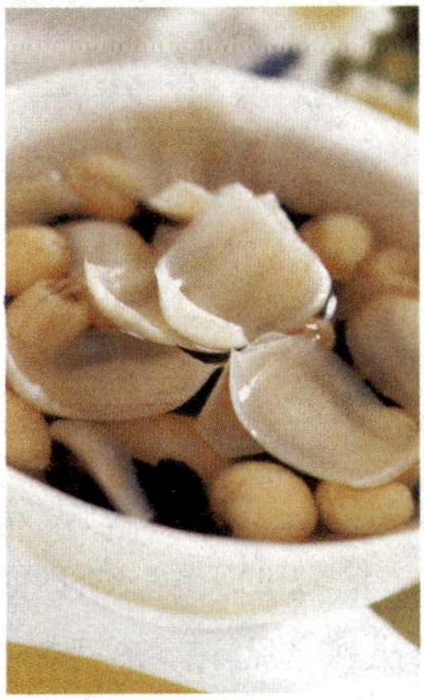

材料：百合20克，莲子50克，黑豆300克，鲜椰汁适量，冰糖30克。

做法：

1. 将莲子洗净于开水中浸泡半小时，再煲煮15分钟，倒出冲洗；百合浸泡，洗净；黑豆洗净，开水浸泡1小时以上。将水烧开，下黑豆，用大火煲半小时，下莲子、百合，中火煲45分钟，后改小火煲1小时。
2. 在锅中下入冰糖，待溶化，调入椰汁即可。

功效 本汤不仅能滋阴润肺、养心安神，常食还能美白养颜。

蜜橘银耳汤

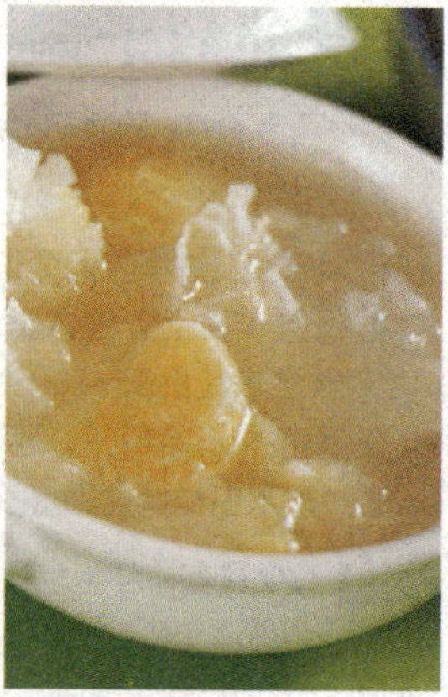

材料：银耳20克，蜜橘200克，白糖150克，水淀粉适量。

做法：

1 将银耳水发后洗净放入碗内，上笼蒸1小时后取出。

2 蜜橘剥皮，去筋，留净蜜橘肉备用；将汤锅置于大火上，加入适量清水，将蒸好的银耳放入汤锅内，再放蜜橘肉、白糖煮沸。

3 用水淀粉勾芡，待汤烧开即可。

功效 本品可清热润肺、生津止渴，适合秋季食用。

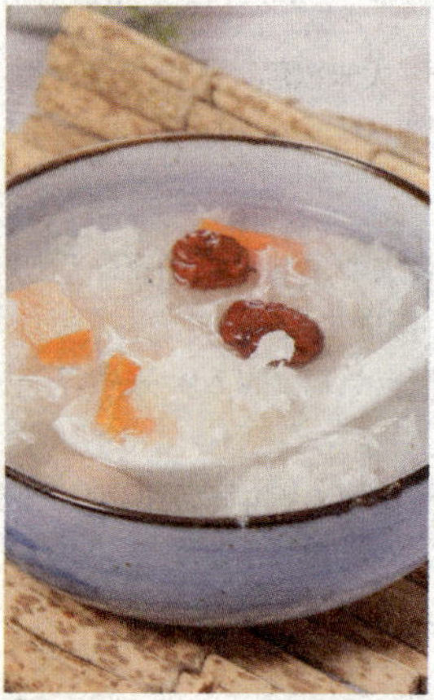

银耳木瓜羹

材料：大枣8枚，银耳50克，木瓜50克，西米100克，白糖20克。

做法：

1 将西米泡发洗净，放入电饭锅中，加入适量水；将银耳泡发，洗净后撕成小朵，一同放入锅中。

2 在锅中加入白糖和大枣，拌匀；木瓜去皮、子，洗净，切成块，放入电饭锅中。

3 设定开始键，煮至开关跳起即可。

功效 本品具有补血养阴、润肺止渴、美颜润肤的功效。

罗汉三宝茶

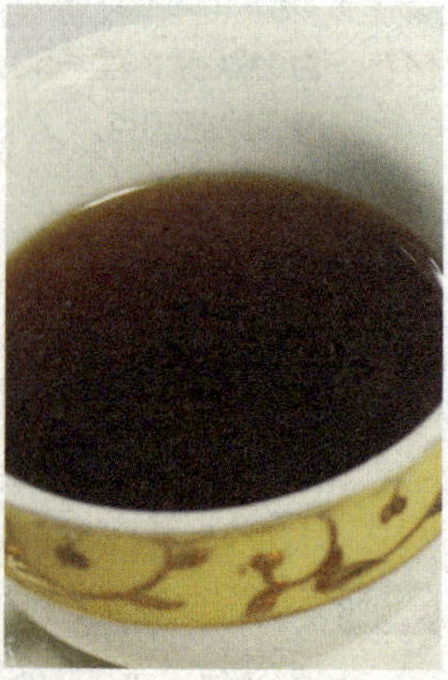

材料：贡菊10朵，枸杞8粒，罗汉果1个，蜜枣3颗，红茶包1包，冰糖适量。

做法：

1 将贡菊、枸杞分别洗净；罗汉果洗净，掰成小块。

2 将贡菊、枸杞、罗汉果、蜜枣、红茶包、冰糖一起放入锅中，加入适量水煮开后煲20分钟。

3 将煮好的茶倒入茶杯即可饮用。

功效 本品具有清热润肺、止咳利咽、清肝明目等功效。

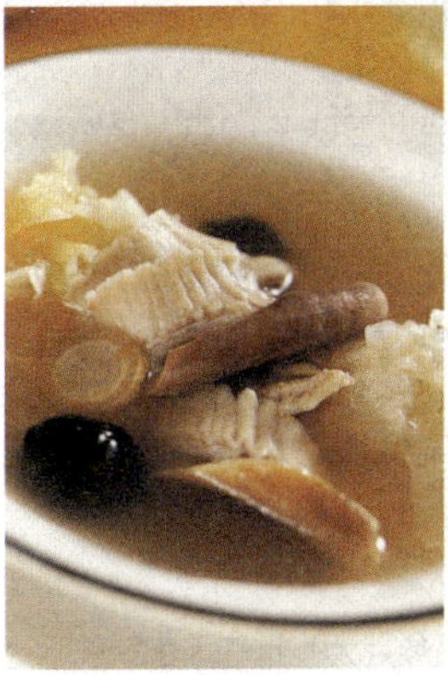

猪肚银耳西洋参汤

材料：西洋参25克，乌梅3颗，猪肚250克，银耳100克，盐适量。

做法：

1. 将银耳以冷水泡发，去蒂；乌梅、西洋参分别洗净。
2. 将猪肚刷洗干净，汆水，切成片。
3. 将猪肚、银耳、西洋参、乌梅和适量水以小火煲2小时，加盐调味即可。

功效 此汤有补气养阴、清火生津的作用，秋季食用可治疗阴虚火旺、内热消渴等症。

莲子牡蛎鸭汤

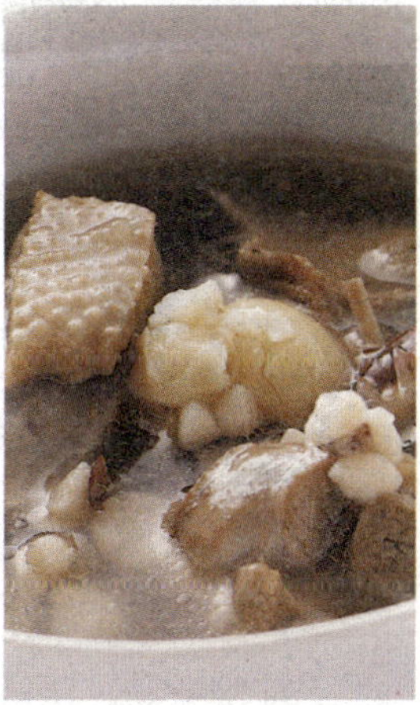

材料：蒺藜子5克，芡实、莲子各20克，鸭肉300克，牡蛎肉100克，莲须少许，盐适量。

做法：

1. 将蒺藜子、莲须洗净放入纱布袋后，扎紧袋口。
2. 将牡蛎肉清洗干净；鸭肉放入沸水中汆烫，捞出洗净；莲子、芡实冲净，沥干。
3. 将鸭肉、牡蛎肉、莲子、芡实及纱布袋放入锅中，加适量水先以大火煮开，后转小火续炖40分钟至鸭肉熟烂，取出纱布袋丢弃，加盐调味即可。

功效 此汤可滋阴补肾、固精止遗。

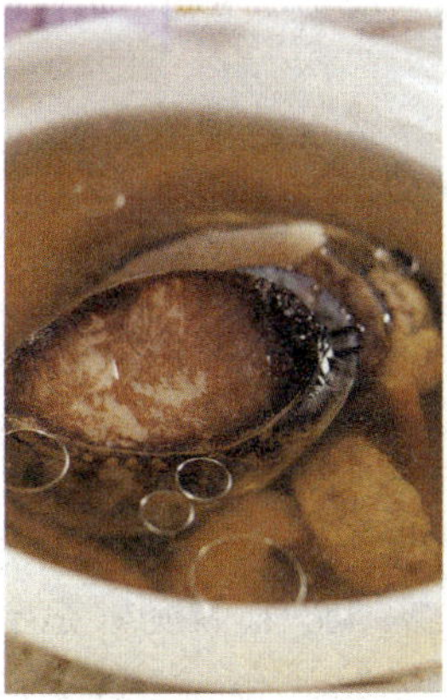

天冬龙眼参鲍汤

材料：天冬50克，太子参50克，鲍鱼100克，猪瘦肉250克，龙眼肉25克，盐8克。

做法：

1. 鲍鱼用开水烫4分钟，洗净；猪瘦肉洗净，切成块。
2. 将天冬、太子参、龙眼肉分别洗净。
3. 把天冬、太子参、龙眼肉、鲍鱼、猪瘦肉一起放入炖盅内，加适量开水，盖好，隔水小火炖3小时，放入盐调味即可。

功效 本品具有补气养阴、生津止渴、补血养心的作用。

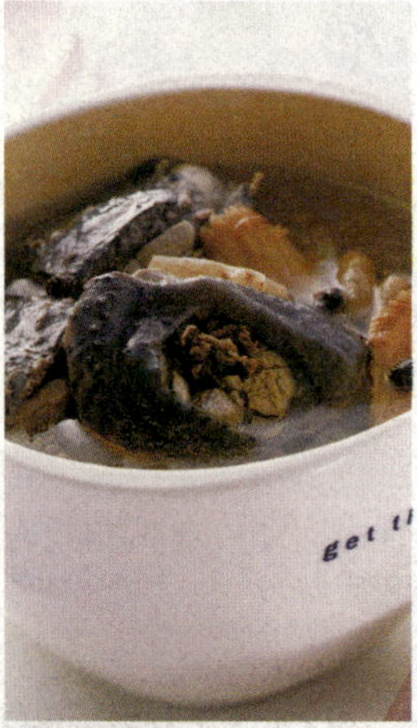

参麦五味子乌鸡汤

材料：人参片8克，麦冬25克，五味子10克，乌鸡腿1只，盐适量。

做法：
1. 将乌鸡腿洗净，剁块，放入沸水中汆烫，去掉血水；将人参片、麦冬、五味子洗净。
2. 将乌鸡腿及人参片、麦冬、五味子盛入煮锅中，加适量水至盖过所有的材料。
3. 先以大火煮沸，然后转小火续煮30分钟左右，待快熟时加盐调味。

功效 五味子能补益肝肾，人参片大补元气，麦冬滋阴润肺。因此本汤具有养阴生津、益气补虚、润肺清心的作用。

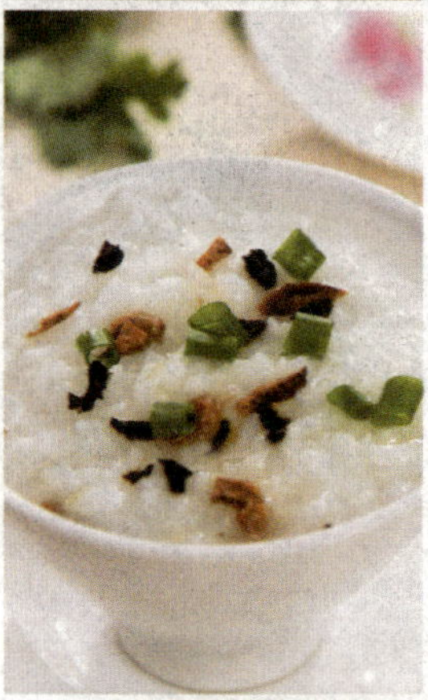

黄精陈皮粥

材料：黄精5克，陈皮3克，大米100克，白糖8克。

做法：
1. 将黄精洗净；陈皮洗净，浸泡发透，切成细丝；大米洗净，泡发。
2. 把锅置于火上，注入适量清水后，放入大米，用大火煮至米粒完全绽开。
3. 放入黄精、陈皮，用小火熬煮至粥成闻见香味时，放入白糖调味即可。

功效 此粥具有滋阴补肾、补润心肺、行气健脾的功效。

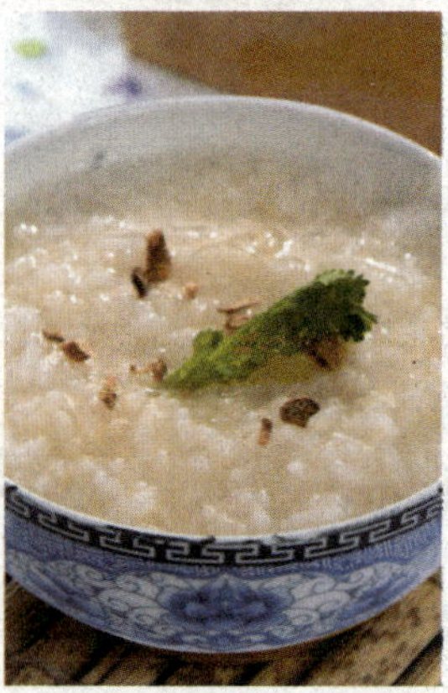

沙参竹叶粥

材料：沙参15克，竹叶10克，大米100克，白糖10克。

做法：
1. 将竹叶冲洗干净，倒入适量水熬至水剩一半时，去渣；沙参洗净；大米泡发洗净。
2. 把锅置于火上，注水后，放入大米用大火煮至米粒绽开。
3. 倒入熬好的竹叶汁，放入沙参，改用小火煮至粥成，放入白糖调味即可。

功效 本粥能滋阴润肺、清心火、利小便、除烦热，适合于秋季食用。

银耳莲子羹

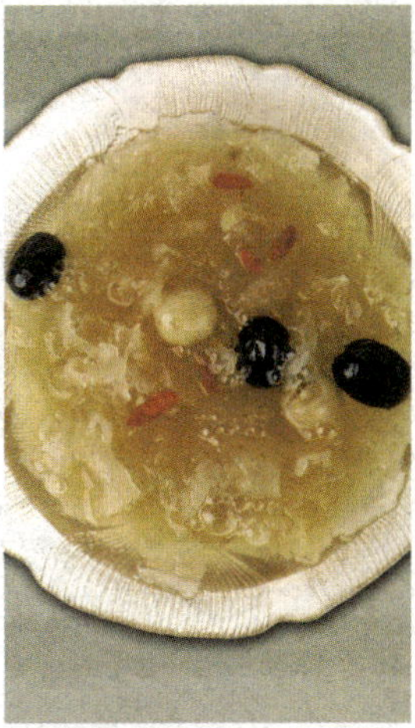

材料：银耳10克，莲子6克，大枣10枚，冰糖适量，枸杞少许，水淀粉适量。

做法：
1 将银耳泡发后，除去根部泥沙及杂质；大枣洗净去核；枸杞洗净。
2 在锅中，加入适量清水，放入银耳、莲子、大枣、枸杞熬煮。
3 待银耳、莲子、大枣、枸杞煮熟后，加入冰糖调味，并用水淀粉勾芡即可。

功效 银耳、莲子、冰糖均具有滋阴润肺、养胃健脾、美容养颜的功效，本品能缓解秋燥引起的皮肤干燥、咽喉炎症等。

芝麻糯米羹

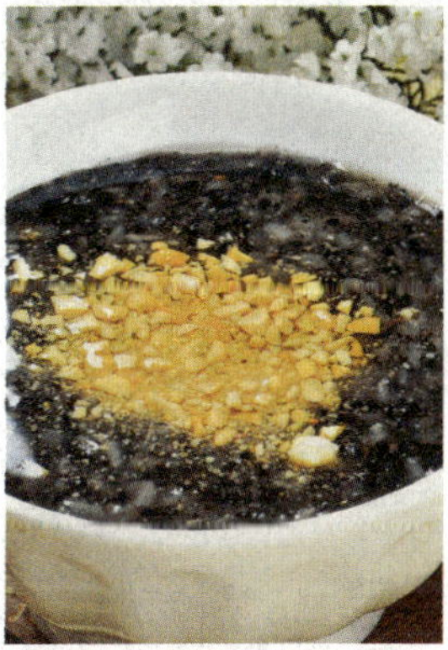

材料：杏仁30克，黑芝麻50克，糯米300克，冰糖适量。

做法：
1 将糯米、杏仁分别泡发，洗净；先将黑芝麻洗净下锅用小火炒香，然后碾碎。
2 将糯米洗净，冷水下锅大火熬10分钟后，放入黑芝麻、杏仁。
3 慢慢搅拌，熬煮20分钟后放冰糖即可。

功效 本品具有滋阴补虚、健脾益胃、止咳化痰、润肠通便等功效。

西洋参大枣汤

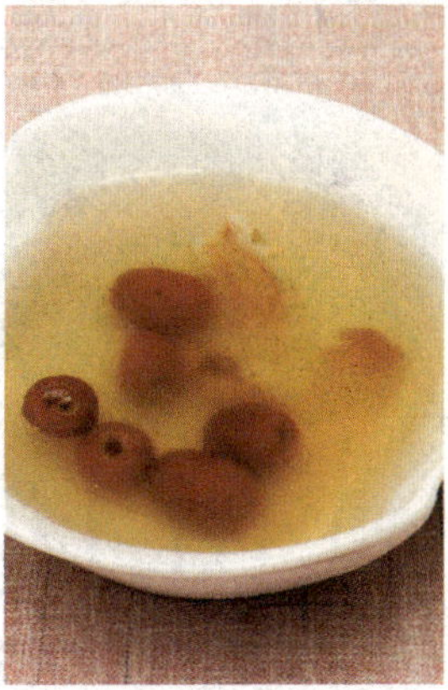

材料：西洋参3片，大枣6枚，冰糖适量。

做法：

1 将大枣、西洋参洗净，沥水；大枣剖开，去掉枣核。

2 将大枣、西洋参放入锅中，加入适量水，煮开后，用小火再煮20分钟，直到大枣和西洋参的香味都煮出来。

3 用滤网将汤汁中的残渣都过滤掉，起锅前，加入适量冰糖煮至溶化即可。

功效 本品可益气生津、养血安神。

沙参百合甜枣汤

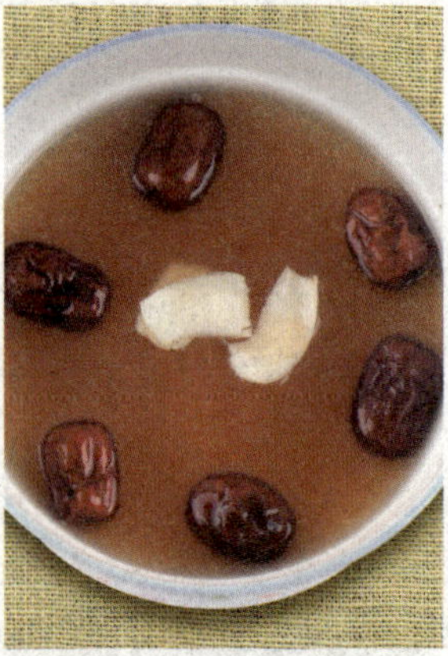

材料：沙参20克，鲜百合30克，大枣5枚，冰糖适量。

做法：

1. 将鲜百合剥瓣，洗净；将沙参、大枣分别洗净，大枣浸泡1小时。
2. 将沙参、大枣盛入煮锅，加适量水，煮约20分钟，至汤汁变稠，加入剥瓣的百合继续煮5分钟。
3. 待汤味醇香时，加冰糖煮至其溶化即可。

功效 本品具有滋阴润肺、生津止渴、养心安神等功效。

苦瓜甘蔗鸡骨汤

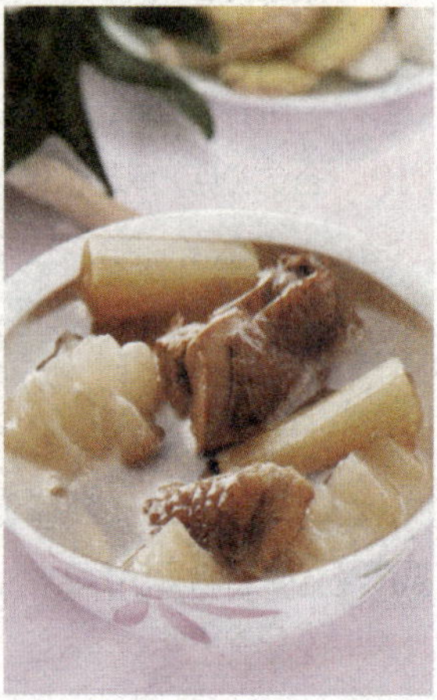

材料：甘蔗200克，苦瓜200克，鸡胸骨1副，盐适量。

做法：

1. 将鸡胸骨入沸水中汆烫，片刻后捞起冲洗干净，再将鸡胸骨置于净锅中，加适量水。
2. 将甘蔗洗净，去皮，切成小段；苦瓜洗净切半，去子和白色薄膜，再切块。
3. 将甘蔗放入有鸡胸骨的锅中，以大火煮沸，转小火续煮1小时，将苦瓜放入锅中再煮30分钟，加盐调味即可。

功效 甘蔗、苦瓜搭配同食，具有清热泻火、滋阴润燥、利尿通淋的功效。

北沙参茶

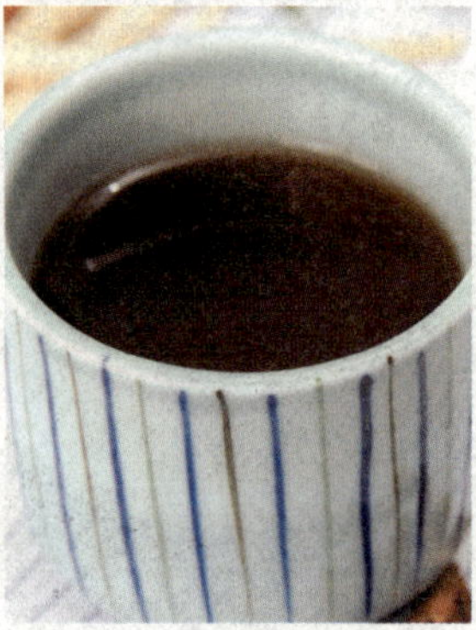

材料：北沙参20克，丹参、何首乌各10克，白糖少许。

做法：

1. 将北沙参、丹参、何首乌分别洗净后放入砂锅中，加水1000毫升。
2. 煎沸15分钟，取汁倒入茶杯。
3. 放入白糖，搅匀放至温热后饮用。

功效 本茶饮具有益气生津、滋阴凉血、养心安神的功效。

旋覆花乳鸽汤

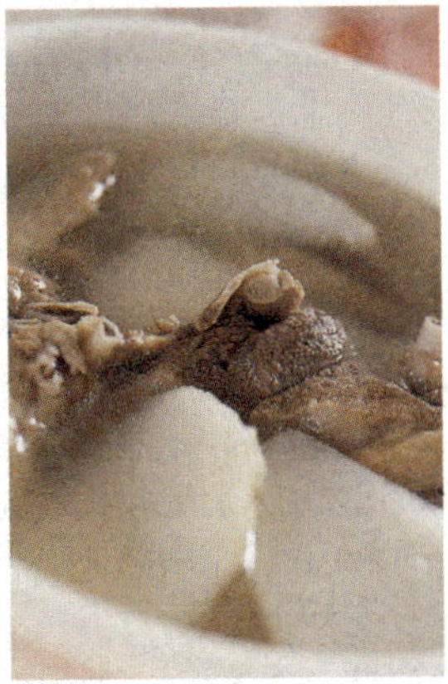

材料：

旋覆花10克，山药30克，乳鸽1只，盐适量。

做法：

1. 将乳鸽去毛及肠杂，洗净切成小块；山药、旋覆花分别洗净。
2. 将乳鸽放入砂锅中，加入山药、旋覆花（用纱布包好）及盐、适量清水，用小火炖30分钟至肉熟烂。
3. 取出汤水，待温度合适即可饮用。也可以喝汤吃肉。

功效 本品具有健脾益胃、宣肺固表、止咳化痰的功效。

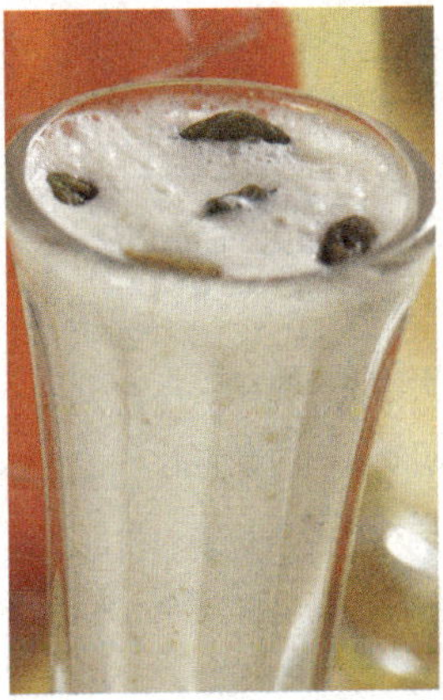

石榴鲜奶甘蔗汁

材料：石榴1个，甘蔗250克，鲜奶100毫升，葡萄干20克。

做法：

1. 将甘蔗洗净，榨成汁；石榴去皮，留果肉备用；葡萄干洗净。
2. 将石榴果肉榨汁，与甘蔗汁、鲜奶、葡萄干一起放入锅内，加入30毫升凉开水煮热后即可饮用。

功效 石榴、甘蔗均有滋阴润燥、润肺止咳的功效，牛奶、葡萄干可润燥益肠胃。四种材料做成果汁饮用，具有滋阴利尿、稳定情绪、缓解疲劳等功效。

萝卜大蒜鸡蛋汤

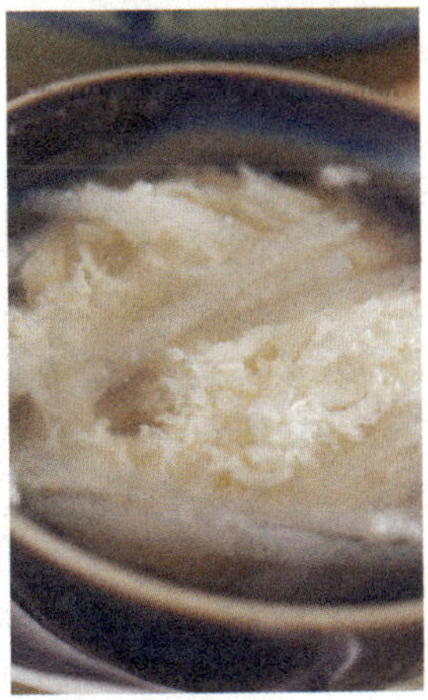

材料：白萝卜250克，鸡蛋2个，蒜15克，食用油、香油、水淀粉、盐各适量。

做法：

1. 将白萝卜洗净去皮，切丝；鸡蛋打入碗内，搅匀；蒜洗净，剁成蓉。
2. 将油锅烧热，爆香蒜蓉，加入萝卜丝略炒，加水煮沸5分钟后，再加入蛋液。
3. 然后加盐，用水淀粉勾薄芡，最后淋入香油即可食用。

功效 本品有疏风解表、解毒消炎的功效，可辅助治疗秋燥引起的咳痰失音、吐血、痢疾等病症。

杏仁萝卜肉汤

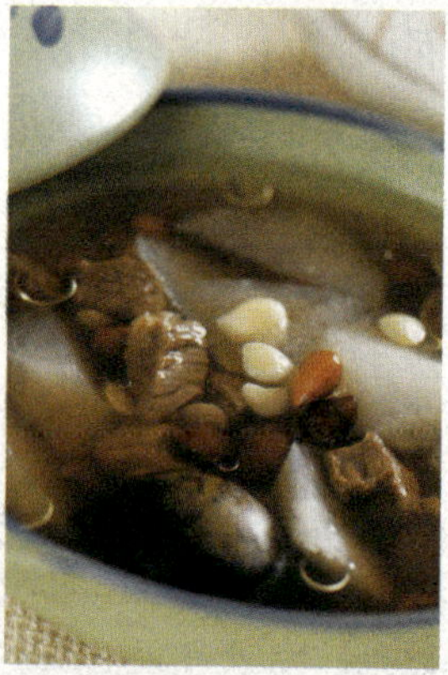

材料：白萝卜200克，罗汉果1个，杏仁25克，猪腱肉200克，姜2片，盐适量。

做法：

1. 将猪腱肉切块，放入开水锅中汆一下，捞出后冲洗干净；将罗汉果、杏仁分别洗净。
2. 将白萝卜洗净，去皮，切成块。
3. 锅内加入适量水烧开，加入猪腱肉、白萝卜、罗汉果、杏仁、姜片，待水开后改小火煲约2小时，放盐调味即成。

功效 本汤具有宣肺止咳、健脾消食、利水消肿等功效。

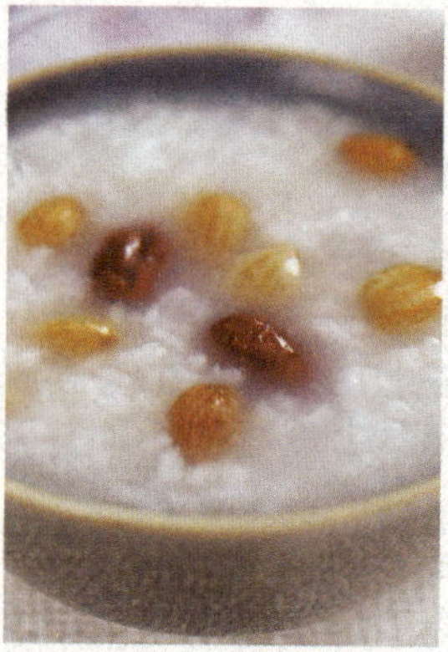

杏仁大枣粥

材料：杏仁20克，大枣15克，大米150克，白糖适量。

做法：

1. 将杏仁放入清水中泡发；大枣洗净去核。
2. 再将大枣、杏仁、大米一起放入锅内煮成粥。
3. 待粥煮好后，加入白糖煮至入味即可。

功效 杏仁可止咳化痰，大米补肺气。两者同食，对治疗咳嗽有很好的效果。

豌豆烧兔肉

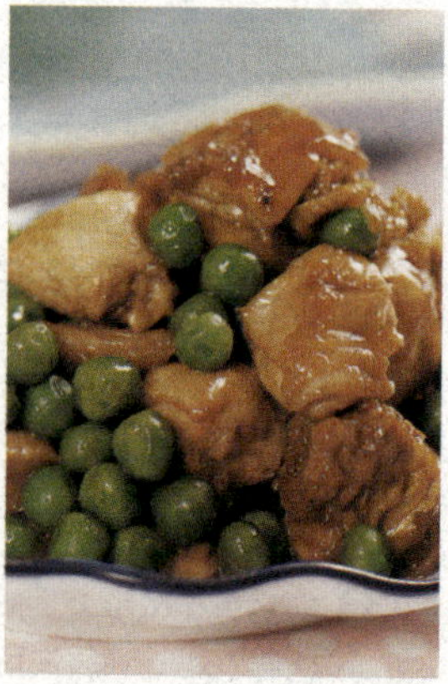

材料：兔肉200克，豌豆150克，姜末、盐各5克，葱花3克，酱油、料酒各适量。

做法：

1. 将兔肉洗净，切成大块；豌豆洗净。
2. 将切好的兔肉放入沸水中汆去血水，加入适量酱油、料酒腌制。
3. 在锅中加油烧热，爆香葱花、姜末，下入兔肉、豌豆炒熟后，加盐调味即可。

功效 本品具有理气和胃、解郁疏肝的功效，可缓解老年人的“悲秋”情绪，并能开胃消食、增进食欲。

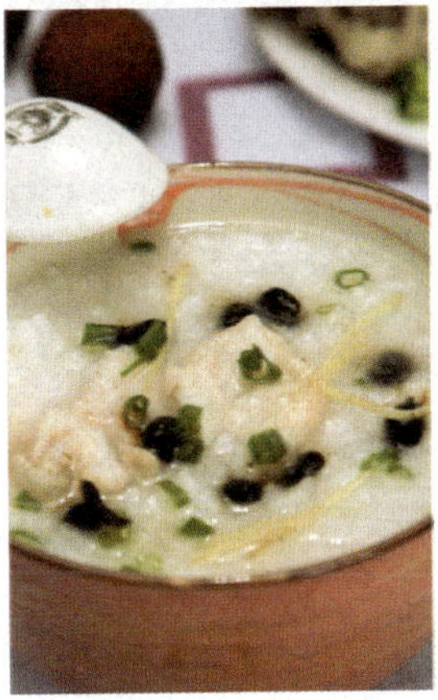

豆豉鲫鱼粥

材料：豆豉20克，鲫鱼50克，大米95克，盐、葱花、姜丝、料酒、香油各适量。

做法：

1. 将大米淘洗干净，用清水浸泡；鲫鱼洗净后，去刺，取肉切片，用料酒腌制去腥。
2. 把锅置于火上，放入大米，加适量清水煮至五成熟。
3. 再放入鱼肉、豆豉、姜丝煮至米粒开花，加盐、香油调匀，撒上葱花便可。

功效 本品能散寒解表，适合秋季食用。还能健脾暖胃、通脉下乳，非常适合女性食用。

红薯杏仁粥

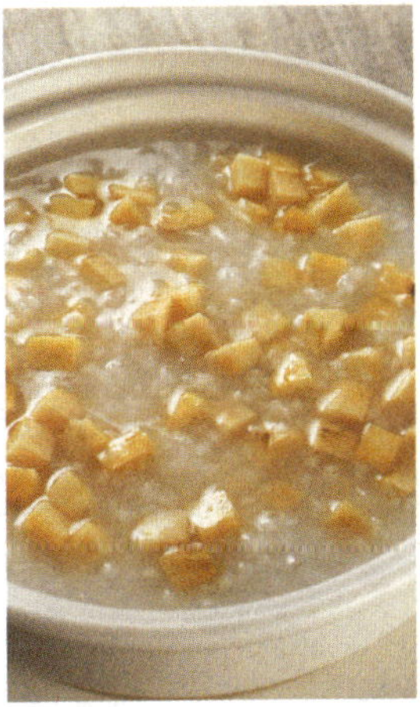

材料：杏仁10克，红薯50克，菜心10克，大米45克，盐、香油、姜丝、葱花各适量。

做法：

1. 将红薯去皮，洗净后切粒；菜心洗净，切粒，大米、杏仁分别洗净。
2. 砂锅上火，注入适量清水，放入姜丝烧开，放入大米，再次煮沸后转小火慢煲。
3. 煲至米粒熟烂，放入杏仁、红薯粒，小火继续煲至成糊，加入盐、菜心粒拌匀，撒上葱花，淋入香油即可。

功效 本品具有宣肺散寒、润肠通便、温暖脾胃的作用。

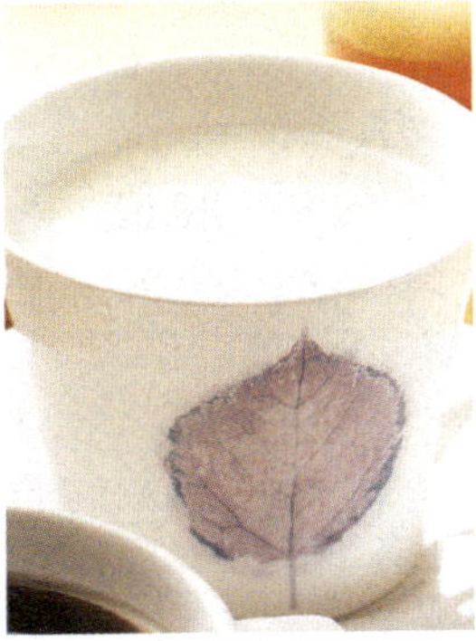

奶香杏仁露

材料：杏仁粉1大匙，鲜奶200毫升，白糖适量。

做法：

1. 将鲜奶以微波炉加热1分钟。
2. 将杏仁粉加入奶中，加适量白糖拌匀。
3. 待温度适中，即可饮用。

功效 本品具有敛肺止咳、滋阴润燥、安神助眠的功效。

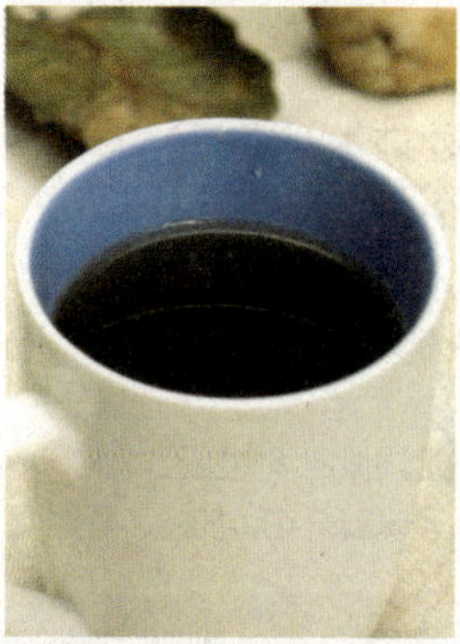

紫苏叶茶

材料：紫苏叶15克，红糖10克。

做法：1 将紫苏叶清洗干净放入锅中，加适量水至没过叶子。

2 以大火煮沸后再转小火煮10分钟左右。

3 加入红糖调匀即可。

功效 本品具有散寒解表、温中理气、增强免疫力等功效。

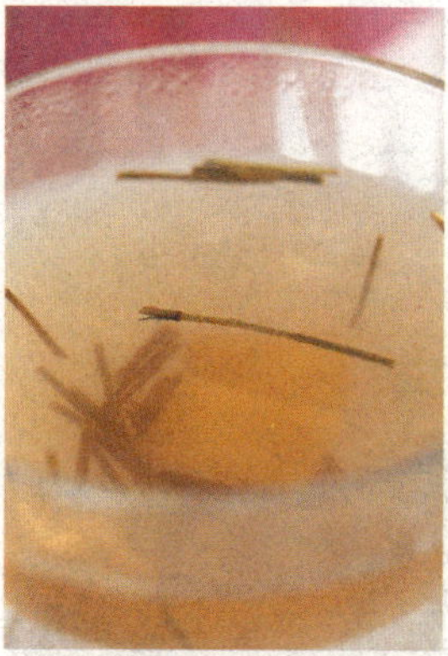

麻黄饮

材料：麻黄9克，生姜30克。

做法：

1 在锅中放入麻黄，加适量的水煎煮半小时，去渣取汁；生姜洗净，榨汁。

2 将两种汁兑服即可。

功效 本品具有发散风寒、辛温暖胃、宣肺止咳等功效，适用于秋季肺气喘急患者。

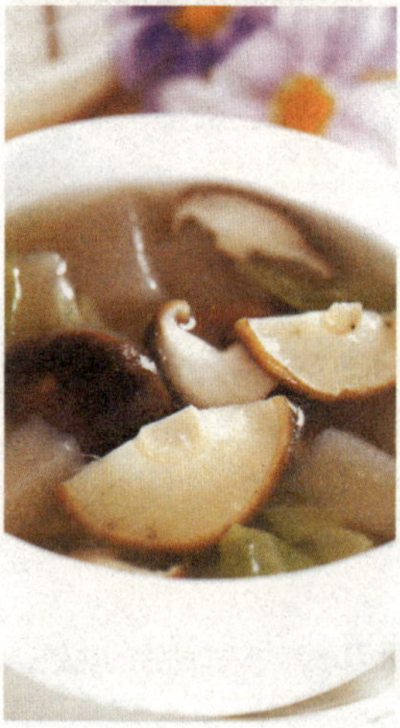

香菇白菜魔芋汤

材料：香菇20克，白菜150克，魔芋100克，盐5克，水淀粉适量。

做法：

1 将香菇洗净，切成片；白菜洗净，切成片。

2 将魔芋切成薄片，下入沸水中汆去碱味后捞出。

3 将白菜倒入热油锅内炒软，再将500毫升水倒入有白菜的锅中，加盐煮沸，再放入香菇、魔芋一同煮开约2分钟，以水淀粉勾芡拌匀即可。

功效 此汤能滋阴润肺，去除秋燥。魔芋被摄入体内后体积会膨胀，易使人产生饱腹感，是减肥的理想食材，适合肥胖症患者食用。

杞叶菊花绿豆汤

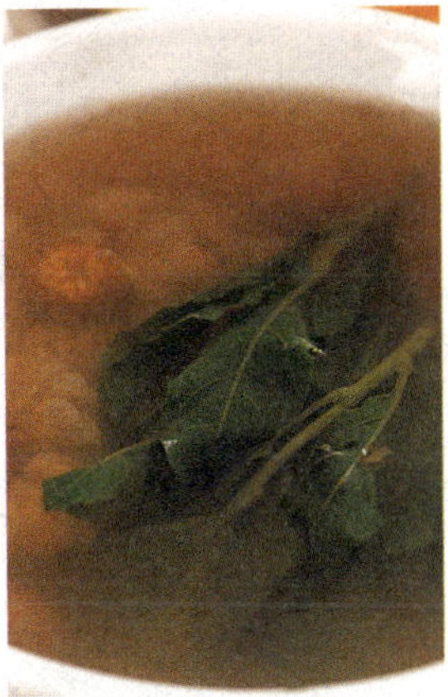

材料：枸杞叶100克，菊花15克，绿豆30克，冰糖适量。

做法：

1 将绿豆洗净，用清水浸泡约半小时；枸杞叶、菊花洗净。

2 把绿豆放入锅内，加清水适量，大火煮沸后，转小火煮至绿豆软烂。

3 加入菊花、枸杞叶、冰糖，再煮5~10分钟即可。

功效 本品具有清疏风热、清肺润燥、清肝明目的功效，非常适合秋季食用，对肺热咳嗽、风热头痛、目赤肿痛等热性病疗效颇佳。

苦瓜胡萝卜粥

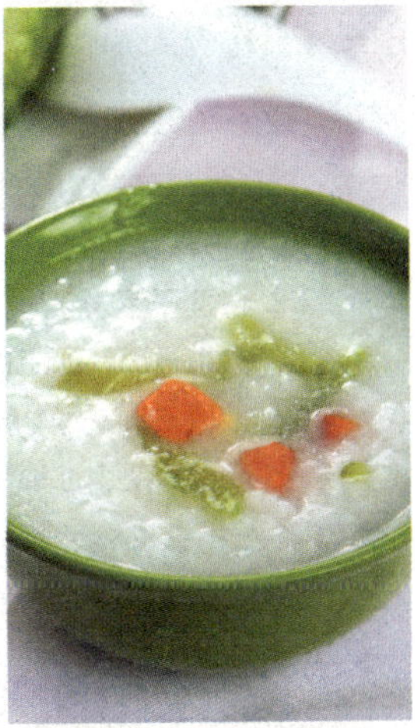

材料：苦瓜20克，胡萝卜少许，大米100克，冰糖5克，盐2克，香油少许。

做法：

1 将苦瓜洗净，切条；胡萝卜洗净去皮，切丁；大米泡发，洗净。

2 将锅置于火上，注入清水，放入大米用大火煮至米粒开花。

3 在锅中放入苦瓜、胡萝卜丁，用小火煮至粥成，放入冰糖煮至溶化后，调入盐、香油拌匀即可。

功效 此粥具有清暑涤热、清心明目、解毒的功效。

决明子菊花茶

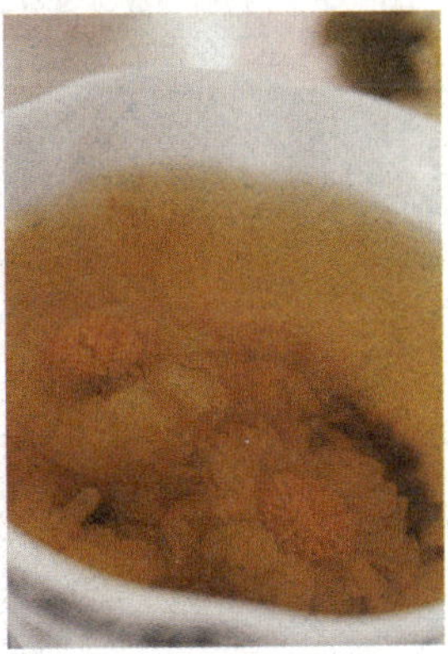

材料：决明子10克，菊花5克，冰糖10克。

做法：

1 将决明子盛入锅中，加入600毫升水以大火煮开，转小火续煮20分钟。

2 最后加入菊花、冰糖，待水煮开即可熄火。

功效 此茶能清肝明目、祛风止痛，改善视力减退、肝阳上亢、见光流泪等症，并可调节血压、血脂，长时间饮用还有瘦身效果。

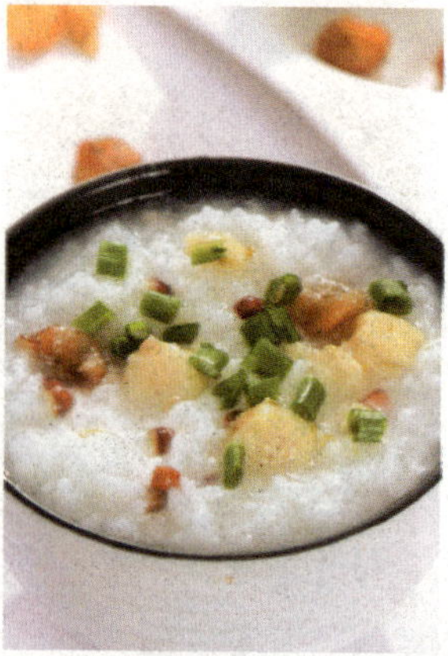

龙眼莲芡粥

材料：龙眼干、莲子、芡实各适量，大米100克，盐2克，葱少许。

做法：
1. 将大米洗净，泡发；芡实、龙眼干分别洗净；莲子洗净，挑去莲心；葱洗净，切成葱花。
2. 将锅置于火上，注入适量水后，放入大米、芡实、莲子，用大火煮至米粒开花。
3. 再放入龙眼干，改用小火煮至粥成可闻见香味时，放入盐入味，撒上葱花即可。

功效 本粥具有养心安神、补肾健脾、缩尿止遗。

莲子菠萝羹

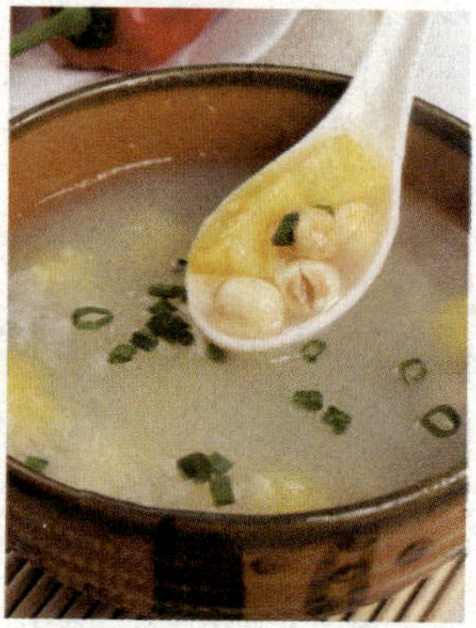

材料：莲子100克，菠萝1个，白糖25克。

做法：
1. 将锅置于火上，加清水150毫升，放入白糖烧开。
2. 将莲子泡发洗净，入糖水锅内煮5分钟；待糖水晾凉，捞出莲子，糖水入冰箱冰镇。
3. 菠萝去皮洗净切成小丁，与莲子一同装入小碗内，浇上冰镇糖水即可。

功效 本品具有涩精止遗功效，能治疗失眠等症。

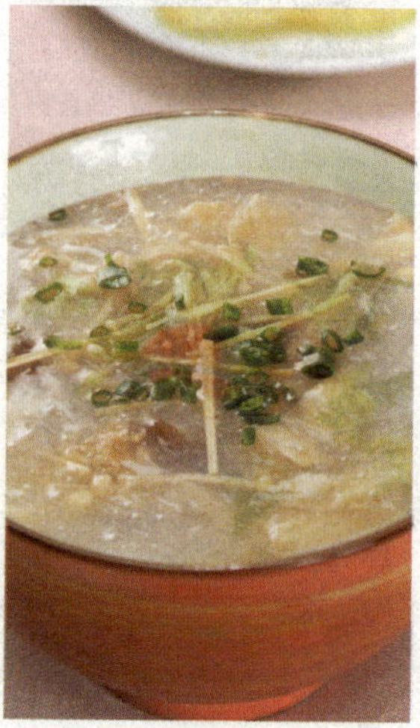

韭黄蚌仔羹

材料：蚌仔90克，韭黄50克，黑木耳50克，鸡蛋1个，盐3克，水淀粉6克，姜5克，葱花少许。

做法：
1. 将蚌仔洗净，去壳，取肉，切成丝；韭黄洗净，切成段；姜洗净，去皮，切成末；黑木耳泡发，洗净，切成丝；鸡蛋打散。在锅内加水烧开，放入蚌仔、黑木耳、韭黄，以大火煮熟。
2. 将水淀粉放入锅中勾成薄芡，再倒入打散的鸡蛋液拌匀，出现蛋花时，加盐、姜末搅匀，最后撒上葱花即可。

功效 本品具有升阳补肾、滋阴补虚的功效。

山茱萸覆盆子奶酪

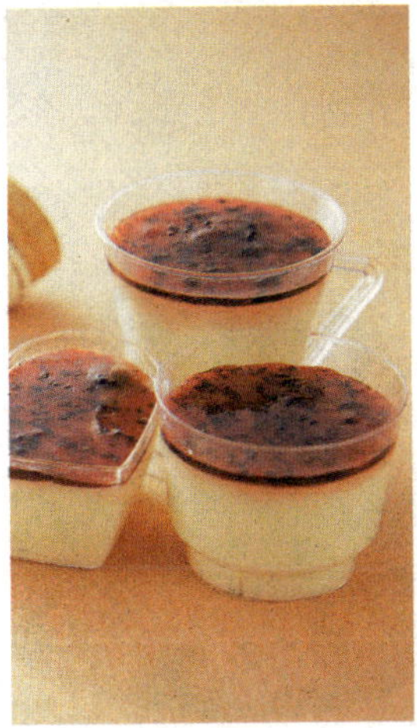

材料：山茱萸、覆盆子果酱、吉利丁片、鲜奶、鲜奶油、冰糖各适量。

做法：

1 将山茱萸洗净，加适量水煎煮，过滤出汁；吉利丁片洗净泡软，沥干。

2 将鲜奶和鲜奶油、冰糖放入锅中，用小火加热至80℃，熄火后加入吉利丁拌至溶化，冷却到快要凝固时，倒入模型中，再放入冰箱凝固定形成奶酪。

3 将备好的汤汁和覆盆子果酱一起煮匀后熄火，淋在奶酪上即可。

功效 本品具有益肾固精、缩尿止遗等功效。

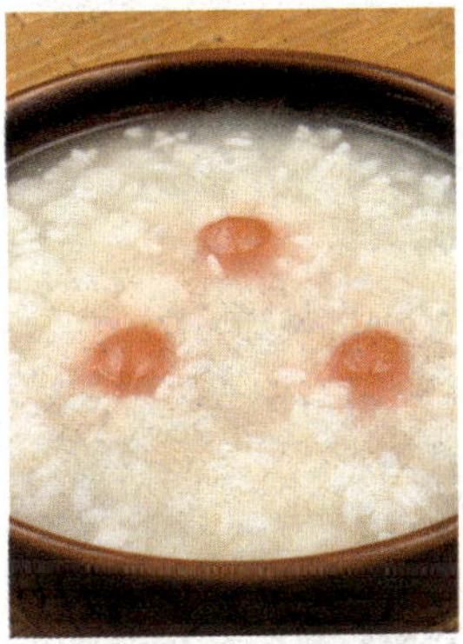

米酒煮元宵

材料：五味子15克，元宵150克，樱桃罐头少许，米酒50克，蛋清、冰糖各适量。

做法：

1 在锅中加水煮沸，加入洗净的五味子，煎取汤汁，捞去药渣，再倒入元宵。

2 等元宵浮上水面后，再放入米酒、蛋清、樱桃罐头煮开。

3 最后放入冰糖煮至溶化即可。

功效 本品具有滋阴补虚、固精益肾、缩尿止遗等功效。

韭菜汁

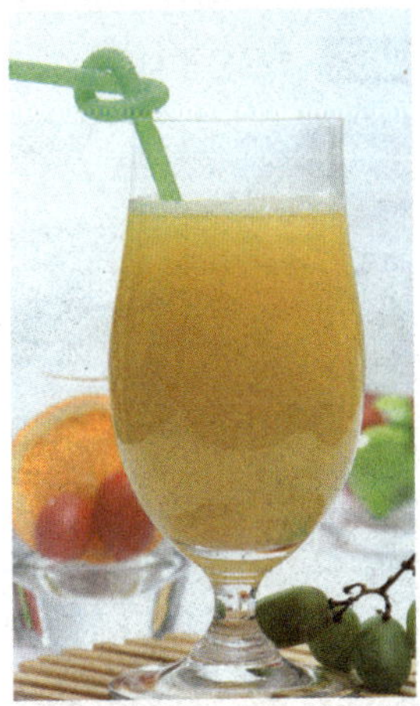

材料：韭菜籽8克，韭菜、芹菜各100克，苹果1个，柠檬汁少许。

做法：

1 将苹果洗净，去皮，去核；韭菜洗净，切成段；韭菜籽洗净；芹菜洗净，摘掉叶子，切成小段。

2 将韭菜籽、韭菜、芹菜、苹果、100毫升水、柠檬汁全部放入榨汁机搅打成汁。

3 滤出果肉取汁即可。

功效 本品具有补肾壮阳、降低血压的作用，可用于肾虚型遗精、早泄等症。

冬季药膳养生

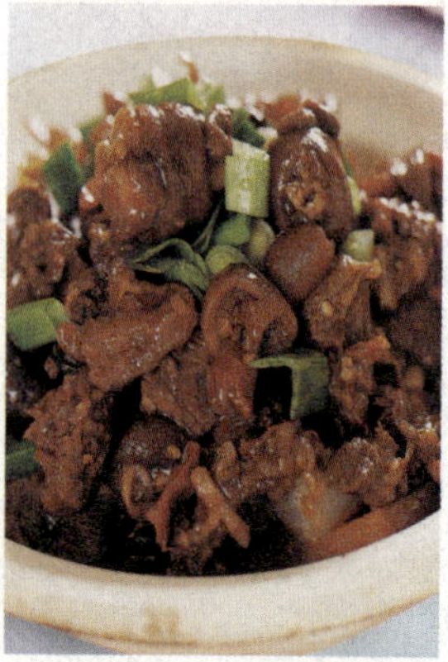

狗肉煲萝卜

材料：狗肉500克，白萝卜300克，青蒜叶10克，豆瓣酱、盐、红油、姜片、蒜、八角各适量。

做法：

1. 狗肉洗净斩件；白萝卜洗净切块；青蒜叶洗净切段。
2. 白萝卜在锅中煮10分钟，捞出垫在煲底；狗肉汆水。
3. 爆香姜片、蒜、豆瓣酱、八角、青蒜叶后，下入狗肉炒香，放入煲锅内，再加水焖40分钟，最后加油调味即可。

功效 适合冬季怕冷、易生冻疮、手脚冰凉的人群食用。

菟杞大枣炖鹌鹑

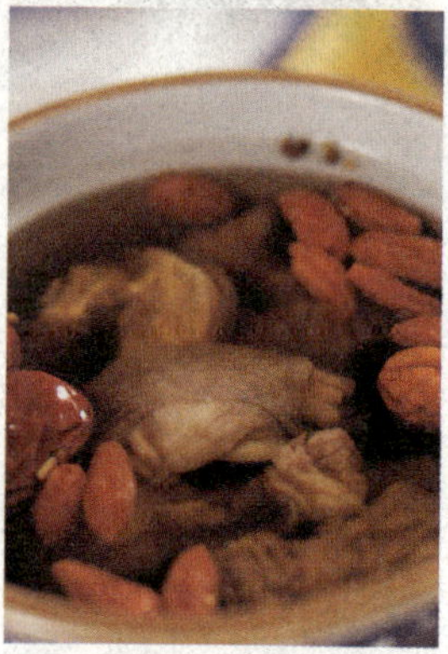

材料：菟丝子、枸杞各10克，大枣5枚，鹌鹑1只，料酒、盐、香油各适量。

做法：

1. 将鹌鹑洗净，斩件，入沸水锅中汆烫去血污。
2. 将菟丝子、枸杞、大枣分别洗净，用温水浸透，并将大枣去核。将以上用料连同适量沸水倒进炖盅，加入料酒，盖上盅盖，隔水先用大火炖30分钟，后用小火炖1小时，用香油、盐调味。

功效 本品冬季食用有助于暖身。

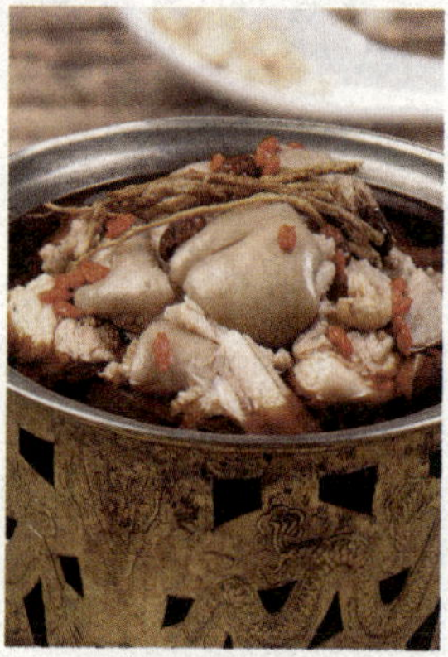

桂枝炖羊肉

材料：带骨羊肉800克，桂枝20克，枸杞、大枣各10克，盐、酱油、红油各适量。

做法：

1. 将带骨羊肉洗净，切成大块，入沸水中汆去血水沥干；将桂枝、枸杞、大枣洗净泡发。
2. 在锅中加入适量水，加入羊肉、桂枝、枸杞、大枣炖煮。待羊肉炖至八成熟时放入盐、酱油、红油调味，续煮片刻即可。

功效 本品对冻疮有很好的防治作用。

何首乌盐水猪肝

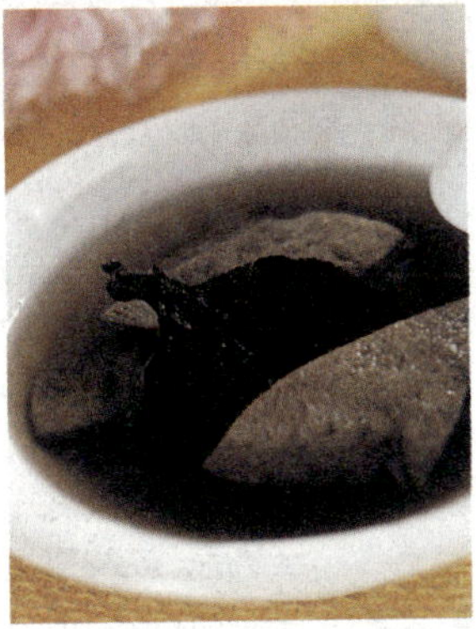

材料：何首乌15克，猪肝300克，花椒、大料、盐各适量。

做法：

1. 将猪肝洗净，切成片。
2. 将猪肝放入开水中汆烫3分钟，捞出洗净。
3. 将何首乌、花椒、大料、盐与猪肝同煮至熟，离火后将猪肝在汤里浸泡2～3小时后食用。

功效 本品具有滋阴补虚、益肾藏精等功效。

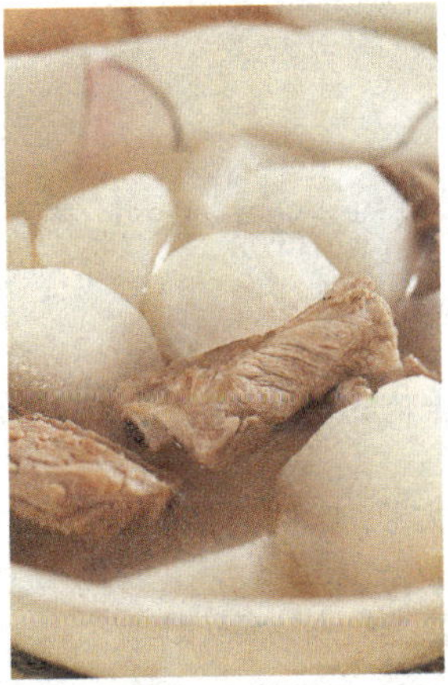

白萝卜炖排骨

材料：猪排250克，白萝卜200克，葱段、姜片、料酒、花椒面、胡椒粉、盐各适量。

做法：

1. 将猪排剁成小块，入葱段、姜片、料酒、花椒面，用中火炖煮90分钟，捞出猪排；白萝卜洗净去皮，切块，用开水汆烫一下，去生味。
2. 锅内煮的排骨汤继续烧开，投入猪排和萝卜块，炖15分钟，至肉烂、萝卜熟，加胡椒粉、盐调味即成。

功效 本品非常适合冬季食用。

芝麻豌豆羹

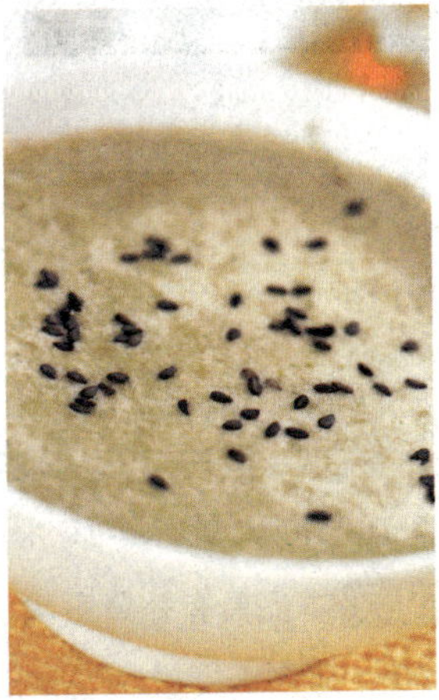

材料：决明子10克，豌豆200克，黑芝麻30克，白糖适量。

做法：

1. 将豌豆洗净，浸泡2小时，磨成浆；黑芝麻炒香，稍研碎。
2. 将决明子洗净，装入纱布袋中扎紧。
3. 将豌豆浆、决明子药袋放入锅中熬煮，加入黑芝麻，煮至浓稠，捞起药袋丢弃，加入白糖拌匀即可。

功效 此羹具有补肾、养肝、明目、补血、生津、乌发、通便之功效，适合冬季食用。

板栗龙眼粥

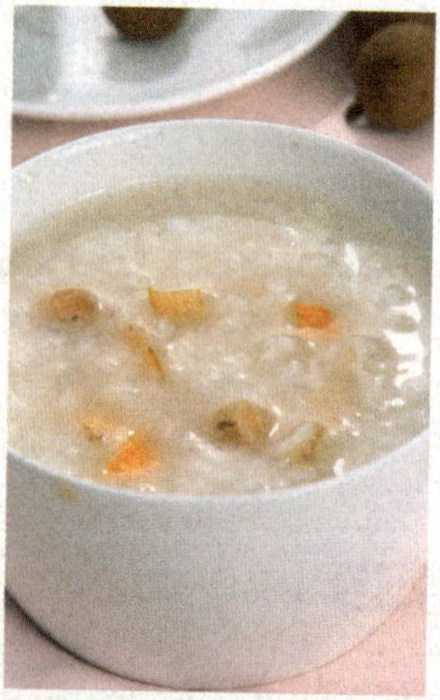

材料：龙眼肉、玉竹各20克，大米90克，板栗20克，白糖适量。

做法：
1. 将板栗去壳、去皮洗净，切碎；龙眼肉、玉竹分别洗净；大米泡发，洗净。
2. 将锅置于火上，注入适量清水，放入大米，用大火煮至米粒开花。
3. 在锅中放入板栗肉、龙眼肉、玉竹，用中火煮至熟后，放入白糖调味即可。

功效 本粥具有壮阳补肾、补益心脾、养血安神、润肤美容等功效。

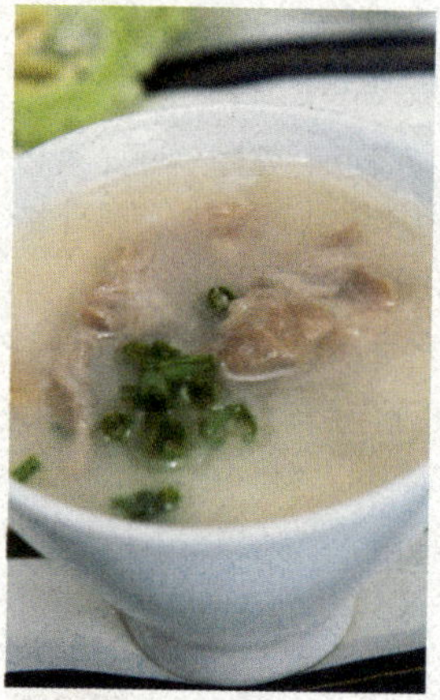

龙眼羊肉粥

材料：龙眼70克，羊肉100克，大米80克，盐3克，葱花少许。

做法：
1. 将龙眼去壳，取肉洗净；羊肉洗净，切成片，汆水；大米淘洗干净，泡好。
2. 锅中注入适量清水，下入大米，先用大火烧开，下入羊肉、龙眼肉，改中火熬煮。
3. 后转小火，熬煮成粥，加盐调味，撒入葱花即可。

功效 本粥具有补心脾、益气血、养肾藏精、温中散寒的作用。

菠菜黑芝麻牛奶

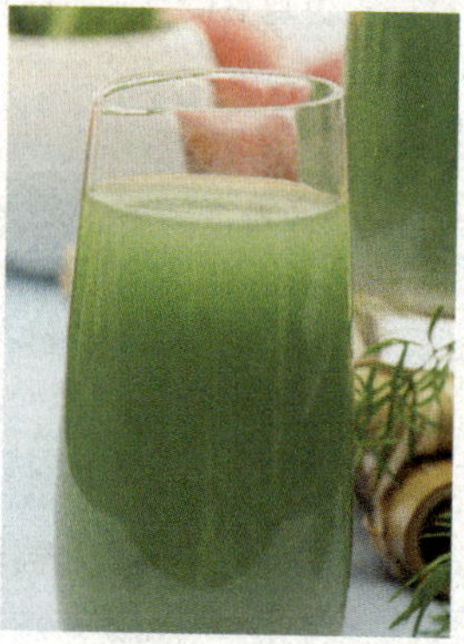

材料：黑芝麻10克，菠菜、蜂密各少许，牛奶半杯。

做法：
1. 将菠菜整棵洗净；黑芝麻洗净，去除杂质。
2. 将菠菜、黑芝麻和适量冷开水放入榨汁机中榨成汁。
3. 加入牛奶、蜂蜜即可饮用。

功效 本品具有补肾藏精、滋阴补血、润肠通便等功效。

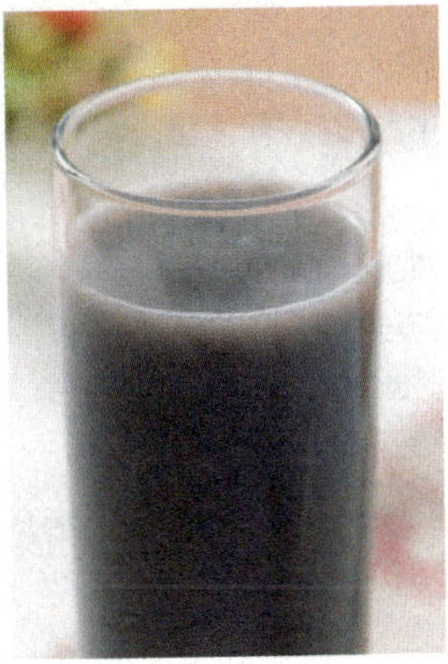

黑豆芝麻汁

材料：黑芝麻1大匙，黑豆2大匙，香蕉少许。

做法：

1. 将黑豆洗净提前泡发，入锅煮熟，捞出；香蕉去皮，切成段。
2. 将黑豆、香蕉和适量冷开水加入搅拌机中搅打成汁。
3. 加入黑芝麻拌匀即可。

功效 本品具有滋阴补肾、润肠通便、乌发并防脱等功效。

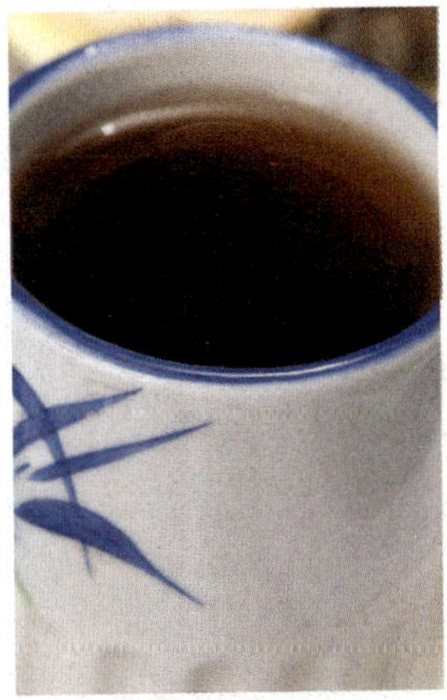

石斛熟地茶

材料：石斛10克，熟地黄20克。

做法：

1. 将石斛、熟地黄洗净用消毒纱布包起来。
2. 把做好的药包放入装有500毫升开水的茶杯内。
3. 盖好茶杯，浸泡约5分钟后即可饮用。

功效 本品具有滋阴养血、补肾藏精、生津止渴等功效。

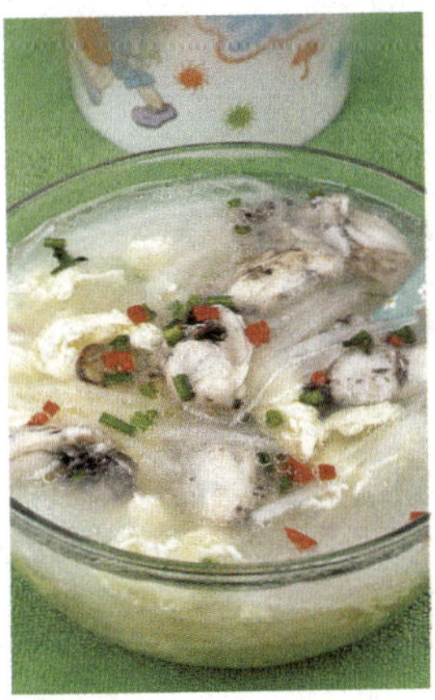

牡蛎白萝卜蛋汤

材料：牡蛎肉500克，白萝卜100克，鸡蛋1个，盐5克，葱花适量。

做法：

1. 将牡蛎肉洗净；白萝卜洗净去皮，切成丝；鸡蛋打入碗中搅匀。
2. 汤锅上火倒入水，下入牡蛎肉、白萝卜烧开，调入盐，淋入鸡蛋液煮熟，撒上葱花即可。

功效 本品具有暖胃散寒、消食化积、补虚损的功效，尤其适合冬季食用。

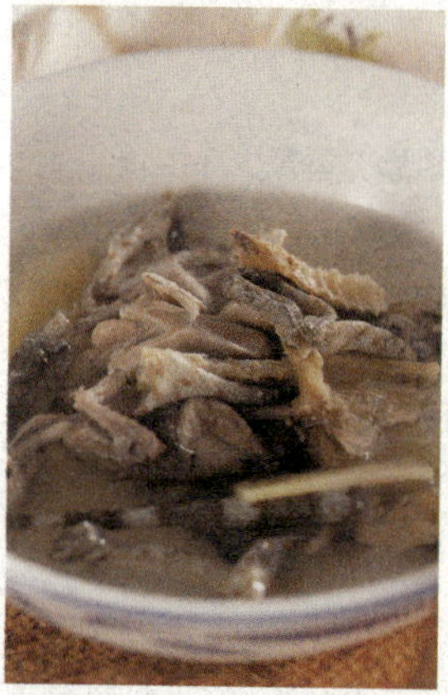

蛤蚧鹌鹑汤

材料：蛤蚧1个，鹌鹑1只，生姜3片，盐适量。

做法：

1 将蛤蚧洗净，用温水浸软，去皮，切成小块。

2 将鹌鹑宰杀，去毛、内脏，洗净；生姜洗净，切成片。

3 将全部食材放入砂煲内，加适量清水，大火煮沸后，改小火继续煲90分钟，加入盐调味即可。

功效 本品具有温中散寒、补肾壮阳的功效，适合冬季进补。

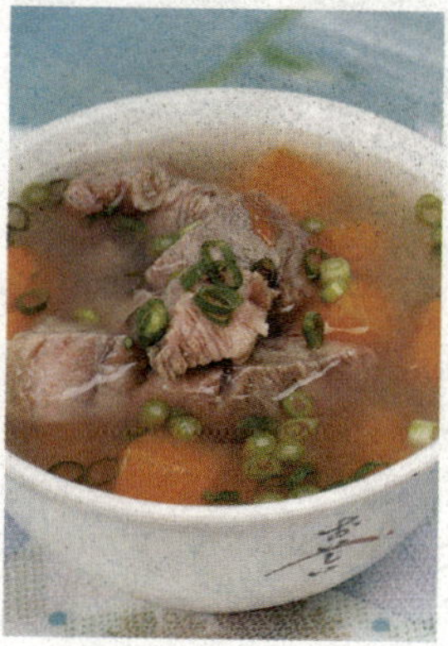

胡萝卜炖牛肉

材料：酱牛肉250克，胡萝卜100克，高汤适量。

做法：

1 将酱牛肉洗净、切块；胡萝卜去皮，洗净，切成块。

2 净锅上火倒入高汤，下入酱牛肉、胡萝卜煲至熟透即可。

功效 牛肉、胡萝卜均适合冬季经常食用，不仅能补气强身，还能暖身健胃。

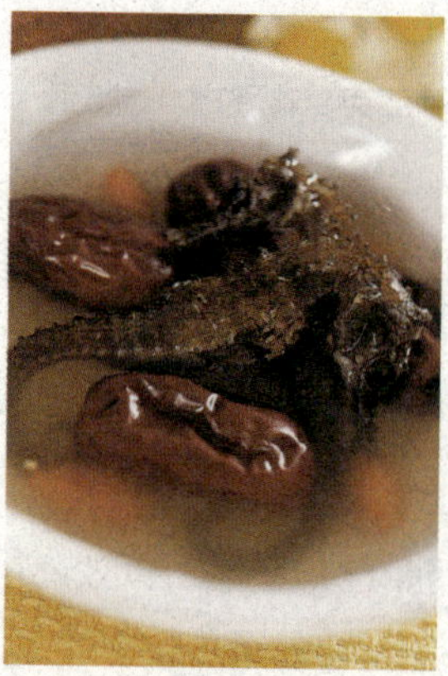

海马汤

材料：海马2只，枸杞15克，大枣5枚，生姜2片。

做法：

1 将枸杞、大枣分别洗净。

2 将海马泡发洗净。

3 所有材料加水煎煮30分钟即可。

功效 本品具有温阳益气、补肾滋阴等功效，可以温中散寒，也可改善阳痿遗精、腰膝酸软等症状。

补骨脂虫草羊肉汤

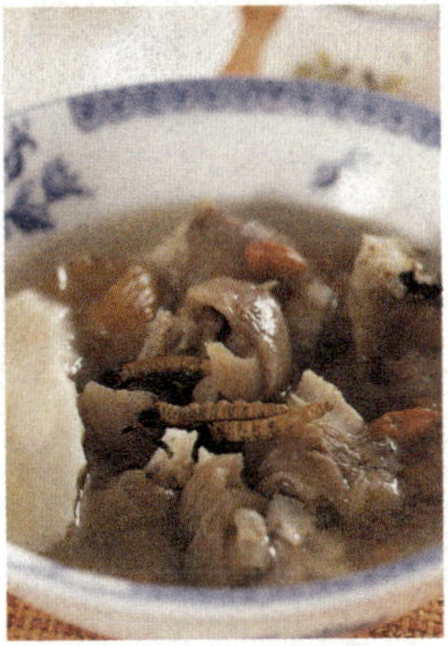

材料：补骨脂20克，冬虫夏草2克，淮山30克，枸杞15克，羊肉750克，生姜4片，蜜枣4颗，盐适量。

做法：

1. 将羊肉洗净，切成块，用开水汆烫去除膻味。
2. 将补骨脂、冬虫夏草、淮山、枸杞、蜜枣均洗净。
3. 所有材料放入锅内，加适量清水，用大火煮沸后，改小火煲3小时，加盐调味即可。

功效 本品可温补肝肾、益精壮阳，适合冬季进补。

韭菜牛肉粥

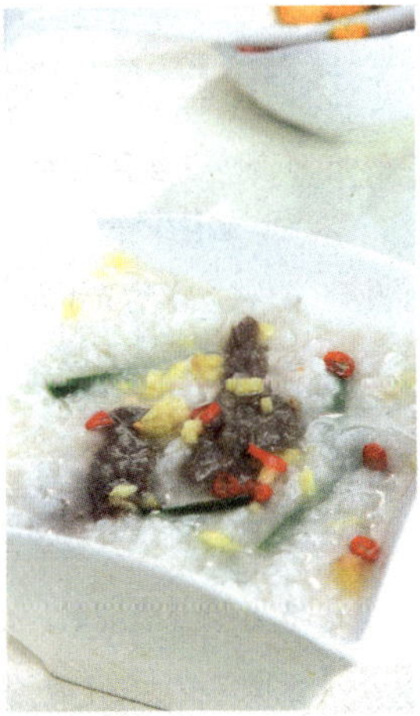

材料：韭菜35克，牛肉80克，红椒20克，大米100克，盐、胡椒粉、姜末各适量。

做法：

1. 将韭菜洗净，切成段；大米淘净，泡好；牛肉洗净，切成片，汆去血污，红椒洗净，切成圈。
2. 将大米放入锅中，加适量清水，大火烧开，下入牛肉和姜末，转中火熬煮至粥将成。
3. 放入韭菜、红椒，待粥浓稠，加盐、胡椒粉调味即可。

功效 本粥可补肾温阳、益肝健胃、提高免疫力，冬季食用有暖胃驱寒的作用。

三七炖乌鸡

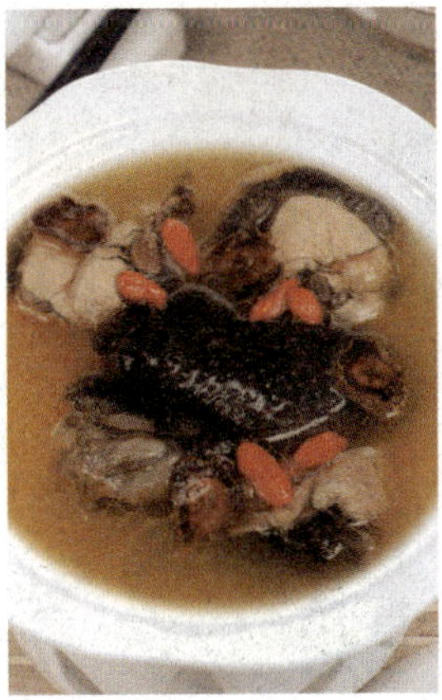

材料：当归20克，三七8克，乌鸡肉250克，盐5克，蚝油5毫升。

做法：

1. 将当归、三七分别洗净；三七砸碎；当归切成片。
2. 将乌鸡洗净，斩块，放入开水中煮5分钟，取出过冷水。将当归、乌鸡块、三七一起放入锅中，加水适量，用大火煮开，转小火继续煮2小时，加盐、蚝油调味即可。

功效 本品具有助于保暖和预防冻疮的功效。

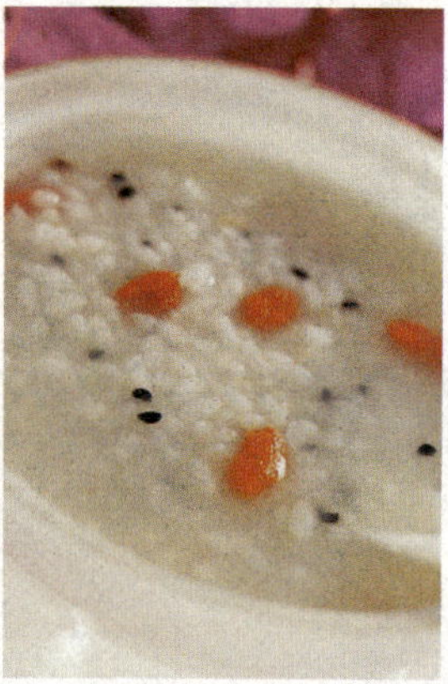

韭杞粥

材料：韭菜籽、枸杞各10克，大米50克，盐5克。

做法：

1. 将大米淘洗干净，放入砂锅中；枸杞洗净。
2. 将韭菜籽洗净用小火炒熟，和枸杞一并放入砂锅内。
3. 加入清水和盐，用小火煮至粥浓稠即可。

功效 本品适合冬季进补，具有温补肝肾、助阳固精的作用，可用于阳痿、遗精、精冷、夜尿增多、腰膝酸软等症。

羊肉枸杞生姜粥

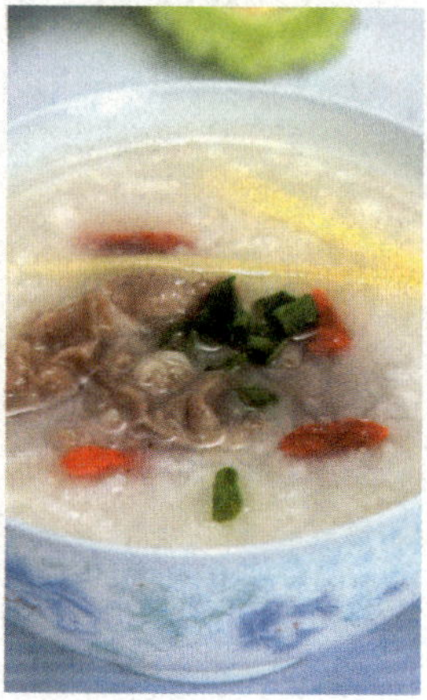

材料：枸杞、生姜各30克，羊肉100克，大米80克，盐3克，葱花少许。

做法：
1. 将大米淘洗干净，浸泡半小时；羊肉洗净，切成片，汆去膻味；生姜洗净，去皮，切成丝；枸杞洗净。
2. 将大米放入锅中，加适量水大火煮沸，下入羊肉、枸杞、姜丝，转中火熬煮至米粒软散。
3. 小火熬煮成粥，加入盐调味，撒上葱花即可。

功效 本粥具有祛风止痛、温中暖胃、补肾助阳的作用。

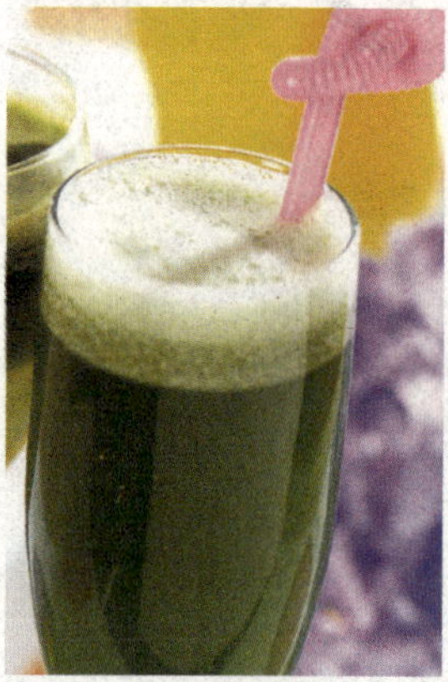

韭菜黑豆汁

材料：韭菜70克，黑豆100克，蜂蜜少许。

做法：

1. 将韭菜洗净，切成段；黑豆洗净，泡发后去除杂质。
2. 将韭菜和黑豆交错放入豆浆机里榨成汁。
3. 将榨好的汁调入蜂蜜即可。

功效 本品具有补肾壮阳的作用，适合冬季进补。本品还有乌发防脱、降低血脂的功效。

何首乌续断饮

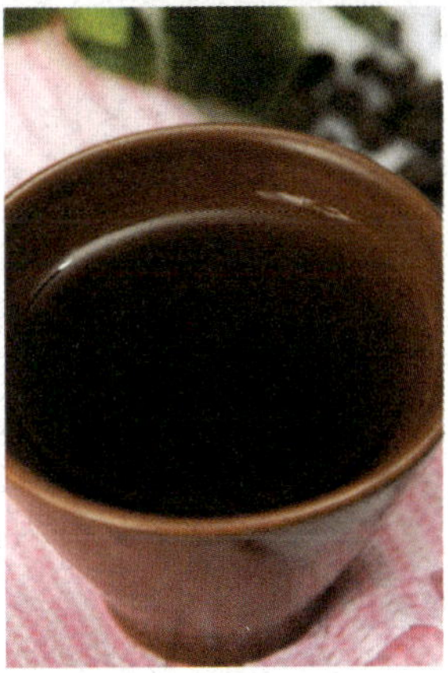

材料：何首乌、续断各5克，蜂蜜少许。

做法：

1 将何首乌、续断洗净。

2 将何首乌、续断放入锅中，加水750毫升，煮开后小火再煮20分钟。

3 滤渣后稍放凉再加入蜂蜜调匀即可饮用。

功效 本品具有补肾壮阳、强筋壮骨、乌发明目等功效，适合冬季进补。

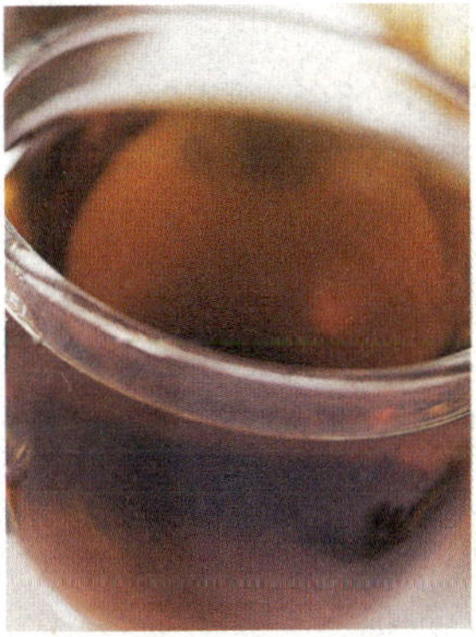

蛤蚧酒

材料：蛤蚧1对，白酒2000毫升。

做法：

1 将蛤蚧洗净，去头足。

2 将准备好的蛤蚧浸入酒中，密封后置于阴凉处，半个月后即可饮用。

功效 本品具有温肾散寒、补肾益肺的作用，可用于肺肾虚的气喘、肾虚阳痿、畏寒等症。

枸杞川芎猪心汤

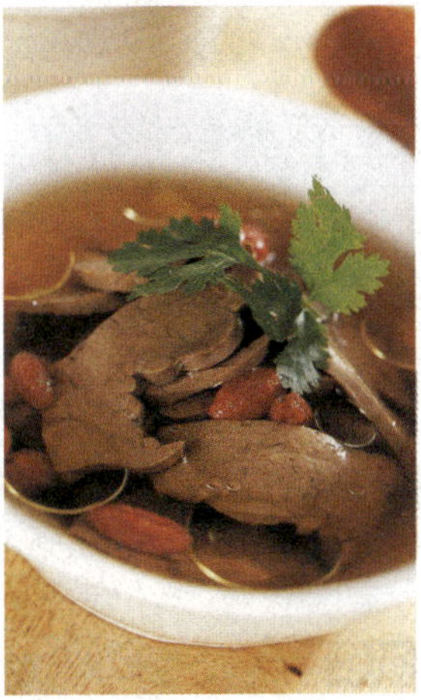

材料：枸杞50克，川芎15克，猪心200克，香菜100克，食用油、淀粉、姜丝、盐各适量。

做法：

1 将枸杞、川芎洗净；香菜洗净切段。

2 猪心切开，洗净后切片，用油、淀粉、盐、姜丝调味，腌制30分钟。

3 将清水放入锅内，煮沸后放入油、川芎、猪心，煮至猪心熟后再放入枸杞，酌情加盐，撒上香菜段即可。

功效 本品具有散寒除痹、益气养心等功效。

香菜猪肝汤

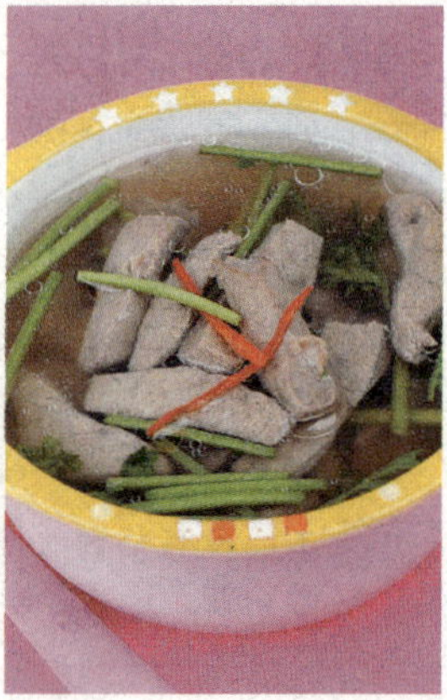

材料：酸枣仁、杏仁各10克，猪肝100克，香菜20克，盐6克，姜丝3克，香油4克。

做法：

1. 将猪肝洗净，切成条，汆水；香菜择洗干净，切成段；酸枣仁、杏仁分别洗净。
2. 净锅上火倒入油，将姜丝炝香。
3. 在锅中下入猪肝略炒，倒入适量水，加入酸枣仁、杏仁、盐，大火烧开，下入香菜，淋入香油即可。

功效 此汤具有宣肺散寒、养心安神、滋阴养肝的功效。

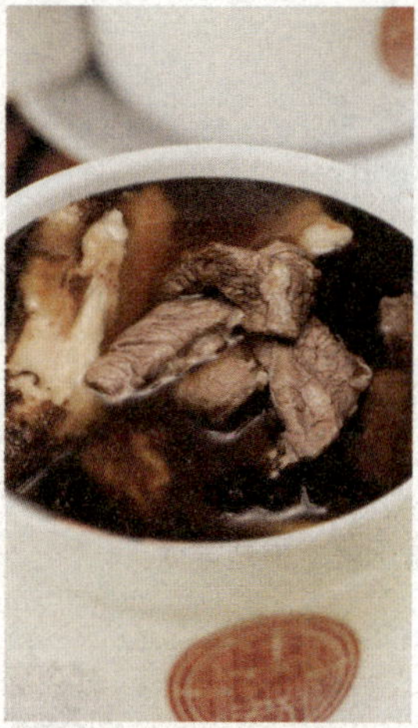

当归苁蓉炖羊肉

材料：核桃仁、肉苁蓉、桂枝各15克，黑枣6颗，羊肉250克，当归10克，山药25克，盐适量，姜3片，料酒少许。

做法：

1. 将羊肉洗净，汆烫。
2. 将核桃仁、肉苁蓉、桂枝、当归、山药、黑枣洗净后放入锅中，羊肉置于药材上方，再加入少量料酒以及适量水，水量盖过材料即可。
3. 用大火煮开后，再转小火炖40分钟，加入姜片及盐调味即可。

功效 本品可补肾壮阳，对改善患者的肾亏、阳痿、遗精等症状有很好的食疗效果。

椰子杏仁鸭汤

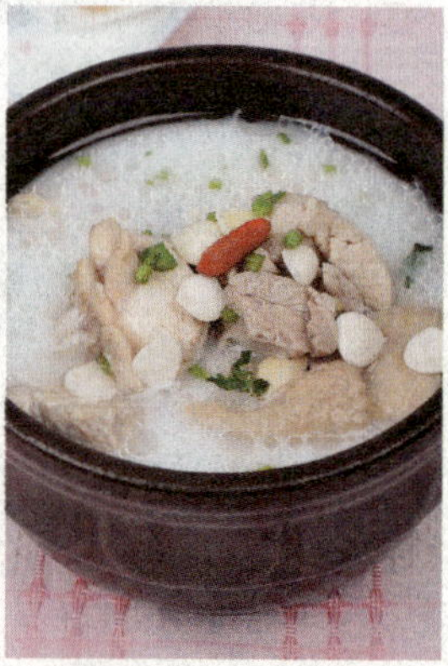

材料：杏仁20克，椰子汁适量，鸭肉45克，生姜3片，盐适量。

做法：

1. 将杏仁洗净；鸭肉洗净，斩块。
2. 净锅上火倒入水，下入鸭块汆水，捞出洗净。
3. 净锅上火倒入椰子汁，下入鸭块、杏仁、生姜烧沸并煲至食材熟透，调入盐即可。

功效 本品具有宣肺止咳、利尿通淋、补中益气等功效。

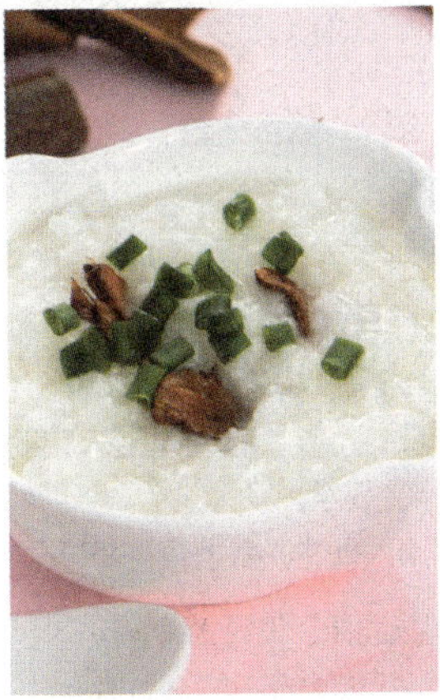

高良姜粥

材料：高良姜15克，大米110克，盐3克，葱少许。

做法：

1 将大米泡发，洗净；高良姜润透，洗净，切成片；葱洗净，切成葱花。

2 将锅置于火上，注水后，放入大米、高良姜，用大火煮至米粒开花。

3 改用小火熬至粥成，放入盐调味，撒上葱花即成。

功效 本品具有祛风散寒、温胃止痛、行气化淤的功效。

荠菜粥

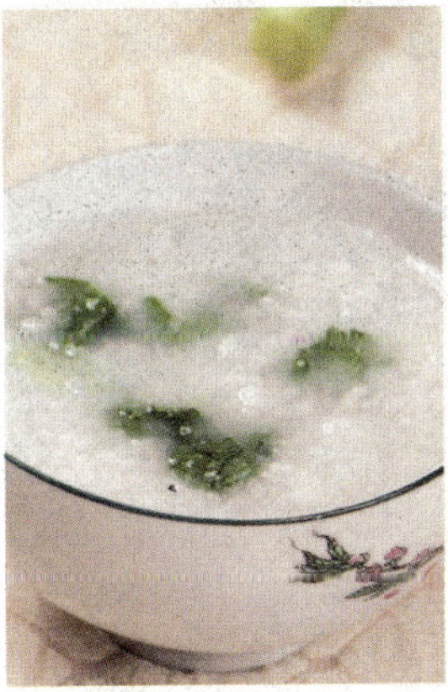

材料：香菜10克，鲜荠菜90克，大米100克。

做法：

1 将鲜荠菜、香菜洗净，切成碎末。

2 将大米淘洗干净，放入锅内，加入适量水。

3 把切好的荠菜放入锅内，置大火上煮沸，用小火熬煮至熟，撒上香菜末即可。

功效 本品具有补虚健脾、温中散寒、理气暖胃等功效。

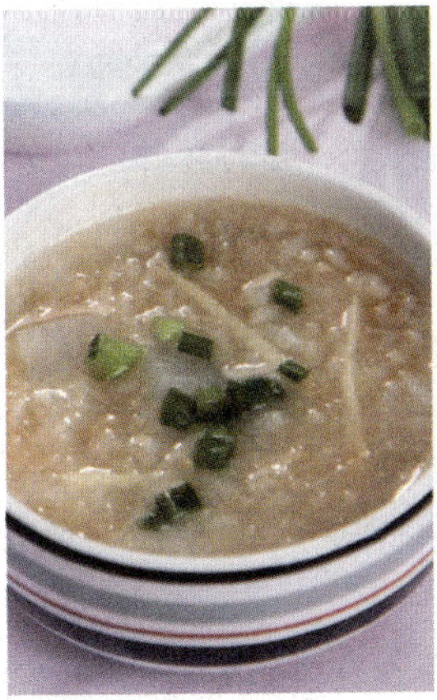

萝卜姜糖粥

材料：生姜20克，红糖7克，白萝卜、大米各100克。

做法：

1 将生姜洗净，切丝；白萝卜洗净去皮，切块；大米洗净，泡发。

2 将锅置于火上，注入适量水后，放入大米、白萝卜，用大火煮至米粒绽开。

3 再放入生姜，改用小火煮至粥成，最后调入红糖煮至入味即可。

功效 此粥具有下气消谷、温暖脾胃、散寒解表等功效。

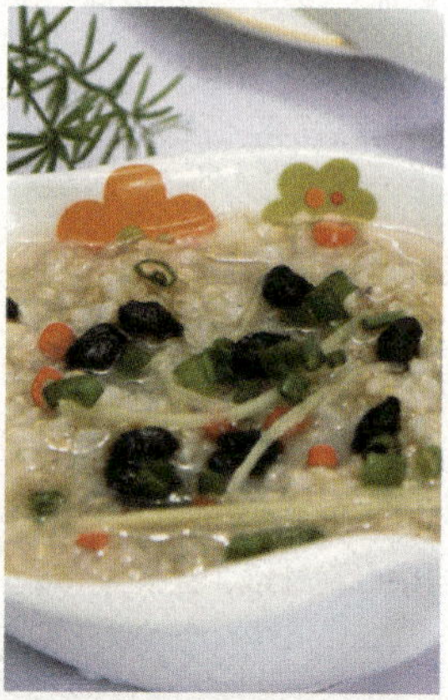

豆豉葱姜粥

材料：淡豆豉15克，葱、红辣椒、姜各适量，糙米100克，盐3克，香油少许。

做法：

1 将糙米洗净，泡发半小时；红辣椒洗净，切成圈；葱洗净，切成葱花；姜洗净，去皮，切成丝。

2 将锅置于火上，注入适量清水，放入糙米煮至米粒绽开，再放入淡豆豉、红椒圈、姜丝。

3 用小火煮至粥成，调入盐，滴入香油，撒上葱花即可。

功效 此粥具有散寒暖胃、润肠通便、发汗解表的功效。

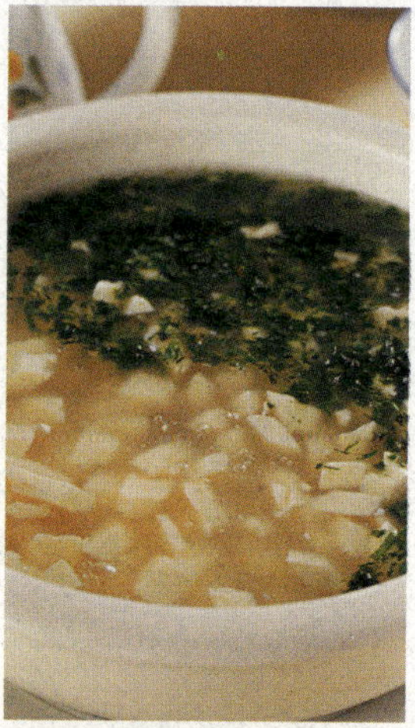

荠菜豆腐羹

材料：豆腐1盒，猪肉50克，荠菜150克，清鸡汤1袋，花椒面5克，胡椒粉3克，盐5克，香油、水淀粉各20克。

做法：

1 将豆腐洗净，切小粒；猪肉洗净，切成丝；荠菜洗净，切碎。

2 把豆腐、猪肉、荠菜过沸水后捞出。

3 将清鸡汤及花椒面、胡椒粉下入锅中煮开，再把豆腐、猪肉、荠菜放入锅内，煮10分钟后用水淀粉勾芡，加盐调匀，淋上香油即可。

功效 本品具有散寒解表、温中健脾、发汗的作用。

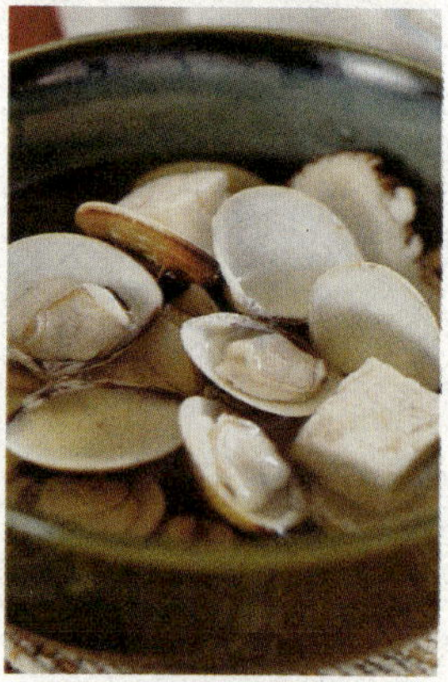

甘草蛤蜊汤

材料：当归、茯苓、甘草各3克，姜3片，蛤蜊500克，盐适量。

做法：

1 蛤蜊以少许盐水泡至完全吐出泥沙。

2 锅内放入适量水，将当归、茯苓、甘草分别洗净后放入锅内，煮至开后改小火煮约25分钟。

3 在锅中放入蛤蜊，煮至蛤蜊张开，加入姜片及盐调味即可。

功效 此汤有和中缓急、润肺、解毒的作用。

胡萝卜甜椒汁

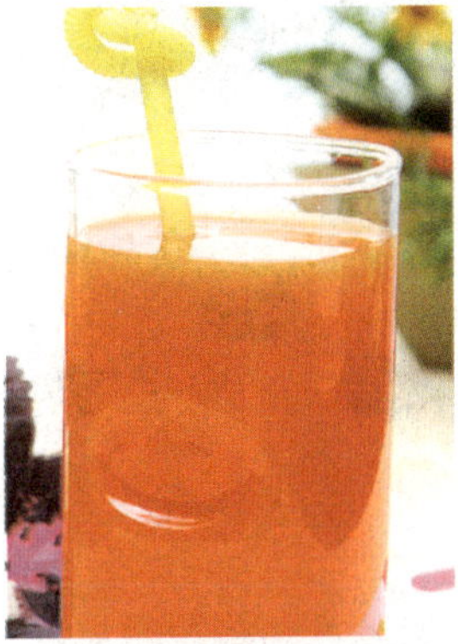

材料：胡萝卜1根，红色甜椒半个，柳橙半个，生姜10克。

做法：

1 将胡萝卜洗净，去皮，切成细长条形；红色甜椒洗净，去蒂和籽。

2 将柳橙去皮，切成梳子形；生姜洗净，切成片。

3 将备好的食材一起放入榨汁机中榨成汁即可。

功效 本品具有健脾暖胃、润肺止咳等功效。

莱菔子萝卜汤

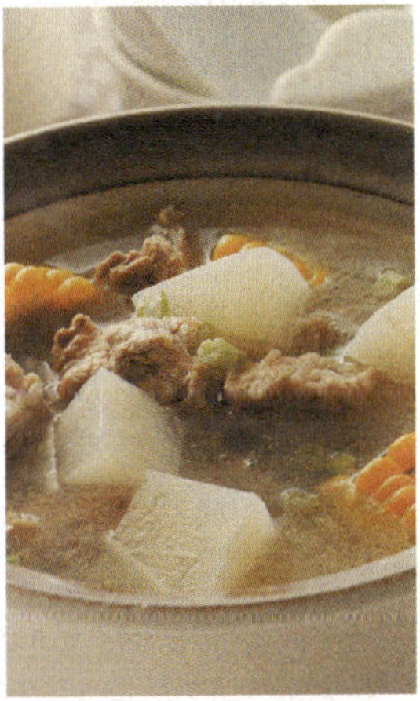

材料：莱菔子15克，猪尾骨半根，白萝卜1根，玉米1根，盐适量。

做法：

1 将猪尾骨洗净后以开水汆烫；莱菔子、白萝卜去皮、玉米均洗净。

2 在锅中加入适量清水煮开，放入莱菔子煮沸，加入猪尾骨同煮15分钟。

3 将白萝卜、玉米切成块，加入猪尾骨继续煮至熟，加盐调味即可。

功效 本品具有增进食欲、消食化痰的功效，适用于冬季消化不良、胃胀、痰多、失眠者。

腐竹焖海参

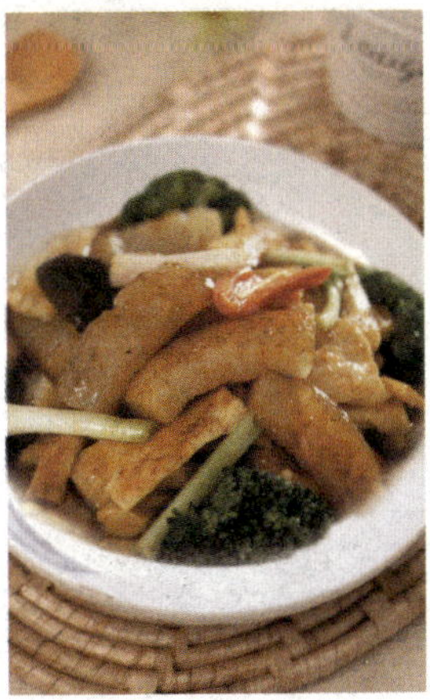

材料：鲜腐竹200克，水发海参200克，西蓝花100克，香菇50克，食用油、姜、葱、盐、蒜、糖、蚝油、老抽各适量。

做法：

1 在锅中放入适量水，下入姜、葱、海参煨入味待用。

2 将鲜腐竹煎至两面金黄色；西蓝花掰成小朵汆熟备用。

3 起油锅爆香姜、葱，下入鲜腐竹、海参、香菇略焖，再下入所有调味料焖至入味后装盘，以西蓝花围边即可。

功效 本品适合冬季食用。

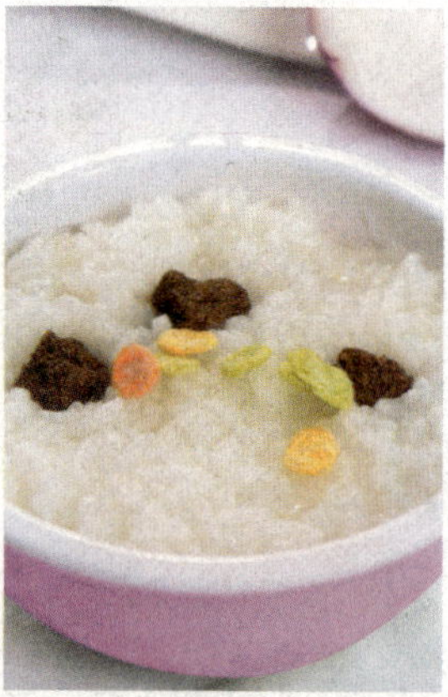

神曲粥

材料：神曲适量，大米100克，白糖5克。

做法：

1. 将大米洗净，泡发后，捞出沥水；神曲洗净。
2. 将锅置于火上，倒入清水，放入大米，以大火煮至米粒开花。
3. 加入神曲同煮片刻，再以小火煮至浓稠状，调入白糖拌匀即可。

功效 此粥有健脾消食、理气化湿、解表的功效。

神曲谷芽粥

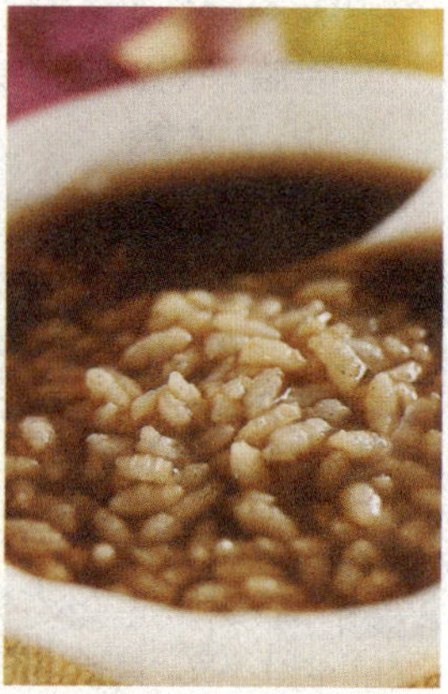

材料：神曲、炒谷芽各15克，大米10克，姜末、盐各适量。

做法：

1. 将神曲、炒谷芽分别洗净，加水煎煮半小时，去渣取汁。
2. 在锅中放入洗净的大米，熬煮成粥。
3. 在锅中再加入姜末、盐调味即可。

功效 本品具有消积开胃、增进食欲的功效。适用于因多食米饭类食物后易呕吐或腹胀者。

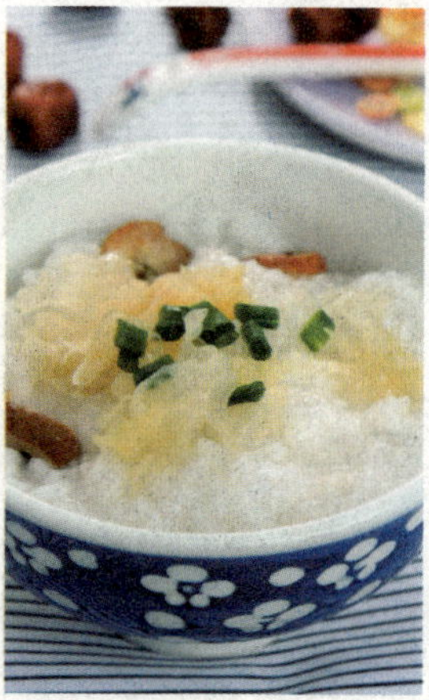

银耳山楂粥

材料：干山楂20克，银耳15克，大米100克，冰糖5克。

做法：

1. 将大米洗净，用清水浸泡；银耳泡发后洗净，撕成小块；干山楂洗净，切成片。
2. 将锅置于火上，放入大米，加适量清水煮至七成熟。
3. 在锅中放入银耳、山楂煮至米粒开花，加冰糖熬煮浓稠即可。

功效 本品具有滋阴濡胃、行气健脾、消食化积等功效，适合冬季养胃。